围手术期中医适宜技术

主编◎李天佐　苏帆

中华医学电子音像出版社
CHINESE MEDICAL MULTIMEDIA PRESS
北京

图书在版编目（CIP）数据

围手术期中医适宜技术 / 李天佐，苏帆主编 . 北京：中华医学电子音像出版社，2025. 6. -- ISBN 978-7-83005-498-4

Ⅰ. R619；R2

中国国家版本馆 CIP 数据核字第 20254XT153 号

网址：www.cma-cmc.com.cn（出版物查询、网上书店）

围手术期中医适宜技术
WEISHOUSHUQI ZHONGYI SHIYI JISHU

主　　编：李天佐　苏　帆
策划编辑：裴　燕
责任编辑：李超霞
责任印刷：李振坤
出版发行：中华医学电子音像出版社
通信地址：北京市西城区东河沿街 69 号中华医学会 610 室
邮　　编：100052
E-Mail：cma-cmc@cma.org.cn
购书热线：010-51322635
经　　销：新华书店
印　　刷：广东新京通印刷有限公司
开　　本：710mm × 1000mm　1/16
印　　张：19.75
字　　数：375 千字
版　　次：2025 年 6 月第 1 版　2025 年 6 月第 1 次印刷
定　　价：88.00 元

内容简介

本书由中国中西医结合学会麻醉专业委员会及围手术期专业委员会共同组织编写，汇集了麻醉学、外科学、中医学及针灸推拿学等多学科专家的临床经验与学术智慧。

本书针对围手术期的需求，结合其应用场景特点，较为全面和系统地介绍了各种中医适宜技术及其他民族医药技术。本书以临床需求为导向，以有效易学为原则，详细阐述了不同适宜技术的理论基础和操作规范，并列举了临床应用案例，图文并茂，指导性较强。在突出临床实用性的同时，本书还增加了针对适宜技术的科学研究和推广应用等方面的内容。

本书旨在传承和弘扬中医适宜技术的精粹，以期为从事中西医结合的麻醉、手术相关学科的医师和护理人员熟练掌握围手术期中医适宜技术的操作要领提供参考。

编委会

主　　编　李天佑　首都医科大学附属北京世纪坛医院

苏　帆　山东中医药大学附属医院

副 主 编（以姓氏笔画为序）

王东信　北京大学第一医院

吴安石　首都医科大学附属北京朝阳医院

余剑波　天津市中西医结合医院（天津市南开医院）

迟永良　山东中医药大学附属医院

陈贵平　浙江中医药大学附属第一医院（浙江省中医院）

赵高峰　广东省中医院

缪慧慧　首都医科大学附属北京世纪坛医院

编　　者（以姓氏笔画为序）

丁自安　临沂市中医医院

丁玲玲　首都医科大学附属北京中医医院

于金贵　山东大学齐鲁医院

于泳浩　天津医科大学总医院

马武华　广州中医药大学第一附属医院

王　晟　首都医科大学附属北京安贞医院

王　强　西安交通大学第一附属医院

王　锷　中南大学湘雅医院

王均炉　温州医科大学附属第一医院

王秀丽　河北医科大学第三医院

王官林　陕西中医药大学附属医院
王保华　长春中医药大学附属医院
王铁东　辽宁中医药大学附属医院
王喜军　广西中医药大学附属国际壮医医院
井郁陌　河北省沧州中西医结合医院
韦英才　广西中医药大学壮医药学院
方　洁　河南中医药大学第一附属医院
孔高茵　湖南省人民医院
邓海霞　菏泽市中医医院
左明章　北京医院　国家老年医学中心
石永勇　广东省中医院
卢志霞　河北省中医院
申　林　菏泽市中医医院
田　毅　海口市人民医院
田一明　中国中医科学院广安门医院保定医院
田伟千　江苏省中医院
刚桂清　内蒙古自治区中医医院
朱　旭　北京中医药大学厦门医院（厦门市中医院）
乔　辉　首都医科大学附属北京世纪坛医院
刘国凯　北京中医药大学东直门医院
安立新　首都医科大学附属北京友谊医院
许旭东　常州市中医医院
孙文博　清华大学玉泉医院（清华大学中西医结合医院）
孙华琴　浙江中医药大学附属第一医院（浙江省中医院）
苏殿三　浙江大学医学院附属第一医院
李　宏　中国人民武装警察部队特色医学中心
李　锋　云南中医药大学第二附属医院
李　燕　河北省中医院

李凤珍　广西中医药大学附属国际壮医医院
李智帅　山东中医药大学附属医院
杨丽芳　西安交通大学附属儿童医院
杨建军　郑州大学第一附属医院
肖　林　广西中医药大学附属国际壮医医院
吴镜湘　上海市胸科医院
何并文　广西中医药大学
余奕军　江西中医药大学附属医院
宋建钢　上海中医药大学附属曙光医院
张　圆　天津市中西医结合医院（天津市南开医院）
张加强　河南省人民医院
张林忠　山西医科大学第二医院
张明生　江西省人民医院
张金华　首都医科大学附属北京朝阳医院
张春霞　江西省九江市中医医院
张夏青　陕西中医药大学附属医院
陈向东　华中科技大学同济医学院附属协和医院
范　婷　清华大学玉泉医院（清华大学中西医结合医院）
林　群　福建医科大学附属第一医院
林雅丽　广西中医药大学第一附属医院
季加富　山东中医药大学附属医院
金梅生　西安市中医医院
郑晓春　福建省立医院
赵　峰　河南省中医院（河南中医药大学第二附属医院）
郝　巍　河北省中医院
荀世宁　陕西中医药大学附属医院
胡　凯　江西中医药大学附属洪都中医院
钟丽雁　广西中医药大学附属国际壮医医院

姜　丽　北京中医药大学东方医院
秦祖杰　广西中医药大学附属国际壮医医院
夏宋伶　中南大学湘雅医院
高　巨　扬州大学附属苏北人民医院
唐松江　贵州中医药大学第一附属医院
唐秋琴　广西中医药大学附属瑞康医院
黄增平　深圳市中医院
曹兴华　新疆医科大学附属中医医院
戚思华　哈尔滨医科大学附属第四医院
章放香　贵州省人民医院
舒宽勇　江西省妇幼保健院
谢　冕　重庆市中医院
路志红　空军军医大学西京医院
滕永杰　湖南中医药大学
潘明甫　广西中医药大学附属国际壮医医院
薛建军　甘肃省中医院

前　言

随着“健康中国”战略的深入推进，麻醉学科正逐步向围手术期医学转型。面对临床医学多层次的实践需求，麻醉服务能力的提升已成为学科发展的核心课题。在此背景下，中西医结合模式凭借其独特优势，不仅显著提升了围手术期麻醉质量，更为现代麻醉学体系的完善注入了新的学术内涵。特别是在国家政策对中西医结合事业的有力支持和引导下，麻醉学科及相关领域的临床工作者正积极开展中西医结合的创新实践。中医适宜技术是在中医理论指导下，经过长期实践和研究所形成的中医特色疗法，以“简、便、效、廉”为突出特点，疗效确切、临床实用、简便易学。随着中医药职业教育的不断发展，中医适宜技术的推广和应用受到越来越多的关注。然而，当前围手术期中医适宜技术仍存在系统性不足的突出问题，如方法各家不一、标准和规范尚未统一、缺乏专业化的参考书籍等，这在很大程度上制约了该技术在临床的推广应用、教学培训和科学研究，也是中医适宜技术在围手术期尚未实现常态化应用的原因之一。

本书从中医适宜技术在围手术期应用的理论基础和临床实践出发，系统整理了在围手术期疗效确切的中医适宜技术，旨在推动其应用更加科学、规范。本书以“理论依据充分，临床效果确切”为编写原则，阐述了针法类、灸法类、手法类、中医外治法等中医适宜技术在围手术期应用的原理、适用范围、操作方法、注意事项和典型案例，全方位体现中医特色疗法在围手术期场景中的科学性、先进性和实用性。本书还客观描述了中医适宜技术在围手术期应用的培训与推广现状，分析了目前存在的困境，并针对性地提出了改进培训与推广工作的对策与措施。本书立足中医适宜技术在围手术期的应用，特别是在加速康复外科中的应用优势，摸索相关研究方向和研究方法，以期在传承的同时，将中医特色疗法发扬光大。

本书主要面向麻醉及相关学科的临床工作者，以临床需求为导向，以有效易学为原则，以不同类别的中医适宜技术为主线，详细阐述了不同技术的理论基础和临床应用，每项技术均列举了临床应用案例，图文并茂，旨在传承和弘扬中医技术的精粹。期望本书能为临床工作者熟练掌握围手术期中医适宜技术提供参考，着力培养其临床技能，提高临床效果，改善患者预后。在突出临床实用性的同时，本书还增加了针对适宜技术的科学研究和推广应用等方面的内容，以期对医疗机构推广适宜技术的应用提供指导，对广大临床工作者开展相关研究有所启发，在传承中医适宜技术的同时，不断将此技术发扬光大，造福更多患者。

本书经中国中西医结合学会立项，由中国中西医结合学会麻醉专业委员会及围手术期专业委员会组织编写。本书编写历经两届专业委员会任期，期间得到麻醉、手术学科，以及中医专家的大力支持。由于本书内容繁杂，参编作者涉及多个专业，书中难免有不足之处，敬请广大同行和读者批评指正。

李天佐　苏帆

2025 年 5 月于北京

目　录

第一章
理论与应用研究

第一节　中医适宜技术的理论基础

一、脏腑学说

中医学的脏腑学说是中医理论体系的核心，是通过观察人体外部征象来研究内脏活动规律及其相互关系的学说。脏和腑是根据内脏器官的功能不同而把人体内在的重要脏器分为脏和腑两大类。脏，包括心、肝、脾、肺、肾 5 个器官（五脏），主要指胸腔和腹腔中内部组织充实的一些器官，它们的共同功能是贮藏精气。精气是指能充养脏腑、维持生命活动不可缺少的营养物质。腑，包括胆、胃、大肠、小肠、膀胱、三焦 6 个器官（六腑），大多是指胸腹腔内一些中空有腔的器官，它们具有消化食物、吸收营养、排泄糟粕的功能。除此之外，还有"奇恒之腑"，指的是在五脏六腑之外，生理功能不同于一般腑的一类器官，包括脑、髓、骨、脉、女子胞等。应当指出的是，中医学里的脏腑，除了指解剖的实质脏器官，更重要的是对人体生理功能和病理变化的概括。因此虽然与西医学里的脏器名称大多相同，但其概念、功能却不完全一致，所以不能把两者完全等同起来。

有关脏腑的理论称为"藏象"学说。藏，通"脏"，指藏于内的内脏；象，是征象或形象。这是说，内脏虽存于体内，但其生理、病理方面的变化，都有征象表现在外。

中医学认为，人的生理功能是以五脏为核心构成的一个极为复杂的统一体，它以五脏为主，配合六腑，以经络为网络，联系躯体组织器官，形成五大系统。这是中医学系统论的一部分。人体内脏器官之间，不但有结构上的某种联系，而且在功能上也是密切联系、相互协调的。某一生理活动的完成，往往有多脏器的参与，而一个脏器又具有多方面的生理功能。内脏之间的这种相互联系是人体内脏生理活动整体性的表现。因此内脏发生病变后也可以相互影响。

下面，我们讨论脏与脏之间的关系、腑与腑之间的关系以及脏与腑之间的关系。

（一）脏与脏之间的关系

1. 心与肺　心主血，肺主气。人体生理功能的维持，有赖于气血循环来输送养料。血的正常运行虽然是心所主，但必须借助肺气的推动，而积存于肺内的宗气，要灌注到心脉，才能畅达全身。

2. 心与肝　心为血液循环的动力，肝是贮藏血液的一个重要脏器，所以心血旺盛，肝血贮藏也就充盈，既可营养筋脉，又能促进人体四肢、百骸的正常活动。如果心血亏虚，引起肝血不足，则可导致血不养筋，出现筋骨酸痛、手足拘挛、抽搐等症。又如肝郁化火，可以扰及于心，出现心烦失眠等症。

3. 心与脾　脾所运化的精微，需要借助血液的运行，才能输布全身。而心血又必须依赖脾所吸收和转输的水谷精微所生成。另外，心主血，脾统血，脾的功能正常，才能统摄血液。若脾气虚弱，可导致血不循经。

4. 心与肾　心肾两脏，互相作用，互相制约，以维持生理功能的相对平衡。在生理状态下，心阳不断下降，肾阴不断上升，上下相交，阴阳相济，称为“心肾相交”。在病理情况下，若肾阴不足，不能上济于心，会引起心阳偏亢，两者失调，称“心肾不交”。

5. 肝与脾　肝藏血，脾主运化水谷精微而生血。如脾虚影响血的生成，可导致肝血不足，出现头晕、目眩、视物不清等。肝喜条达而恶抑郁，若肝气郁结，横逆犯脾，可出现腹痛、腹泻等。

6. 肝与肺　肝之经脉贯膈而上注于肺，二者有一定联系，肝气升发，肺气肃降，关系到人体气机的升降运行。若肝气上逆，肺失肃降，可见胸闷喘促。肝火犯肺，又可见胸胁痛、干咳或痰中带血等症。

7. 肝与肾　肾藏精，肝藏血，肝血需要依赖肾精的滋养，肾精又需肝血不断的补充，两者互相依存，互相资生。肾精不足，可导致肝血亏虚。反之，肝血亏虚，又可影响肾精的生成。若肾阴不足，肝失滋养，可引起肝阴不足，导致肝阳偏亢或肝风内动的证候，如眩晕、耳鸣、震颤、麻木、抽搐等。

8. 肺与脾　脾将水谷的精气上输于肺，与肺吸入的精气相结合，而成宗气（又称肺气）。肺气的强弱与脾的运化精微有关，故脾气旺则肺气充。由脾虚影响肺时，可见食少、懒言、便溏、咳嗽等症。临床上常用“补脾益肺”的方法去治疗。又如患慢性咳嗽，痰多稀白，容易咳出，体倦食少等症，病证虽然在肺，而病本在于脾，必须用“健脾燥湿化痰”的方法，才能收效。所谓“肺为贮痰之器，脾为生痰之源”，这些都体现了脾与肺的关系。

9. 脾与肾　脾阳依靠肾阳的温养，才能发挥运化作用。肾阳不足，可使脾阳虚弱，运化失常，则出现黎明泄泻、食谷不化等症。反之，若脾阳虚衰，亦可导致肾阳不足，出现腰膝酸冷、水肿等。

10. 肺与肾　肺主肃降，通调水道，使水液下归于肾。肾主水液，经肾阳的蒸化，使清中之清，上归于肺，依靠脾阳的运化，共同完成水液代谢的功能。肺、脾、肾三脏，一脏功能失调，均可引起水液潴留而发生水肿。肺主呼吸，肾主纳气，两脏有协同维持人体气机升降出入的功能。

（二）腑与腑之间的关系

六腑是传导饮食物的器官，它们既分工又协作，共同完成饮食物的受纳、消化、吸收、传导和排泄过程。如胆疏泄胆汁，助胃化食；胃受纳腐熟，消化水谷；小肠承受吸收，分清泌浊；大肠吸收水分，传导糟粕；膀胱贮存和排泄尿液；三焦是水液升降排泄的主要通道等等。它们之间的关系十分密切，其中一腑功能失常，或发生病变，都足以影响饮食物的传化，所以说六腑泻而不藏，以通为用。

（三）脏与腑之间的关系

脏与腑是表里互相配合的，一脏配一腑，脏属阴、为里，腑属阳、为表。脏腑的表里是由经络来联系，即脏的经脉络于腑，腑的经脉络于脏，彼此经气相通，互相作用，因此脏与腑在病变上能够互相影响，互相传变。脏和腑的表里关系：心与小肠相表里，肝与胆相表里，脾与胃相表里，肺与大肠相表里，肾与膀胱相表里，心包与三焦相表里。

1. 心与小肠　心与小肠经络相通，互为表里。心经有热可出现口舌糜烂。心经移热于小肠，则可兼见小便短赤、尿道涩痛等症。

2. 肝与胆　胆寄于肝，脏腑相联，经络相通，构成表里。胆汁来源于肝，若肝疏泄失常，会影响胆汁正常排泄。反之，胆汁排泄失常，又会影响肝的功能。故肝胆症候往往同时并见，如黄疸、胁痛、口苦、眩晕等。

3. 脾与胃　在生理特性上，脾喜燥恶湿，胃喜润恶燥；脾主升，胃主降。在生理功能上，胃为水谷之海，主消化；脾为胃行其津液，主运化。二者燥湿相济，升降协调，胃纳脾化，互相为用，构成了既对立又统一的矛盾运动，共同完成水谷的消化、吸收和转输的任务。胃气以下行为顺，胃气和降，则水谷得以下行。脾气以上行为顺，脾气上升，精微物质得以上输。若胃气不降，反而上逆，易现呃逆、呕吐等症。脾气不升，反而下陷，易现久泄、脱肛、子宫下脱等症。由于脾胃在生理上密切相关，在病理上互相影响，所以在临证时常脾胃并论，在治疗上多脾胃并治。

4. 肺与大肠　肺与大肠经络相连，互为表里。若肺气肃降，则大肠气机得以通畅，以发挥其传导功能。反之，若大肠保持其传导通畅，则肺气才能清肃下降。例如，肺气壅滞，失其肃降之功，可能引起大肠传导阻滞，出现大便秘结。反之，大肠传导阻滞，又可引起肺肃降失常，出现气短咳喘等。又如，在治疗上，肺有实热，可泻大肠，使热从大肠下泄。反之，大肠阻滞，又可宣通肺气，以疏利大肠的气机。

5. 肾与膀胱 肾与膀胱经络相通，互为表里。在生理上一为水脏，一为水腑，共同维持水液代谢的平衡（以肾为主）。肾阳蒸化，使水液下渗膀胱，膀胱又借肾阳的作用，通过自身的功能而排泄小便。在病理上，肾阳不足，可影响膀胱功能而出现小便频数或遗尿；膀胱湿热，又可影响肾脏而出现腰痛、尿血等。

6. 心包与三焦 心包与三焦经络相通，互为表里。例如，临床上热病中的湿热合邪，稽留三焦，出现胸闷身重，尿少便溏，表示病在气分。如果未能制止其发展，温热病邪便由气分入营分，由三焦内陷心包，而出现昏迷、谵语等症。

内脏之间的联系是很广泛的。它们之间既有结构上的联络，更有功能上的联系。例如，脾的主要功能是主运化，为全身提供营养来源；但脾的运化，除胃的主要配合外，也要依靠肝气的疏泄、肺气的输布、心血的滋养、肾阳的温煦，胆亦参与其间。内脏之间的相互关系构成了人体活动的整体性，使各种生理功能更为和谐协调，这对维持人体生命活动、保持健康有重要意义。

二、经络学说

经络学说是中医药的又一理论基础，补充了藏象学说的不足。该学说认为人体除脏腑外，还有许多经络，分经脉和络脉。经络是人体运行气血、联络脏腑肢节、沟通上下内外的通道。经络是经脉和络脉的总称。经是经脉，犹如途径，是经络系统的主干，其特点是纵行分布，位置较深；络是络脉，犹如网络，是经脉的分支，其特点是纵横交错，遍布全身。经络概指人体中横（络）、纵（经）、主（经）、次（络）一切看起来有联络内外，沟通表里的空心的或实心的管线系统，而从解剖学上说，这主要指的就是神经、血管及淋巴管。《灵枢·脉度》说："经脉为里，支而横者为络，络之别者为孙。"其中主要有十二经脉、奇经八脉、十五别络，以及从十二经脉分出的十二经别。每一经络又与内在脏腑相联属，人体通过这些经络把内外各部组织器官联系起来，构成一个整体。体外之邪可以循经络内传脏腑，脏腑病变亦可循经络反映到体表，不同经络的病变可引发不同的症状。当某经络发生病变出现病证，选用某药能减轻或消除这些病证，即云该药归此经。如足太阳膀胱经主表，为一身之藩篱，风寒邪外客引经后，可引发头项痛、身痛、肢体关节酸楚等症，投用羌活（散风寒湿止痛）能消除或减轻这些症状，即云羌活归膀胱经。

经络学说的形成主要基于以下方面的观察和推理。首先，受到解剖生理知识的启发。古人通过直接观察法，对血脉、筋肉、骨骼和内脏及其相互关系等都有一定程度的了解，这为经络学说的形成奠定了基础。其次，体表病理现象的推理，为经络学说提供了依据。临床实践发现，当体内某一脏腑发生病变时，在体表相应的部位可出现一些病理现象，如压痛、结节、皮疹、色泽变化等异常反应。例如，肠痈（西医学称为阑尾炎）患者可在其阑尾穴处找到压痛点。脏腑有病，按压体表相应部位，体内病痛也随之缓解。以此推论，体表与体内应有一定的联系通路。再次，针灸等刺激的感应和传导的观察为经络学说提供了重要依据。针刺腧穴时，患者会出现酸、麻、胀、痛等感应，称为“针感”或“得气”。这种感觉会沿着一定的路径向远部传导。在气功养生术中，当练功者意守丹田时，往往觉得体内有气沿着一定的路径流动。最后，腧穴功效的总结对经络概念的形成具有重要意义。古人在对穴位的主治作用进行整理分类、归纳分析时发现，主治范围基本相同的穴位往往有规律地排列在一条路线上。据此推测，这些腧穴之间必然通过某些特殊途径联络着。

围手术期中医适宜技术大多是中医理疗技术。中医理疗是指通过利用人工或自然界物理因素即各种物理因子（声、光、冷、热、电、磁、水等）为主要手段作用于人体，产生有利的反应，达到预防和治疗疾病的方法。

（谢冕　马武华）

第二节　中医适宜技术的分类

中医适宜技术属于中医传统疗法，有着深厚的理论基础，与中医脏腑学说、经络学说、中医体质辨识理论等有着密切的联系。中医适宜技术分类包括针法类、灸法类、手法类、中医外治疗法、中医内服法、中药炮制适宜技术及其他类。每一类又包含许多种中医适宜技术，大致分类如下。

一、针法类

“针”是指针刺，是一种利用各种针具刺激穴位来治疗疾病的方法。常用体针、头针、耳针、足针、梅花针、火针、电针、小针刀疗法等。传统医学对疑难病治疗常以针罐齐施、针药并用、内外同治获得最佳疗效。针刺疗法，重在得气，施以提插捻转，虚实分清，补泻适宜。

二、灸法类

“灸”是指艾灸，艾灸疗法简称灸法，是运用艾绒或其他药物点燃后直接或间接在体表穴位上熏蒸、温熨，借灸火的热力以及药物的作用，通过经络的传导，以起到温通气血、疏通经络、调和阴阳、扶正祛邪、行气活血、祛寒除湿、消肿散结等作用，达到防病治病的一种治法。

三、手法类

手法类主要指按摩疗法，其中包括头部按摩、足底按摩、踩跷疗法、整脊疗法、捏脊疗法、背脊疗法、按摩疗法、拨筋疗法、护肾疗法、按揉涌泉穴、小儿推拿疗法、点穴疗法等。

四、中医外治疗法

中医外治疗法也称外治疗法，包括刮痧疗法、灌肠疗法、火罐疗法、竹罐疗法、药摩疗法、盐熨疗法、熏洗疗法、药浴疗法、香薰疗法、火熨疗法、芳香疗法、外敷疗法、膏药疗法、中药蜡疗、敷脐疗法、蜂针疗法等。

五、中医内服法

中医内服法包括方药应用（老中医验案应用、民间土单验方应用、古方今用、成药应用、临床自拟方应用）等，以及中药雾化吸入疗法、中药茶饮法、中药药酒疗法、饮食药膳、膏方疗法等。

六、中药炮制适宜技术

中药炮制适宜技术是中医临床用药的重要特点，其核心在于“依法炮制，复方配伍”。中药的应用形式主要包括中药材、中药饮片和中成药 3 种。炮制是中医药的专业制药术语，其历史悠久。通过炮制，可以降低或消除中药的毒性，保证用药安全，提高中草药的效果。

七、其他类

其他中医适宜技术还包括穴位注射技术、穴位埋线技术、经皮穴位电刺激技术、八段锦等。

围手术期中医适宜技术以外治法为主。中医最早的养生治病之法即是外治法，如砭石放血、草茎敷裹创伤、干草烤食御寒等，就是针法、贴敷、热熨法的起源。中医外治技术有数千年的历史。中医外治法起源于何时，现在已无从考证，它的发展简史可以上溯至《黄帝内经》(以下简称《内经》),《内经》记载的外治技术有砭石、九针、火焫、导引、按摩、灸、熨、渍、浴、蒸、涂、嚏等，并开创了膏药的先河。《伤寒论》还创制了塞鼻、灌耳、舌下含药、润导、粉身等法。《太平圣惠方》记载有淋渫、贴熁、膏摩等法。孙思邈《备急千金要方》所用外治技术，共有 27 种之多，“变汤药为外治，实开后人无限法门”。明清时外治技术趋于成熟也趋于泛化。清代吴师机著《理瀹骈文》，集《内经》至清代外治技术之大成，对外治方药进行了系统整理和理论探讨，作了一次划时代的实践总结，完善了外治理论，提出“外治之理，即内治之理”；内病外取，须分三焦论治，提出了三部应三法的外治体系，即“上用嚏，中用填，下用坐”；“凡汤丸之有效者，皆可熬膏”；“膏中用药味，必得气味俱厚者方能得力”，申明了内治外治之义，为外治理论的系统化和完善作出了贡献。可以概括地说，中医外治法萌芽于原始社会，奠基于先秦，发展于汉、唐，丰富于宋、金、元，成熟于明、清，提高于现代。中医外治法是以中医经络为主导的调理方式，不仅能治身体表面的疾病，如疮疡等，而且广泛用于治内脏病证，还可以预防疾病，保健强身；同时，许多中医外治法，如刮痧、拔罐等，还具有操作简单、无不良反应的优点，因此在民间广为流传。现代中医理疗秉承传统中医外治法特点，疏通人体经络，激活气血能量，使真元之气畅通无阻地周流全身。

中医外治法的基本作用，一是打通气脉，气顺则血行；二是气血顺畅，进而恢复人体各个器官的应有功能；三是气血调动内因，药物才能被正常器官有效吸收。经络调理可以使身体中的缺失与不足得到快速的调整，也可以较快地补充气血，增强体质；还能迅速打通阻滞，疏通经络，达到“经络疏通，百病不生”。它还能调整阴阳，使之平衡，达到“阴平阳秘，精神乃治”。也就是生病的 3 个原因可以同时得以调整，不仅能够调病理疾，还可以提高身体素质，抵御各种疾病的侵袭。

（谢冕　马武华）

第三节　中医适宜技术在围手术期应用的历史

中医适宜技术通常是指安全有效、成本低廉、简便易学的中医药技术，包括针灸、拔罐、熏蒸、推拿、刮痧、贴敷等技术，其内容丰富、范围广泛、历史悠久，是中医药事业的重要组成部分，经过历代医家的不懈努力和探索，取得了巨大的成就。

一、中医适宜技术的历史渊源

中医适宜技术历史悠久，源远流长，是中华各族人民长期与疾病作斗争的经验总结。在人类的早期活动中，根据甲骨文记载，古人发明了砭石和石针等医疗工具。新石器时代，石器不仅是人类改造自然的有力工具，也成为治疗疾病的器械。我们祖先利用"砭石"和"砭针"切开脓肿、排出脓液，形成了最初的"砭石疗法"。《山海经》记载："高氏之山，有石如玉，可以为针。"《说文解字》注曰："砭，以石刺病也。"在历次出土的远古文物中，均发现有砭石的记载。此外，古人还采用动物的角进行类似今日拔罐疗法的"角法"。这些工具和方法属于最早的手术器械，可谓传统特色疗法的起源。《周礼·天官》篇将医师分为四类：食医、疾医、疡医、兽医，记载"疡医，下士八人"，"疡医掌肿疡、溃疡、金疡、折疡之祝药、刮杀之剂"，这体现了早期外科医师的分工。

春秋战国时期，"诸子蜂起，百家争鸣"的社会环境推动了医学的发展，传统特色疗法在此期间取得了显著进步。《五十二病方》（成书于战国时期）为我国迄今发现最早的临床医学文献，其记载了敷药、药浴、熏蒸、按摩、熨、砭、灸、腐蚀及多种手术等外治方法，首创酒洗伤口，开外科消毒之先河，以大量手术记录表明中医外科手术在两千多年前就已发源并取得一定的成就。

《黄帝内经》的成书为外科治疗学的发展奠定了坚实的理论基础，初步确立了传统外治法的治疗原则，提出针、灸、砭、按摩、熨贴、敷药等外治法。《灵枢·痈疽》说："发于腋下赤坚者，名曰米疽，治之以砭石，欲细而长，疏砭之，涂以豕膏，六日已，勿裹之。其痈坚而不溃者，为马刀挟瘿，急治之"，其描述了针砭按摩、猪膏外敷等多种实用中医技术，历时两千余年仍深刻影响着中医外科临床实践。

东汉张仲景在《金匮要略·疮痈肠痈浸淫病脉证并治》写道："病金疮，王不留行散主之……小疮即粉之。大疮但服之，产后亦可服。”该条文不仅首创分级治疗观念（浅表创面外敷散剂、深度创伤内服汤药），更通过王不留行的配伍应用，建立中药外敷收敛生肌的治疗范式。此方剂组方原理至今仍在烧伤、溃疡等病症治疗中发挥着指导作用。

《后汉书·方术列传》记载的“若在肠胃，则断截湔洗，除去疾秽，既而缝合，敷以神膏”外科案例，则是在麻醉下进行肠部分切除吻合术，讲到了关于预后和术后护理，有膏摩，有敷以神膏，体现了当时的人体解剖水平、麻醉术的应用等。

至唐代，《集异记》记载了狄仁杰在针灸镇痛麻醉下成功摘除患儿鼻子下面的巨大赘生物的案例：“狄梁公性闲医药，尤妙针术……狄梁公引簪遥望……鼻端生赘，大如拳石，根蒂缀鼻，才如食箸……公因令扶起，即于脑后下针寸许，乃询病者曰：‘针气已达病处乎？’病人颔之。公遽抽针，而瘤赘应手而落，双目登亦如初，曾无病痛。”该文献首次明确记录针灸镇痛麻醉技术的临床应用，其“针气已达病处”的术中反馈机制，标志着中医外科麻醉从经验操作向理论指导的重要转变。

中医适宜技术在明末清初时期，已达到颇高的技术水平。清代吴尚先（吴师机）《理瀹骈文·略言》云“外治之理，即内治之理。外治之药，即内治之药”，将外治法提升至与内治法并重的学术地位。该著作前部详述外治机制，末卷为21膏剂良方，附以施治法及《治心病方》一文。清代王宗寿鉴于吴氏之外治法多指经穴贴膏敷药，恐患者得方而不尽知各穴部位或误其处，故补刊“铜人图经穴考”，附于其后。全书以记述常见病、多发病为主，治法多具有简、便、验、廉的特点，便于推广应用。同时期，医家发明了各类灸法和刀针等。

二、中医适宜技术在围手术期的现代发展

中国近现代史上，随着殖民者入侵和西方医学的传入，中医的生存环境受到严重冲击，中医适宜技术的发展空间被压缩，一度陷入低谷。中华人民共和国成立后，在党和政府的重视下，中医适宜技术逐步复兴。1958年，上海市第一人民医院成功完成首例针刺麻醉下的扁桃体摘除手术，开创了针刺麻醉这一全新领域。

针刺辅助麻醉（简称“针麻”）是一种独特的麻醉方法。通过手捻针或电针刺激特定穴位达到镇痛效果，使手术无须依赖传统麻醉药物即可进行。作为中国医学史上最具原创性的医学研究领域之一，针麻将传统针刺技术与现代外科结合，被世界卫生组织（WHO）列为中国医学科学研究的五项重大成果之一。

从2007年开始，北京大学、复旦大学、首都医科大学、中国中医科学院等10余所高校及科研机构参与国家“973计划”针麻专项研究，探索针麻在甲状腺手术、心肺手术及颅脑手术中的应用。项目组在探讨针麻镇痛机制方面取得了显著进展，并且开展了针麻的脏器保护作用的研究，开辟了针麻的另一个创新研究领域。

与此同时，中医适宜技术在围手术期的应用也蓬勃发展。例如，西京医院总结了针刺麻醉加速术后恢复的优越性，可以有效降低患者的术后疼痛，减少镇痛药物的使用，不良反应少，更有利于患者术后的早期康复。

有研究者发现，督灸贴敷大椎穴应用于经尿道前列腺等离子电切术、输尿管镜下激光碎石术能有效预防围手术期低体温，提升患者的体感舒适度。也有学者将手法推拿配合中药熏洗治疗踝关节骨折术后肢体肿胀，也取得一定的效果。广东省中医院采用砭石刮板在背部腧穴和曲池、合谷进行刮痧治疗妇科术后发热56例，发现刮痧疗法治疗妇科术后发热行之有效，总有效率为94.6%。

近年来，党中央、国务院高度重视中医药发展，将传承创新发展中医药定位为新时代中国特色社会主义事业的重要内容。习近平总书记对中医药工作作出一系列重要论述，指出要着力推动中医药振兴发展，发挥中医药在治未病、重大疾病治疗、疾病康复中的重要作用，强调要建立符合中医药特点的服务体系、服务模式、管理模式、人才培养模式，使传统中医药发扬光大。2022年国务院办公厅印发了《“十四五”中医药发展规划》，统筹布局医疗、科研、产业、教育、文化、国际合作等中医药发展重点领域，提出十方面重点任务，在提升中医药健康服务能力方面，该规划特别强调要大力推广基层中医适宜技术，并加强推广平台建设：完善省级中医医院中医适宜技术推广中心建设，升级县级常见病多发病中医适宜技术推广基地功能，实现县域推广中心全覆盖。到2025年，所有县域原则上须建成符合标准的中医适宜技术推广中心，且省、县两级中心应具备符合规范要求的师资队伍和基本设施。

当前，在“改革创新、全面推进中医药振兴发展”的政策引领下，中医药适宜技术发展正迎来新的历史机遇。

（孙华琴　马武华）

参考文献

［1］邓小明，姚尚龙，于布为，等．现代麻醉学［M］．5版．北京：人民卫生出版社，2020.

［2］潘立群．中医外科学［M］．上海：上海中医药大学出版社，2006.

［3］黄涛．针麻兴衰的启示与展望［J］．医学与哲学，2018，39（592）：15-19.

［4］于桂杰，汪静，宋伟，等．大椎穴督灸贴预防 PKRP、输尿管镜下激光碎石手术围手术期低体温疗效观察［J］．中国针灸，2020，40（10）：1067-1075.

［5］鲁海，魏凌峰，谢国平，等．手法推拿配合中药熏洗治疗踝关节骨折术后肢体肿胀的疗效观察［J］．按摩与康复医学，2020，12（36）：23-24.

［6］叶淑华．刮痧疗法治疗妇科术后发热 56 例临床观察［C］// 第四届全国中西医结合围手术期医学研讨会论文集．2009：289-290.

［7］LU Z, DONG H, WANG Q，et al. Perioperative acupuncture modulation：more than anesthesia［J］．Br J Anaesth，2015，115（2）：183-193.

第四节　中医适宜技术在围手术期应用的优势

中医适宜技术已广泛应用于临床中，且其有效性和安全性已得到了充分证明。特别是将中医适宜技术与加速康复外科（enhanced recovery after surgery，ERAS）相结合，可以促进患者更快康复，同时也对康复研究和发展产生重要影响，符合我国国情，顺应我国医保政策的要求。

中医适宜技术在围手术期应用具有显著优势，可贯穿术前、术中和术后 3 个阶段：术前可以缓解患者的焦虑情绪，通过中药扶正培本提高手术耐受性；术中可以辅助镇痛、促进肌肉松弛，有效抑制内脏牵拉反射，减少麻醉药物用量；术后降低恶心呕吐发生率，促进胃肠功能恢复，减少肠麻痹，加速伤口愈合，增强机体恢复能力，并发挥器官保护作用，从而降低围手术期并发症发生率及死亡率。

目前，国内关于中医适宜技术的应用仍主要集中在术后康复阶段，而在术前和术中的参与度较低。未来，如何提高中医适宜技术在术前、术中的应用，推动中医适宜技术在 ERAS 中深入地开展，形成有中国特色的快速康复体系，还需进一步开展相关的临床研究和实践。

（杨丽芳　缪慧慧　刘国凯）

第五节 中医适宜技术在术前应用的研究

一、缓解围手术期焦虑

手术等待期间，患者（特别是女性患者）常因担忧手术风险、麻醉意外及术后并发症而产生严重焦虑。同时，自身疾病伴随的剧烈疼痛可能引发自主神经系统紊乱，表现为失眠、易惊等症状。这些应激反应严重影响患者的生活质量和预后。ERAS 的理念是消除患者焦虑情绪，而中医情志护理以中医基础理论为依据，通过心理调适改善患者围手术期的焦虑情绪，使其保持心理状态的积极性，在临床应用中被患者广泛接受。缓解情绪紧张常用 3 对穴位：①内关、印堂穴，一阴一阳，一气一血，安神定睛，醒脑通窍；②百会、大陵穴，相互制约，相互为用，疏调元神，安神定志；③合谷、太冲穴，调理脏腑，协调阴阳，祛风开窍，镇静安神。也有学者选取太冲、行间、肝俞等穴位进行针刺及按摩，通过判断患者体质与证候分型采用不同的护理方法对患者的情绪进行疏解。

二、改善围手术期睡眠质量

外科手术患者术前常因本身疾病引发的不适症状、环境改变等因素出现睡眠障碍。西医特别是麻醉学专业医师治疗这类失眠多采用镇静安眠药，如巴比妥类、苯二氮䓬类药物等，但此类药物存在一定不良反应。相比之下，中医适宜技术具有不良反应小、疗效确切的优势。

中医适宜技术以辨证论治为基础，通过中药足浴、中药药枕、芳香疗法、穴位贴敷、耳穴埋豆等技术来调理阴阳，提高患者的睡眠质量。孟琴秋团队在临床研究中发现，在术前给予患者吴茱萸粉进行涌泉穴穴位贴敷，可显著提高患者手术前的睡眠质量。贴敷穴位可选择百会穴和涌泉穴，可沟通上下之经气，益智开窍，祛邪通络；也可选择按摩内关穴与神门穴，可宁心安神。如选择芳香疗法、中药药枕等适宜技术，需先详细了解患者有无过敏史，以防应用过程中出现过敏反应。

三、超前镇痛

超前镇痛即在手术前给予镇痛，从西医学理论角度来看，是在组织损伤引发的急性疼痛信号启动外周和中枢疼痛通路，产生周围和中枢敏感化之前给予镇痛。临床研究表明，术前针刺内关穴具有一定的超前镇痛效应，可以减少伤害性刺激导致的外周和中枢敏感化，阻止外周损伤冲动向中枢的传递，减轻外科手术引起的炎症反应，同时削减中枢神经系统对疼痛的记忆。良好的超前镇痛可以有效控制术后疼痛及预防向慢性疼痛的发展。

四、补气健脾

虽然急腹症患者通常表现为发病急，病情变化快，以邪实为主，但有腹部外科基础疾病时，多伴有食欲减退、消化吸收功能障碍，可能出现负氮平衡及低蛋白血症。西医常规治疗多采用胃肠外静脉营养或者输血等措施，但存在血源紧张及治疗费用高昂等问题，在当前医保形势下难以长期推广应用。中医遵循“虚则补之”的治疗原则，通过中药调理可改善机体的全身状况，为手术创造良机。

有研究者在临床和基础实验中均证实，以四君子汤加减组成的“健脾益气汤”对术前脾胃虚弱的患者有良好的疗效。对于无法口服进食的患者，研究发现每日静脉滴注 250～500 ml 参芪注射液可以显著提高巨噬细胞的吞噬能力，明显增强患者的免疫功能，是一种有效的术前准备用药。

合并肝肾功能不全的慢性外科疾病患者，多因病久伤阴或脾肾虚弱，临床表现为喜暖怕冷、大便溏泻、水肿等症状。中医理论认为黄芪、党参可增强机体的免疫功能；肉桂、附子能恢复肾上腺皮质功能，增强吞噬细胞功能，对这类患者的术前准备以及术后康复均有良好的促进作用。

五、危重患者术前辨证论治

普通外科特别是急腹症患者常由脓毒症、感染性休克、失血等因素导致病情急剧恶化，此时若手术时机选择不当，贸然手术往往适得其反。临床实践表明，独参汤加味再辅以输血、输液等综合抗休克措施，可改善创伤性休克患者的心功能，增强心肌收缩力，增大冠状动脉血流量；同时能兴奋垂体 – 肾上腺皮质系统，提高机体应激能力。根据患者具体症状配伍制附子、麦冬、五味子等药物可以提高疗效，使创伤性休克患者得到有效救治。值得关注的是，天津市南开医院使用清热解毒、通腑攻下等药物组成的“清胰汤”和“清胆汤”治疗急性出血性坏死性胰腺炎和急性化脓性胆管炎合并休克患者，成功率可达80%～90%。

在泌尿系统疾病方面，中草药在中国被广泛用于治疗和缓解结石患者的症状。多项临床试验证实，由黄芪、栀子、姜黄、黄叶等组成的中草药配方治疗肾结石的有效率达50%～78%。日本的基础实验研究也得出相似的结论，证实含有茯苓和夏枯草的提取物对草酸钙结晶具有直接的抑制作用。

在神经系统疾病治疗领域，丹参、刺五加、银杏、葛根、川芎、牛黄、柿子、绞股蓝等中药已被证实对脑血管痉挛具有防治作用，而丹参和某些中药汤剂对蛛网膜下腔出血的吸收有独特疗效。此外，七叶皂苷和一些中药汤剂可以缓解蛛网膜下腔出血后的剧烈头痛。这些临床观察表明，中西医结合治疗在目前中国蛛网膜下腔出血的治疗中表现出独特的优势。然而，目前国内尚缺乏更大规模的中医药治疗蛛网膜下腔出血的随机对照试验，相关治疗机制还有待进一步研究。

（杨丽芳　缪慧慧　刘国凯）

参考文献

[1] 王芸，朱晓珍. 穴位贴敷联合耳穴压豆对老年不同证型不寐患者睡眠质量的影响[J]. 护理研究，2015，29（19）：2394-2396.

[2] 任燕. 中药药枕联合耳穴埋籽对改善骨科患者术前睡眠质量的效果[J]. 中国医药导报，2017，14（20）：156-159.

[3] 王志相，钟良钰，谢赣平. 耳穴埋豆治疗高龄髋部骨折术后睡眠障碍的临床研究[J]. 黑龙江中医药，2018，47（1）：65-66.

[4] 孟昕，张素秋，何怡，等. 中药足浴干预对住院患者睡眠质量的影响[J]. 北京中医药，2016，35（8）：789-791.

[5] GOHEL M D，WONG S P. Chinese herbal medicines and their efficacy in treating renal stones[J]. Urol Res，2006，34：365-372.

[6] LI C Y，SHI Z X. Investigation advancement of traditional and western medication for cerebral vasospasm complicated with subarachnoid hemorrhage[J]. Pharmacol Clin Chin Mat Med，2003，19（3）：47 - 49.

第六节　中医适宜技术在术中应用的研究

中医适宜技术可以减少麻醉药物的使用量和降低应激反应，保持手术过程中的呼吸、循环稳定和内环境稳态，对重要脏器也有保护作用。

一、术中辅助麻醉

中医适宜技术在围手术期应用具有调理三焦、宣上导下、理气止痛、和胃降逆等功效。以胃切除手术用穴为例，临床常用 4 组穴位：①双侧公孙、内关穴；②双侧内关、太冲穴；③中脘、双侧胃俞穴；④双侧血海、梁丘穴。临床研究表明，与硬膜外麻醉比较，术中给予针刺治疗可使患者术后心率、血压波动更为平稳，有效缩短“手术热”反应时间，促进术后肠功能的早期恢复，降低手术创伤引起的肠蠕动抑制，并对胃肠电频率及波幅产生双向良性调整作用。

以输卵管结扎手术用穴为例，常用的 4 组穴位：①次髎、肾俞穴；②次髎、三阴交穴；③中极、子宫穴；④合谷、三阴交穴。这些穴位组合具有温肾暖宫、调理冲任、调和气血、疏肝理气的功效。术中应用针刺疗法的优点是操作安全简便、术后恢复快；术中心率、血压、脉搏等生命体征较为平稳；术野清晰、渗血少、腹膜松弛，利于外科手术操作。但术中应用针刺辅助麻醉也有其不足之处，如存在个体镇痛效果差异。

二、术中器官保护

围手术期穴位刺激在一定程度上可减轻器官的缺血再灌注损伤，降低氧化应激及炎症因子的产生，调节机体免疫功能，达到保护心、脑等重要器官功能的作用。由于器官功能不同，穴位选择也不尽相同。手术中的心脏保护多选择刺激内关、神门、足三里、膻中穴。临床研究发现，术前进行 30 min 穴位刺激能明显降低心脏瓣膜置换手术患者主动脉钳夹开放后 6 h、12 h、24 h 血清心肌肌钙蛋白 I 的含量，使心脏功能指标明显好转。术中脑保护多选择刺激内关、足三里、人中穴。术中肺脏保护多选取刺激合谷、足三里和肺俞穴等。术中穴位刺激合谷、足三里、三阴交、曲池穴可有效改善术中肾脏的血流动力学变化，减轻肾脏的缺血再灌注损伤，加速肾脏功能的恢复。

三、术中维持血流动力学的稳定

手术、麻醉均可引起术中患者应激反应及血流动力学的变化，如高血压、低血压、心律失常等，常规处理措施多依赖血管活性药物或改变麻醉深度。按照中医辨证论治的理念，采用穴位刺激可通经活络、调理气机，对手术麻醉引起的血流动力学变化进行双向调节，不仅能减轻手术及麻醉应激，使术中麻醉管理更加平稳，还能避免药物不良反应，有利于患者术后恢复。

高血压是手术中最常见的血流动力学不稳的症状之一，也是心脏疾病（如冠心病、心力衰竭等）早期的重要病理过程。同时，它也被列为影响心血管疾病发病率和死亡率的独立危险因素。刺激足三里和上巨虚可以通过增加延髓头端腹外侧区中阿片类物质（如脑啡肽）的含量来降低血压。

心率变异性是指由自主神经系统对心脏窦房结的调节导致的连续心跳间期R–R间期的轻微波动。电针具有双向调节的特点，即恢复兴奋或抑制状态的平衡，从而调节固有的调节系统，使功能活动恢复到正常水平。心房颤动（简称“房颤”）是术中最常见的心律失常，刺激内关和神门穴有助于减少复律后持续性房颤的复发。

（杨丽芳　缪慧慧　刘国凯）

参考文献

[1] YANG L F，YANG J，WANG Q，et al. Cardioprotective effects of electroacupuncture pretreatment on patients undergoing heart valve replacement surgery：a randomized controlled trial [J]. Annals of Thoracic Surgery，2010，89（3）：781–786.

[2] WEI H D，YAO X，YANG L F，et al. Glycogen synthase kinase–3β is involved in electroacupuncture pretreatment via the cannabinoid cb1 receptor in ischemic stroke [J]. Mol Neurobiol，2014，49（1）：326–336.

[3] LI M，TJEN–A–LOOI S C，GUO Z L. Repetitive electroacupuncture attenuates cold–induced hypertension through enkephalin in the rostral ventral lateral medulla [J]. Sci Rep，2016，24（6）：35791.

[4] WONG Y M. Effect of laser acupuncture on heart rate variability of nonpatients and patients with spinal cord injury [J]. J Acupunct Meridian Stud，2017，10（1）：53.

第七节　中医适宜技术在术后应用的研究

自神医华佗发明麻沸散开创手术麻醉伊始，历经数千年的发展，越来越多的中医适宜技术被应用到围手术期的治疗中。其在术后的应用形式多样，可分为无创性刺激和有创性治疗两大类。无创性刺激如耳穴压豆、推拿按摩、艾灸、经皮穴位电刺激、传统运动疗法、音乐疗法等，有创性治疗如穴位埋线、针灸等。

临床研究和实践表明，术后选择适当的中医适宜技术，可治疗术后高血压和低血压，防治低体温，缓解苏醒期烦躁，以及唤醒苏醒延迟等。

一、治疗高血压和低血压

1. 高血压　术后高血压的原因很多，除原发性高血压外，疼痛、焦虑与紧张是重要原因之一，还包括容量过大以及升压药应用不当等。

中医理论认为，术后高血压发生的机制主要与气机的升降出入障碍有关，而主气机升降出入的主要是宗气，即胸腔内的气。宗气的运动主要靠心、肺之气启动，与肝、脾之气的协调密切相关。因此治疗应着重调理气机、镇静安神。

刺激方法：可采取的方法包括穴位按压、经皮穴位电刺激、针刺、穴位注射等。

穴位选择：根据患者发生高血压的性质和程度主要选择内关、曲池、足三里、三阴交、神门，奇穴有血压点（6、7 颈椎棘突旁开 2 寸）与新奇穴（素髎与水沟间）等。基本原则：①急降血压选内关、血压点与新奇穴强刺激；②麻醉过浅、镇痛不全选内关、足三里、三阴交；③插管与手术操作选神门、血压点与曲池；④缺氧与二氧化碳蓄积、容量负荷过大选三阴交、内关与足三里。

注意事项：①穴位刺激治疗术中高血压均采用较强刺激的方法（“泻”法）；②新奇穴只适用按压或针刺；③穴位注射只适用组织较为厚实的穴位，如足三里、曲池、三阴交等，药物选用利血平 0.5 mg 足三里或曲池注射（只推荐高血压危象使用）；④针刺注意无菌操作；⑤出现高血压危象时穴位刺激降压只作为辅助治疗应用。

2. 低血压　术后发生低血压的原因包括容量不足、麻醉过深、椎管内麻醉、低交感张力、迷走神经反射及心肺功能障碍等。低血压发生的最基本中医病机为气虚，但手术创伤和大出血导致的低血压则是气血双虚；麻醉过深、低交感张力及迷走神经反射则与气机受阻或气机内陷有关。所以治疗应着重补气救逆、益气生津和调畅气机。

刺激方法：可采取的方法包括穴位按压、经皮穴位电刺激、针刺等。

穴位选择：根据患者发生低血压的性质和程度主要选择足三里、三阴交、内关、曲池、神门、水沟、大椎及百会等。基本原则：①严重低血压救逆选择百会、大椎、足三里及水沟按揉；②容量不足、麻醉过深、椎管内麻醉、低交感张力等选择足三里、三阴交、内关及百会；③迷走神经反射选择内关、神门、大椎及水沟；④心肺功能障碍选择内关、三阴交、足三里及百会。

注意事项：①穴位刺激治疗术中低血压均采用较弱刺激的方法（“补”法）；②水沟、百会及大椎穴只适用按揉；③针刺注意无菌操作；④发生严重低血压时穴位刺激的升压只作为辅助治疗应用。

二、防治低体温

术后寒战、低体温的发生是极其常见的，尤其是大手术的全麻患者。一般认为与患者体质、环境温度、手术创伤、胸腹腔暴露、保温措施、大量寒凉血液和液体输入，以及麻醉、肌松有关。其中医病机主要是阳气受抑，营卫失调。除西医对症治疗外，还可采用中医舒展阳气、调和营卫去治疗。

刺激方法：可采取的方法包括穴位按压、经皮穴位电刺激、电热灸及针刺等。

穴位选择：关元、大椎、百会、足三里、三阴交、内关、曲池等。基本原则：①舒展阳气主要选百会、大椎、关元、足三里及三阴交按揉或电热灸；②调和营卫选择关元、足三里、内关、曲池及三阴交等。

注意事项：①穴位刺激治疗低体温均采用较弱刺激的方法（“补”法）；②关元、三阴交和足三里可采用电热灸，但应防止烫伤；③按揉需慢，顺逆旋转配合；④针刺注意无菌操作；⑤应注意患者保暖，输血输液前注意加温。

三、缓解苏醒期烦躁

全麻患者苏醒期烦躁最常见的三大原因是疼痛、血容量不足和麻醉药物后遗效应。中医描述“烦”与“躁”是辨证的，较为复杂。一般认为胸中热而不安叫“烦”，手足扰动不宁叫“躁”。二者常并称，但存在虚实寒热的不同。温热病邪热入里，则见高热、口渴、胸中烦闷、手足扰动，是阳明实热证。因阳明主四肢，热盛故四肢扰动。此类多由烦渐至躁，故称“烦躁”。若仅见烦热口渴而无手足扰动，则称“烦渴”，属热盛伤津。二者属实热证。热性病后期或外感病经过汗、吐、下后，余热未清，胸中烦热，睡眠不宁，这是虚火内扰，称为“虚烦”，属虚热证。若烦而身冷，手足做无意识动作，形倦神疲，口干不饮，脉细弱，称为“躁烦”，是虚阳扰动，属虚寒证。

刺激方法与穴位选择：一般采取揉推经络、按揉穴位，也可用针刺或经皮穴位电刺激，应采用较强的刺激手法。主穴有合谷、内关与太冲穴等，揉推肝经（下肢内侧）、大肠经（手臂前外侧）和肺经（手臂前内侧）；血容量不足可加三阴交、足三里；麻醉药物所致可加百会、水沟和印堂等。

注意事项：①疼痛导致的烦躁应及时追加镇痛药物；②血容量不足应补充血容量；③清醒后即刻停止穴位刺激。

四、唤醒苏醒延迟

麻醉苏醒延迟的原因很多，一般与麻醉药物过量、低氧血症、低血压、失血量较多、严重水和电解质紊乱、极度衰弱、恶病质、休克、低温及心搏骤停复苏后等有关。中医认为苏醒延迟属闭证，有热闭、痰闭等，亦有阴闭、阳闭之分。治则为辨证后开窍通闭。同时还应与脱证相鉴别，脱证由真气衰微、元阳暴脱所致，症见昏沉不醒，面色苍白，目合，口张，手撒，遗尿，鼻鼾息微，四肢逆冷，脉细弱或沉伏。如见冷汗如油，面赤如妆，脉微欲绝或浮大无根，是真阳外越之象，是为危候。

穴位选择：水沟、合谷、太冲；热闭加大椎，痰闭加丰隆。

刺激方法：以泻法为主。先取水沟，针芒向上，反复运针，强度宜适当加大。余穴均宜留针，留针期间，可间断进行反复持续运针，直至清醒。留针时间一般应至神志完全恢复。如遇脱证，则需急施救阴敛阳固脱。刺激百会、关元、复溜、太渊；亡阴加太溪，亡阳加足三里。

注意事项：苏醒延迟原因众多，穴位刺激法不能唤醒者应积极寻找原因，尤其是低氧血症、血容量不足、电解质紊乱、脑卒中及糖尿病低血糖或酮症昏迷等，应积极对症治疗，以免贻误病情发生意外。

（李智帅　缪慧慧　刘国凯）

第八节　加速康复外科与中医适宜技术

加速康复外科（enhanced recovery after surgery, ERAS）的概念由丹麦哥本哈根大学胃肠外科医师 Henrik Kehlet 在 1997 年提出，总的要求是以循证医学为基础，优化围手术期措施，减少生理与心理应激和创伤，促进患者术后快速康复，目标是尽早恢复器官功能、降低围手术期并发症的发生率、缩短住院时间和减少医疗费用。围手术期是从患者决定接受手术治疗开始，到手术治疗后基本康复，包含术前、术中及术后的一段时间。影响围手术期康复的因素有很多，主要来自原发疾病、手术、麻醉、情绪等，如术前疼痛焦虑、术中脏器损害、应激反应、器官损伤、术后切口疼痛、术后恶心呕吐、排尿排便困难、术后认知障碍、术后胃肠功能恢复缓慢、睡眠紊乱、虚弱无力、活动不便、鼻饲管及引流管限制等。这些因素影响患者的康复，延长患者手术后恢复时间，增加住院时间，严重影响患者的生活质量，给个人和家庭带来沉重的心理压力和生活负担。那么，无痛、安全、舒适、转归成为围手术期加速康复外科的重要理念。

2005 年中国中西医结合学会首次在广州召开“中国中西医结合围手术期医学专题研讨会”，陈可冀院士提出中西医要在围手术期研究领域加强团结合作，相互取长补短，共同提高。2007 年开始成立首届中国中西医结合学会围手术期专业委员会以后，所建立的专业学术平台有力推动了我国围手术期中西医结合交流与发展，快速康复成为中西医结合围手术期研究的核心理念，中医适宜技术促进了围手术期的快速康复。20 年来，中医适宜技术在围手术期加速康复外科的应用方面取得了可喜的效果，充分发挥中医适宜技术的特色与优势，将中医药方法整合到 ERAS 管理的全过程中，制定出具有中国特色的中西医结合 ERAS 治疗方案，加速外科患者的术后康复进程，缩短手术患者的住院时间，减少医疗费用，提高患者生活质量，促进患者早日回归社会。

中医适宜技术承载着中国古代人民同疾病斗争的经验和理论知识，是通过长期医疗实践逐步形成并发展成的医学理论体系。使用不同的中医适宜技术刺激经络、穴位唤起人体的自然功能以治疗各种疾病，不仅能够疏通人体经络、调整脏腑、运行气血、调和阴阳、增强人体抵御外邪的能力，还具有取材方便、操作简单、费用低廉、效果良好等优势，且消除了患者吃药的痛苦感，没有明显的不良反应，这些优势充分体现了发展中医适宜技术的重要性。中医适宜技术包括针刺、电针、经皮穴位电刺激、耳穴贴压、穴位埋线、穴位注射、艾灸、穴位贴

第二章

针法类中医适宜技术在围手术期的应用

第一节　毫针技术

毫针技术是指利用毫针针具，通过一定的手法刺激机体穴位，以疏通经络、调节脏腑，从而达到扶正祛邪、治疗疾病的目的。广泛用于治疗内、外、妇、儿等科的常见病、多发病。

一、毫针的选择和针刺前准备

（一）常用器具

临床上使用的毫针主要是不锈钢针，类型主要为环柄针、平柄针、花柄针、管柄针，规格主要根据针体的直径和长度来区分（表 2–1–1、表 2–1–2）。

表 2–1–1　毫针直径规格表

规格 / 号数	直径 /mm	规格 / 号数	直径 /mm
26	0.45	32	0.28
27	0.42	33	0.26
28	0.38	34	0.24
29	0.34	35	0.22
30	0.32	36	0.20
31	0.30		

临床上以粗细为 0.32 ～ 0.45 mm（26 ～ 30 号）的毫针最为常用。毫针的粗细与针刺刺激部位和强度有关，粗针多用于四肢、腰臀部穴位，以及瘫痪、麻木等针感迟钝患者；细针多用于头面、眼区穴位，以及小儿、体虚患者。

表 2-1-2 毫针长短规格表

规格 / 寸	长度 /mm	规格 / 寸	长度 /mm
0.5	15	2.5	65
1.0	25	3.0	75
1.5	40	4.0	100
2.0	50	5.0	125

临床上以长度 1.0～3.0 寸（25～75 mm）的毫针最为常用，其中又以 1.5 寸（40 mm）者用得最多。长针多用于肌肉丰厚部位深刺或透穴；短针多用于肌肉浅薄部位浅刺，如头面部穴位、耳穴。

（二）针刺前准备

1. 选准针具

（1）定规格：规格即针的粗细长短。临床应用时可根据患者的体质、体形、年龄、病情、腧穴部位和刺法等因素，选用长短、粗细不同规格的毫针。

（2）查质量：针刺前仔细检查毫针质量，包括针尖、针身、针根、针柄四个部分。

1）针尖：要求圆而不钝，不可太尖锐，以类似松针状为佳。

2）针身：以挺直、光洁、润滑而又富有弹性者为佳，用前要注意针身是否有弯曲、折痕、锈蚀等情况。

3）针根：要牢固平整，光滑清洁。临床实践发现，断针事故多发生于针根部，因此仔细检查针根有无松动，或出现剥蚀十分重要，如有这种情况，应弃之不用。

4）针柄：指金属丝缠绕部分，如松动等亦可引起针灸意外事故，尤其是温针灸时，易引起艾火脱落烧伤。可用右手执针柄，左手拇、示指紧捏针身，并行拉拔晃动，以检查针柄是否松动。

2. 选择体位

（1）仰卧位：适用于取头、面、胸、腹部腧穴和上、下肢部分（前侧面）腧穴。

（2）侧卧位：适用于取身体侧面的腧穴和上下肢部分腧穴。

（3）俯卧位：适用于取后身部（后头、肾、腰臀、四肢）腧穴。

（4）仰靠坐位：适用于取前头面、前颈、上胸和肩臂、腿膝、足踝等部腧穴。

恢复。

（1）高血压：选取百会、风池、曲池、合谷、太冲、三阴交等穴位。

（2）心律失常：选取内关、神门、郄门、心俞等穴位。

（三）术后应用

1. 预防恶心呕吐 选取内关、足三里、中脘等。

2. 调节胃肠功能 选取足三里、中脘、内关等，根据不同体征进行穴位配伍，取穴：上巨虚、三阴交、合谷、曲池、内关、天枢等。

3. 治疗术后尿潴留 采用针刺法对膀胱功能失调具有双重调节作用。取穴：中极、膀胱俞、阴陵泉、三阴交、次髎（双侧）等。

4. 减轻术后疼痛 取穴：合谷、足三里、三阴交等。

5. 预防术后认知功能障碍 取穴：四神聪、百会、神庭、大椎、足三里等。

四、毫针技术在围手术期应用的案例分析

（一）毫针针刺治疗人工股骨头置换术术中心律失常

患者，男性，81 岁，因摔伤致右髋关节疼痛不适 7 h 入院，诊断为右侧股骨粗隆间骨折，在腰硬联合麻醉下行右侧人工股骨头置换术。患者入手术室后自诉心慌、胸闷、憋气，心电监护示阵发性房颤，立即为患者实施针刺。

【选穴原则】选取两侧内关穴。内关为心包经络穴，可调理心气，疏导气血。

【选穴方法】手掌向上，伸直手臂，微屈腕，握拳，在腕臂内侧，掌长肌腱与桡侧腕屈肌腱之间，腕横纹上 2 寸处，两筋之间的凹陷处即内关穴。

【操作方法】患者取仰卧位，针刺部位皮肤用 75% 乙醇溶液消毒，选取 0.32 mm × 40 mm 的不锈钢毫针，于内关穴直刺 0.5～1 寸（图 2-1-1）。得气后，用捻转泻法，针后约 1 min，心慌、胸闷即刻缓解，心率由 115 次 / 分减为 78 次 / 分，继续留针 20 min，患者情况明显好转。

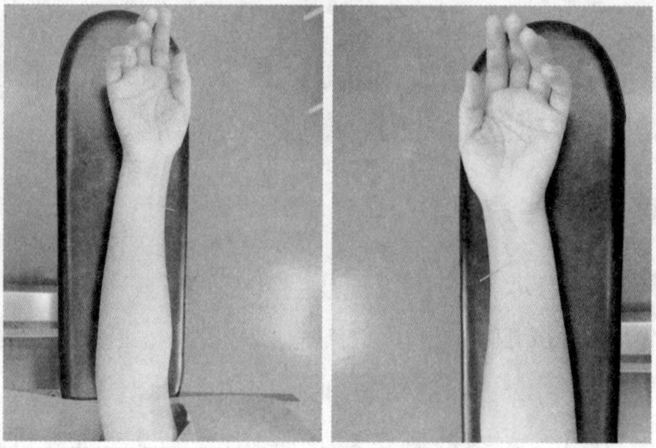

图 2-1-1　毫针针刺治疗人工股骨头置换术术中心律失常

（二）毫针针刺防治术后恶心呕吐

患者，女性，67 岁，因发现子宫多发肌瘤 1 个月，在全身麻醉下行腹腔镜全子宫切除术，为降低患者恶心、呕吐的发生，为患者实施毫针针刺治疗。

【选穴原则】以局部选穴、循经选穴、特定穴选穴为主。①主穴：中脘、内关、足三里；②配穴：合谷、上巨虚、公孙。中脘为胃之募穴，可理气和胃止呕；内关为心包经络穴，可宽胸理气，降逆止呕；足三里为胃经合穴、胃之下合穴，可通降胃气，疏理胃肠气机；合谷为大肠原穴，上巨虚为大肠下合穴，合用可调理肠腑；公孙为脾经络穴，合中脘、足三里可健脾益胃，消食导滞。

【选穴方法】中脘：在上腹部，脐中上 4 寸，前正中线上；内关：在前臂前区，腕掌侧远端横纹上 2 寸，掌长肌腱与桡侧腕屈肌腱之间；足三里：在小腿外侧，犊鼻下 3 寸，胫骨前嵴外 1 横指处，犊鼻与解溪的连线上；合谷：在手背，第 2 掌骨桡侧的中点处；上巨虚：在小腿外侧，犊鼻下 6 寸，犊鼻与解溪连线上；公孙：在跖区，第 1 跖骨底的前下缘赤白肉际处。

【操作方法】患者取仰卧位，选取 0.32 mm × 40 mm 的毫针，分别于麻醉诱导前 30 min 和患者苏醒期，于内关、足三里、中脘及其配穴进行针刺（图 2-1-2）。针刺局部先以 75% 乙醇溶液消毒，然后在中脘直刺 1～1.5 寸；内关直刺 0.5～1 寸；足三里从外向内，与小腿外侧面成 90° 进行针刺，进针深度 0.6～1.2 寸；合谷直刺 0.5～0.8 寸；上巨虚直刺 0.6～1.2 寸；公孙直刺 0.6～1.2 寸。针刺时内关和足三里均选择双侧取穴。得气后，留针 20 min。术后 24 h 内进行随访，患者术后恶心、呕吐发生情况明显降低。

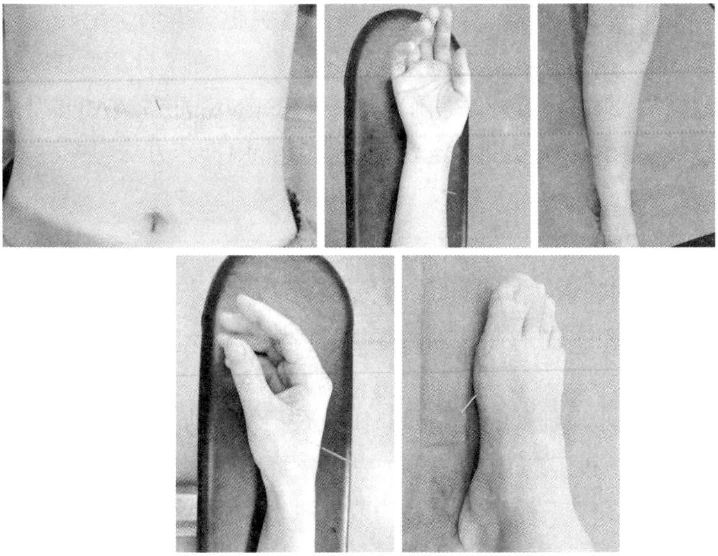

图 2-1-2　毫针针刺防治术后恶心呕吐

（邓海霞　余剑波）

参考文献

［1］赵佳，翟伟. 近五年不同毫针针刺手法研究综述［J］. 世界最新医学信息文摘，2019，19（66）：100-101.

［2］林璐璐，王丽琼，杨静雯，等. 针刺时效关系研究进展［J］. 中国针灸，2019，39（5）：565-570.

［3］岳永月，张敏，宁明月，等. 浅析毫针针刺深度的影响因素［J］. 中国民间疗法，2022，30（2）：11-14.

［4］王秀丽，余剑波，李文志，等. 穴位刺激围手术期应用专家共识［J］. 中华麻醉学杂志，2017，37（10）：1153-1158.

［5］赵吉平，李瑛. 针灸学［M］. 3 版. 北京：人民卫生出版社，2016.

第二节　耳针技术

耳针疗法是指用特定针具或丸状物在耳郭相应穴位实施刺激，以预防、诊断和治疗疾病的一种治疗技术。该疗法历史悠久，早在《灵枢》中就有相关记载，如《灵枢·厥病》云:“耳聋无闻,取耳中。”《灵枢·五邪》记载:“邪在肝,则两胁中痛……取耳间青脉,以去其掣。”明代杨继洲在《针灸大成》中也有采用耳穴治疗眼疾的记载。耳针疗法操作简单易行,治疗范围较广,临床上常用于治疗各种疼痛性疾病和某些功能紊乱性病证。其常用操作方法包括耳穴毫针刺法、耳穴贴压法及放血疗法等。

一、耳针技术的治疗原理及耳穴的分布

(一)耳针技术的治疗原理

耳针疗法以耳郭为刺激部位。耳郭作为人身整体的一部分,它与经络系统和五脏六腑在生理、病理方面密切相关,彼此相互影响。通过刺激耳郭相应穴位,耳针疗法能够疏通经络、调和脏腑、调节气血,从而达到调节人体阴阳平衡的治疗目的。其治疗原理主要包含以下几方面。

1. 疏通经络 耳与经脉有着密切的关系。《灵枢·口问》云:“耳者,宗脉之所聚也。”十二经脉均直接或间接上行到达耳。耳穴作为全身经络的微缩投影,刺激特定穴位可直接调整对应经络的气血运行,解除经气壅滞,改善经络痹阻引发的疼痛、麻木等症状,恢复“通而不痛”的状态。

2. 调和脏腑 中医理论认为耳与脏腑在生理功能上息息相关。如《素问·金匮真言论》云:“南方赤色,入通于心,开窍于耳,藏精于心。”《灵枢·脉度》言:“肾气通于耳,肾和则耳能闻五音矣。”后世医家从理论与实践层面进一步丰富了这一理论。清代《厘正按摩要术》将耳背分为心、肝、脾、肺、肾五部,指出:“耳珠属肾,耳轮属脾,耳上轮属心,耳皮肉属肺,耳背玉楼属肝。”耳与全身四肢百骸、五官九窍紧密关联,能够全面反映整体与局部的功能状态及病理变化。耳郭不同区域对应特定脏腑,通过“以耳治脏”的方式直接调节脏腑虚实,如刺激心穴可调心神、肾穴可固经气、肝穴可疏泄气机、脾穴可健运中焦等。

3. 调节气血 耳针疗法通过刺激耳部特定穴位,可调整卫气循行,增强体表抗邪能力,如预防感冒等。同时,耳穴刺激可激发经气,促进局部血液循环,推动气血运行,改善气滞血瘀状态。例如,耳尖放血可清泻肝火,缓解高血压引起的头痛。

(二)耳穴的分布

耳穴在耳郭表面的分布规律呈现为一个倒置的胎儿(头部朝下,臀部朝上)。其具体对应关系如下:与头面相应的穴位分布在耳垂;与上肢相应的穴位分布在耳舟;与躯干相应的穴位分布在对耳轮体部;与下肢相应的穴位分布在对耳轮

上、下脚；与腹腔脏器相应的穴位分布在耳甲艇；与胸腔脏器相应的穴位分布在耳甲腔；与盆腔脏器相应的穴位分布在三角窝；与消化道相应的穴位分布在耳轮脚周围。

二、耳针技术的常用操作方法

（一）耳针法

1. 消毒　使用耳针操作前必须严格消毒。消毒包含两个方面，一是对针具的消毒，二是皮肤消毒。耳穴皮肤消毒先用2.5%碘酊消毒，再用75%乙醇溶液消毒并脱碘，待乙醇干后施术。

2. 针刺　患者通常采取坐位或仰卧位。一般选取0.13 mm × 18 mm的针具。进针时，医者用左手拇指和示指固定耳郭，中指托住耳背，右手拇指、示指、中指三指持针，于所选耳穴处快速进针；一般刺入皮下0.1～0.3 cm；根据患者的体质、病情、耐痛度等情况决定针刺的手法及强度；针刺局部充血红润或患者自觉热、胀、痛即为得气；留针时间一般为20～30 min（图2-2-1）。起针时，医者以左手托住耳背，右手起针，并用消毒干棉球压迫针孔，以免出血。

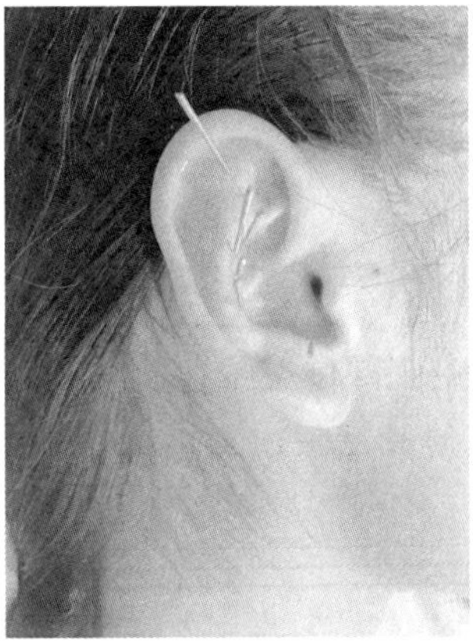

图2-2-1　耳针刺法

（二）贴压法

1. 消毒　常规消毒。

2. 贴压　采用压痛法，在耳郭用探针以轻、慢而均匀的压力寻找压痛敏感点，嘱患者感到受压处明显疼痛时及时告知，或医者根据患者皱眉反应判断压痛敏感点，这些敏感点就是准确的耳穴刺激点。选取直径2 mm、表面光滑、大小及硬度适宜的球状物（王不留行、磁珠、莱菔子等）贴于0.5 cm × 0.5 cm大小的透气胶布中间，固定于所选耳穴，用拇指和示指的指尖或指腹分别置于患者贴有王不留行子的耳穴的耳郭正面和背面，或用示指尖或指腹置于贴有王不留行子的耳穴的耳郭正面，垂直施压至患者出现沉、重、胀、痛感，每穴按压 1 min 左右，如有必要，每穴重复操作 2～3 遍，3～5 次 / 天（图 2-2-2）。双侧耳穴轮流使用，每 2 天更换一次。

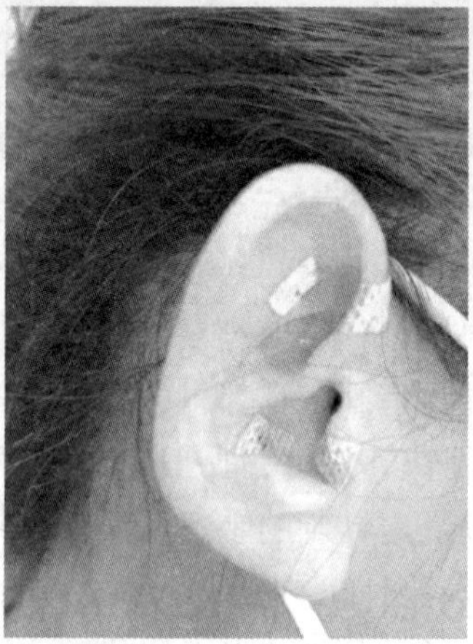

图 2-2-2　耳穴贴压法

（三）放血疗法

耳穴放血疗法是用三棱针或粗毫针在耳穴处点刺放血以治疗疾病的方法。此法具有清热解毒、行气活血的功效。

1. 消毒　常规消毒。

2. 刺血　针刺前在所选点刺部位按摩，使其充血；医者左手固定耳郭，右手持三棱针点刺耳穴，并挤压使其适量出血。一般点刺 2～3 个穴位，3～5 次为 1 个疗程。操作完成后用无菌干棉球或棉签压迫止血，止血后再次消毒针孔。

（四）注意事项

（1）严格消毒，防止感染。

（2）耳针治疗时患者可能发生晕针，注意预防并及时处理。

（3）有习惯性流产史的孕妇禁针；患有严重器质性病变和伴有重度贫血者不宜针刺；年老体弱的高血压患者不宜行强刺激。

（4）使用贴压法时，应防止胶布潮湿或污染，以免引起皮肤炎症。对普通胶布过敏者宜改用脱敏胶布。

（5）孕产妇选用贴压法时刺激宜轻，有流产倾向者慎用。

（6）操作时，医者应尽量避免接触患者的血液；凝血功能障碍的患者禁用耳穴刺血法。

（7）脓肿、溃破、冻疮局部禁用耳针疗法。

三、耳针技术在围手术期的临床应用

耳针疗法以中医整体观念和经络学说为理论基础，通过刺激耳郭特定穴位（如神门、交感、皮质下等），可达疏通经脉、调节脏腑气血、防病治病之效。该疗法具有无创或微创、低成本的特点，可作为围手术期多模式管理的有效补充措施。

（一）调神定志，缓解焦虑

围手术期焦虑多由心肾不交、肝郁气滞导致神失所养、心神不宁。耳穴心、神门可宁心安神，肝穴疏肝解郁，皮质下调节脑神，共奏调和阴阳、安定情志之功。有学者将耳穴贴压法应用于围手术期患者以缓解其焦虑、恐惧情绪，结果表明术前选取神门、皮质下、心为主穴，采用王不留行子贴压可缓解患者焦虑情绪，稳定生命体征，提高手术疗效，充分体现了中医“调神以安五脏”的治疗理念。

（二）通络止痛，增强镇痛

术后疼痛属“不通则痛”，由金刃手术损伤人体脉络，气血瘀滞所致。耳穴交感可调畅气机，神门镇静止痛，皮质下调节气血运行，配合手术部位对应耳穴（如腹、腰）疏通局部经络，实现“通则不痛”。有学者针对膝关节置换术患者采用术后耳针（取穴神门、交感、皮质下、膝）联合常规镇痛，结果表明耳针疗法能减轻患者术后疼痛，减少镇痛药物的不良反应，提高术后患者的睡眠质量，印证“通络止痛”理论。

（三）和胃降逆，防治恶心呕吐

术后恶心呕吐多因脾胃虚弱、胃气上逆。耳穴胃、脾健运中州，贲门降逆止呕，神门镇静安神，共奏健脾和胃、升清降浊之效。一项妇科腹腔镜术后的研究表明，耳针干预组（取穴神门、胃、交感）术后 24 h 恶心呕吐发生率显著低于对照组，具有明显抗恶心呕吐作用。多位学者的研究表明，刺激耳穴操作简单且患者易于接受，可达到较好的防治术后恶心呕吐的效果。

四、耳针技术在围手术期应用的案例分析

耳穴贴压治疗肛肠手术患者术前焦虑

患者，女性，25岁。因肛内肿物脱出伴大便带血2年余，诊断为“混合痔”，在蛛网膜下腔阻滞麻醉下行复杂性混合痔外剥内扎术+内痔硬化剂注射治疗。术前患者食欲减退、入睡困难、心情抑郁，焦虑自评量表（self-rating anxiety scale，SAS）52分。为缓解其术前恐惧和焦虑情绪，麻醉医师于术前1天为患者实施耳穴贴压疗法（取穴心穴、神门、交感、皮质下），每穴按压1 min，重复操作2～3遍，每天3～5次，双侧耳穴轮流按压。手术当日患者焦虑情况明显缓解，SAS评分38分。

耳穴疗法作为缓解术前焦虑的常用方法，在本病例的治疗中被成功应用于缓解肛肠手术患者的术前焦虑。中医理论认为心主藏神，现代医学研究发现心穴治疗心律不齐、神经衰弱、癔症、心动过速有效，神门穴治疗失眠、多梦、神经衰弱、痛证有效，交感穴治疗自主神经功能紊乱有效，皮质下穴治疗神经衰弱、痛证、失眠有疗效。本病例选取以上耳穴，共奏调和阴阳、安定情志之功。

（田一明　张林忠　余剑波）

参考文献

［1］王富春，马铁明. 刺法灸法学［M］. 北京：中国中医药出版社，2016.

［2］黄丽春. 耳穴治疗学［M］. 北京：科学技术文献出版社，2009.

［3］王颖，张萍，张玲云，等. 耳穴压丸对人工全膝关节置换术后疼痛的影响［J］. 中西医结合护理（中英文），2019，5（5）：37-40.

［4］张丽红，曹春玲，李井柱，等. 耳穴贴压对妇科腹腔镜术后恶心呕吐发生率及镇痛效果的影响［J］. 中国针灸，2013，33（4）：339-341.

［5］中国中西医结合学会麻醉专业委员会. 穴位刺激防治术后恶心呕吐专家指导意见［J］. 临床麻醉学杂志，2019，35（6）：596-599.

第三节　眼针技术

眼针技术是在眼眶周围的特定穴区进行针刺的一种微针技术，是针灸术的一

部分。其具有用针小、取穴少、针刺浅、手法轻、操作简单、安全无痛的特点，凡用于针灸治疗的疾病都可用眼针治疗，特别适用于中风、眩晕、头痛、不寐、郁证、痿证及痛证等病证。

一、眼针技术的治疗原理及眼针的刺激部位

（一）眼针技术的治疗原理

眼针技术治疗原理在于后天人为将眼睛分为八区13穴，内连五脏六腑，外察形色丝络，诊察疾病和机体情况。眼针技术是针灸学家彭静山根据古代“看眼察病”记载，通过反复观察和治疗实践逐渐积累经验而形成的医学体系，其理论依据十分明确，有一套独立的理论依据和理论渊源。

1. 眼睛与经络的关系　《素问·五脏生成》曰：“诸脉皆属于目。”《灵枢·邪气脏腑病形》曰：“十二经脉，三百六十五络，其血气皆上于面而走空窍，其经阳气上走于目而为之睛。”说明眼睛通过经络与整体保持着紧密联系，所以经络对于眼针技术至关重要，是其最关键的理论依据。

眼睛是十二经脉的集散地，十二经脉均直接或间接与眼发生着联系。手三阳经皆有1～2条支脉终止于眼或眼附近；足三阳经之本经均起于眼或眼附近；足厥阴肝经、手少阴心经以本经或支脉或别出之正经直接连于目系。奇经八脉之督脉上系之两目下之中央，任脉上颐循面入目，阴跷脉、阳跷脉相交于目内眦之睛明穴，阳维脉经过眉行于眼上。此外在十二经筋中，足太阳之筋为目上网，足阳明之筋为目下网，足少阳之筋为目之外维，手太阳之筋、手少阳之筋都联属目外眦。

2. 眼睛与脏腑的关系　眼睛是人体的五官之一，而“五脏六腑之精皆上荣于目”，可见眼睛与脏腑的关系尤为密切。《灵枢·大惑论》明确指出：“五脏六腑之精气，皆上注于目而为之精，精之窠为眼，骨之精为瞳子，筋之精为黑眼，血之精为络，其窠气之精为白眼，肌肉之精为约束，裹撷筋骨血气之精而与脉并为系，上属于脑，后出于项中。”这就是说，眼睛依赖五脏六腑精气的濡养，发挥其视物、辨色、审长短等正常的生理作用。《证治准绳》载：“五轮，金之精腾，结而为气轮；木之精腾，结而为风轮；火之精腾，结而为血轮；土之精腾，结而为肉轮；水之精腾，结而为水轮。”这是基于眼与脏腑关系的理论，将眼球从外至内分为五个部分，即肉轮、血轮、气轮、风轮、水轮，并将五轮分属于五脏。《太平圣惠方》说：“明孔遍通五脏，脏气若乱，目患即生。”当脏腑功能失调，目失精气濡养，其生理功能受到影响时，便会表现出各种病理现象。眼与五脏六腑的关系无论在生理还是病理方面都极为密切，这也正是眼针技术治疗脏腑疾患

的重要理论依据。

3. 眼睛与气、血、精、津液、神的关系 眼之视觉功能，主要在于精、气、血、津液的濡养和神的主宰作用。《证治准绳·七窍门》指出："瞳神……乃先天之气所生，后天之气所成，阴阳之妙蕴，水火之精华，血养水，水养膏，膏护瞳神，气为运用，神则维持。"由此可见，眼与精、气、血、津液和神的关系，也同脏腑、经络一样是非常密切的。

综上所述，气贯五轮，血养目珠，精濡目窍，眼赖神生。如果气血、津液、神发生病理变化，则可见气虚目陷，血不养睛，视物昏花，精失润养，胞睑无力，以及神光涣散，目光呆滞等。反之，眼部的变化，同样反映出气、血、精、津液、神的功能状态。

（二）眼针的刺激部位

眼针技术是用毫针或其他疗法刺激眼周区穴来治疗全身疾病。具体针刺点在每一穴区的中间，眶上刺激点在眉毛下缘，眶下刺激点约离眼眶边缘 2 mm 处，共 13 个刺激点。眼睛是人体的重要组织器官，但它通过纵横交错、网络全身的经络与脏腑和其他器官保持着密切的联系，维持人体正常视觉功能。若脏腑功能失调，则可影响眼睛，而使眼睛发生各种变化；同样，眼睛的变化，也能反映出脏腑功能失调。因此，通过眼区穴位刺激，可以达到治疗、预防疾病的目的。

根据"彭静山观眼识病"眼区划分，将眼睛分为 8 个经区共 13 个穴位。也就是说，穴位包含在经区之中。具体划分方法为：双眼平视正前方，以瞳孔为中心做水平线及垂线分别延伸过内、外眦及上、下眼眶，即从瞳孔发出的上、下、内、外 4 条线将眼球等分为 4 个区域，再将该 4 个区域各引一条平分线，此时以瞳孔为中心的 8 条线将眼球等分为 8 个区域，该 8 条线称为分区定位线，内上方的平分线为分区定位 1 线，瞳孔正上方的垂线为分区定位 2 线，外上方的平分线为分区定位 3 线，瞳孔至目外眦的水平线为分区定位 4 线，外下方的平分线为分区定位 5 线，瞳孔正下方的垂线为分区定位 6 线，内下方的平分线为分区定位 7 线，瞳孔至目内眦的水平线为分区定位 8 线。

分区时，以分区定位 1 线和 2 线邻近的区域划分为 1 区，以分区定位 2 线和 3 线邻近的区域为 2 区……以此类推，可划分 3～8 区。

定穴时，沿自 1 区至 8 区的方向，划分如下：1 区为肺、大肠，2 区为肾、膀胱，3 区为上焦，4 区为肝、胆，5 区为中焦，6 区为心、小肠，7 区为脾、胃，8 区为下焦。共 13 个穴。

二、眼针技术的操作方法

（一）取穴原则

1. 循经取穴 根据确诊病所属经络选取相应穴位，或同时对症经区取穴。

2. 观眼取穴 观察眼睛经区络脉形态、颜色等变化，哪个经区络脉的变化最明显即取哪一经区穴。

3. 三焦辨证取穴 按上、中、下三焦划分的界限，病在哪里即针所属上、中、下哪个区。如头痛项强、不能举臂、胸痛等均针上焦区；胃痛、胃胀、胁痛等均针中焦区；脐水平以下小腹疼痛、腰臀及下肢病症，以及生殖、泌尿系统疾病等均针下焦区。

4. 脏腑辨证取穴 根据疾病所属脏腑而取所对应脏腑或相表里脏腑经穴。

5. 探穴取穴 根据疾病反应点而取穴。

（二）施术前准备

1. 针具选择 宜用29～33号、0.5～1寸的一次性毫针。所选择的毫针针身应光滑、无锈蚀，针尖应锐利、无倒钩。

2. 部位选择 根据病情选取相应穴区进行操作。

3. 体位选择 选择患者舒适、医者便于操作的治疗体位。

4. 消毒 ①针具消毒：选择高压蒸汽消毒法。临床多选择一次性针具。②部位消毒：用含75%乙醇或0.5%～1%碘伏的棉签或棉球在施术部位消毒。③医者消毒：医者双手可先用肥皂水清洗干净，再用含75%乙醇或0.5%～1%碘伏棉球擦拭。

（三）施术方法

1. 点刺法 在选好的穴位上，一手按住眼睑，患者自然闭眼，在穴区轻轻点刺5～7次，以不出血为度。

2. 眶内直刺法 采用此法时要以押手轻轻推按眼球，针从眼球和眶下缘之间紧贴指甲向眶内直刺，进针0.3寸左右。

3. 眶外平刺法 在距眼眶内边缘2 mm处选好穴区，找准经区界限，快速刺入皮下，沿皮平刺刺入0.5寸左右，可刺入真皮，达到皮下组织中，不可再深。

4. 眶内外合刺法 为增强所选穴区针感，采取眶内、眶外各刺一针的操作方法。

5. 压穴法 在选好的穴区进行点压刺激，以患者感到酸胀为度。可用医师手指或三棱针柄代。

6. 眼区埋针法 在眼区穴埋入皮内针。眼针留针技术要求如下。①静置留针法：留针期间不施行任何针刺手法，让针体留置在穴区内。如未得气，可将针退出 1/3，稍改换方向后再刺入。一般情况下，留针时间宜在 15～30 min。②刮柄刺激法：留针期间，如果局部得气感不明显，则可间歇重复施行刮柄法，以加强刺激。得气以局部酸、麻、胀、重或温热、清凉等感觉为宜，或针感直达病所。一般情况下，在 15～30 min，宜间歇行针 1～2 次，每次 0.5～1 min。③出针：以刺手的拇、示二指捏持针柄，轻轻转动后缓慢出针 1/2，然后慢慢拔出，拔针后即刻用干棉球按压针孔，宜按压 1～3 min，以防出血。

（四）注意事项

（1）多采用眶外横刺法。

（2）不宜施行提插捻转等手法，出针时宜缓慢并防止出血。

（3）留针要因人而异，体弱者留针时间较短，体壮者可适当延长留针时间。难于合作者，不宜留针。

（4）留针要因病而异，病情轻者，可以不留针或短时间留针；病情重者宜久留针。

（5）留针要注意安全，嘱患者不可自行触碰针柄，以免发生意外。

（6）点刺操作时，进针宜浅，手法宜轻、快。

（五）禁忌证

（1）眼区有破损感染者禁用。

（2）精神病、传染病患者禁用。

（3）震颤不止、躁动不安、不能配合者禁用。

（4）病势垂危、气血虚脱已见绝脉者禁用。

（5）孕妇及新产后慎用眼针疗法。

（6）患者精神紧张、大汗后、劳累后或饥饿时慎用。

（7）眼睑肥厚（俗名“肉眼胞”）患者慎用。

三、眼针技术在围手术期的临床应用

眼针技术临床应用广泛，可用于内、外、妇、儿、五官各科病症：①内科病症，如中风、头痛、眩晕、面瘫、失眠、高血压、三叉神经痛、抑郁症、重症肌无力、眼肌麻痹、面肌痉挛、胆囊炎、胃肠炎等；②骨伤科病症，如颈椎病、肩周炎、腰椎间盘突出症、落枕、急性腰扭伤等；③妇科病症，如痛经、月经不调等；④儿科病症，如小儿近视、弱视、腹泻、咳嗽等；⑤五官科病症，如突发性耳聋、近视、眼肌麻痹、弱视等。

（一）用于围手术期脑卒中

1. 针刺

（1）操作方法：眶外横刺肝区、肾区、上焦区、下焦区。风痰阻络者加脾区、肺区，痰热腑实者加脾区、肺区、大肠区，气虚血瘀者加心区、脾区。每日1次，2周为1个疗程。

（2）特别提示：针刺下焦区时，针尖从鼻梁正中线与两眼内眦连线交叉点刺入，分别刺向两眼内眦，刺入0.5寸。眶内外合刺肝胆区、肾区，以患者感到酸胀为度。

2. 埋针

（1）主穴：肝区、上焦、下焦、肾区。

（2）配穴：脾区、大肠、心区。每周1次。根据患者证型每次选择3个主穴加2个配穴，两眼交替使用。

3. 点刺或点穴　肝胆、肾、脾胃、心、上焦。每穴1～2 min，每次10 min左右，以患者酸胀为度。

（二）缓解围手术期焦虑

1. 针刺

（1）操作方法：眶外横刺心区、肾区、上焦、脾区。阴虚火旺者加下焦区，肝郁化火者加肝区，心虚胆怯者加胆区，心脾两虚者加脾区、中焦。每日1次，2周1个疗程。

（2）特别提示：为加强疗效，肝区、心区可采用眶内外双刺法。

2. 埋针

（1）主穴：心区、肾区、脾区、肝区。

（2）配穴：胆区、中焦、下焦。每周1次，根据患者具体分型每次选择3个主穴加2个配穴，两眼交替操作。

3. 点刺或点穴　心区、肾区、脾区、肝区、中焦、下焦。每穴1～2 min，每次10 min左右，以患者酸胀为度。

（三）治疗围手术期胃肠功能紊乱

1. 针刺

操作方法：眶外横刺中焦区、胃区、大肠区。胃气上逆者加肺区、大肠区，肝火犯胃者加肝区、胆区，痰湿困脾者加脾区、肺区。每日 1 次，2 周为 1 个疗程。

2. 埋针

（1）主穴：肺区、脾区、中焦区。

（2）配穴：大肠区、肝区、上焦区。每周 1 次，每次选择 3 个主穴加 2 个配穴，交替使用。

3. 点刺或点穴 选中焦、脾胃、下焦、大肠、肝胆。每穴 1～2 min，每次 10 min 左右，以患者酸胀为度。

（四）治疗围手术期疼痛

1. 针刺

（1）操作方法：眶内外刺肝区、心区。根据疼痛不同部位及性质选取不同穴区：头痛项强、不能举臂、胸痛等针上焦区，胃痛、胀满、胁痛等针中焦区。

（2）特别提示：肺区、肝区、心区可采用眶内外合刺法。

2. 埋针

（1）主穴：肝区、胆区、心区、肾区。

（2）配穴：根据患者疼痛部位选择上焦、中焦、下焦。每次选择 3 个主穴加 2 个配穴，每周更换 1 次，两眼交替使用。

3. 点刺或点穴 选肝区、心区、肺区。双眼可同时操作。

（五）治疗围手术期睡眠障碍

1. 针刺

操作方法：眶外横刺肝区、心区、脾区。心肾不交者选肾区、下焦，痰火扰心者选肺区、中焦，心脾两虚者选中焦。

2. 埋针

（1）主穴：肝区、心区、肾区。

（2）配穴：上焦、中焦、下焦。每次选择 3 个主穴加 2 个配穴，每周更换 1 次，两眼交替操作。

3. 点刺或点穴 选肝区、心区、脾区、肾区、中焦、下焦。双眼可同时操作。

四、眼针技术在围手术期应用的案例分析

（一）眼针治疗围手术期焦虑

患者，女性，33 岁，于术前出现焦虑，入睡困难，易醒，醒后不再入睡，入睡后梦多，伴有胸闷、心慌、心烦、口苦，大便不成形，纳可，未进行系统治疗。舌质紫暗，苔黄，脉沉尺弱。

【中医诊断】不寐（肝火扰心）。

【西医诊断】焦虑。

【取穴】心区、肝区、脾区、中焦区、肾区、下焦区。

【操作方法】采用眶外横刺心区穴、肝区、脾区、中焦区，眶内直刺肾区、下焦，留针 20 min，中间以刮柄法刺激加强针感。起针后点按上述腧穴。针后入睡。如图 2-3-1 所示。

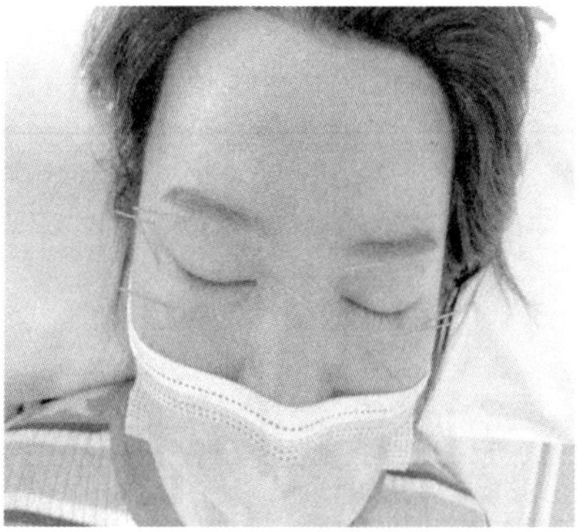

图 2-3-1　眼针治疗焦虑

（二）眼针治疗围手术期头痛

患者，男性，56 岁，于术前出现头痛，胀痛为主，以颠顶及头两侧较剧，伴恶心欲吐，纳少，寐欠安，舌质红，苔黄腻，脉弦濡。

【中医诊断】头痛（肝阳上亢兼痰浊内扰证）。

【西医诊断】头痛。

【取穴】肝区、肾区、上焦区、脾区、中焦区。

【操作方法】采用眶外横刺肝区、肾区、脾区、中焦区，眶内外合刺上焦区，留针 20 min 左右，中间以刮柄法刺激加强针感，针后痛减。起针后头痛止。如图 2-3-2 所示。

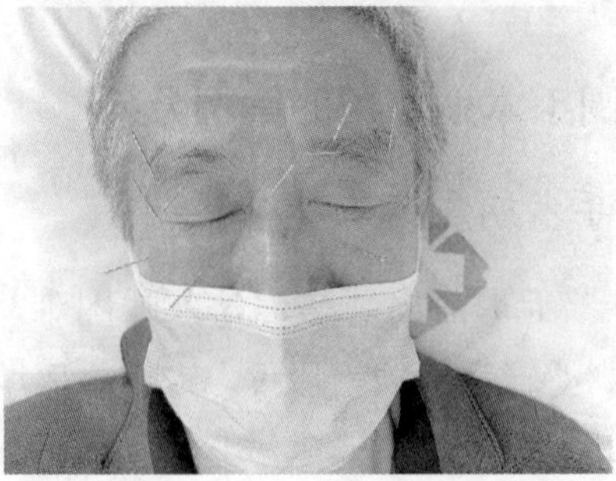

图 2-3-2　眼针治疗围手术期头痛

（邓海霞　申林　余剑波）

参考文献

［1］田维柱．中华眼针［M］．北京：中国中医药出版社，2011.
［2］彭静山．观眼识病艳针疗法［M］．北京：人民军医出版社，2009.
［3］王冰．黄帝内经［M］．北京：中医古籍出版社，2003.
［4］王肯堂．证治准绳［M］．北京：中国中医药出版社，1997.
［5］上海中医学会．经络学说讲义［M］．上海：上海市中医学会，1959.

第四节　手针技术

手部穴位分布广泛，这些穴位是人们在长期的医疗实践中逐渐发现和总结出来的。手的穴位分为经穴、经外奇穴和近年来人们发现的某些以病证命名的感应点、反应区和新针穴位等。手穴针刺与全身其他部位的针刺疗法相同，即用银针或不锈钢制成的细针（毫针）在手部穴位上进行一定的刺激，从而达到治疗疾病的目的。针刺手部经穴可以治疗身体某些部位的疾病最早流传于民间，20 世纪 70 年代我国医务人员在这一启发下，以经络学说为基础，在手部又发现了不少新穴位，此基础上发展形成了手针疗法。该技术是以生物全息理论为基础，即把内部脏腑组织器官缩影投射于手部特定区域，通过刺激相应反应区，达到调整脏腑、治病防病的目的。

一、手针的基本全息象和主要刺激区

（一）基本全息象

手针的基本全息象框架以手象针理论为代表，认为手上有数个不同的人形穴区图，这些穴区图符合生物全息律的特点，临床常用的是纵向排列和横向排列的全息象。

1. 纵向排列的全息象　整个手部形似一个俯卧的人形，中指为头项，示指、环指为上肢，拇指、小指为下肢，第3掌骨为脊柱，其余的身体器官依次排列。人体阳面的组织器官，在方氏手象针里被称为“手伏象”；人体阴面的组织器官称为“手伏脏”。

2. 横向排列的全息象　示指、小指向前伸出，拇指、中指、环指缩起，又可以得到一个“全息人象”的雏形：桡骨小头及第1掌骨为“头项”，示指为“上肢”，小指为“下肢”，掌面及掌背即分别为“躯干的内、外侧”。其外侧称为“横伏象”，亦称“手倒象”；其内侧称为“横伏脏”，亦称“手倒脏”。

（二）主要刺激区

1. 手背侧

（1）踝点：位于拇指掌指关节桡侧赤白肉际。主治踝关节痛、踝关节急性扭伤。

（2）胸点：位于拇指指间关节桡侧赤白肉际。主治胸闷胸痛、呕吐、泄泻、癫痫。

（3）眼点：位于拇指指间关节尺侧赤白肉际。主治目赤肿痛、麦粒肿、电光性眼炎等眼病。

（4）肩点：位于示指掌指关节桡侧赤白肉际处。主治肩部急性扭伤、肩关节周围炎。

（5）前头点（胃肠穴、阑尾炎穴）：位于示指第1指关节桡侧赤白肉际。主治胃肠痛、阑尾炎、膝关节痛、踝趾关节痛、前头痛。

（6）头顶点：位于中指第1关节桡侧赤白肉际。主治神经性头痛、颠顶痛、痛经。

（7）偏头点：位于无名指第1指关节尺侧赤白肉际。主治偏头痛、胸胁痛、肝痛、胆绞痛、肋间神经痛、脾痛、耳痛。

（8）会阴点：位于小指第1指关节桡侧赤白肉际。主治会阴部痛、痛经、带下及肛裂。

（9）后头点（扁桃体穴）：位于小指第 1 指关节尺侧赤白肉际。主治后头痛、扁桃体炎、臂痛、颊痛、呃逆、耳窝痛。

（10）脊柱点：位于小指掌指关节尺侧赤白肉际处。主治急性棘间韧带扭伤、椎间盘脱出、腰痛、尾骨痛、耳鸣、鼻塞。

（11）坐骨神经点：位于第 4、5 掌指关节间，靠近第 4 掌指关节处。主治坐骨神经痛、髋关节及臀部疼痛。

（12）咽喉点：位于第 3、4 掌指关节间，靠近第 3 掌指关节处。主治急性扁桃体炎、咽喉炎、三叉神经痛、牙痛。

（13）颈项点：位于第 2、3 掌指关节间，靠近第 2 掌指关节处。主治落枕、颈项扭伤、颈椎病。

（14）腰腿点：位于手背腕横纹前 1.5 寸、第 2 伸指肌腱桡侧、第 4 伸指肌腱尺侧处。主治腰痛、腰扭伤。

（15）升压点：位于手背腕横纹中点。主治各种原因之血压下降。

（16）呃逆点：位于手背中指第 2 指关节横纹中点。主治呃逆。

（17）退热点：位于手背中指桡侧指蹼处。主治发热、目疾。

（18）腹泻点：位于手背第 3、4 掌指关节间，上 1 寸。主治腹泻。

（19）止痒点：位于腕横纹尺侧缘前 1 寸，赤白肉际处。主治皮肤瘙痒症及过敏性皮肤病。

（20）安眠点：位于手背，合谷穴与三间穴连线的中点处。主治失眠。

2. 手掌侧

（1）胃肠点：位于劳宫穴与大陵穴连线中点处。主治慢性胃炎、溃疡病、消化不良、胆道蛔虫病。

（2）哮喘、咳嗽点：位于手掌示指指掌关节尺侧处。主治支气管炎、哮喘、神经性头痛。

（3）夜尿点：位于掌面小指第 2 指关节横纹中点处。主治夜尿、尿频。

（4）足跟痛点：位于胃肠痛点与大陵穴连线中点处。主治足跟痛。

（5）疟疾点：位于第 1 掌骨与腕关节结合处，大鱼际桡侧缘。主治疟疾。

（6）扁桃体点（鱼际点）：位于掌面第 1 掌骨尺侧中点。主治扁桃体炎、喉炎。

（7）急救点：位于掌面中指尖距指甲缘 2 分许。主治昏迷。

（8）定惊点：位于手掌大、小鱼际交接处。主治高热引起的惊厥。

（9）脾点：位于掌面拇指指关节横纹中点。主治脾胃病、肿病。

（10）小肠点：位于掌面示指第 1、2 节指骨间横纹中点。主治小肠病。

（11）大肠点：位于掌面示指第 2、3 节指骨间横纹中点。主治大肠病。

（12）三焦点：位于掌面中指第 1、2 节指骨间横纹中点。主治胸、腹、盆腔疾病。

（13）心点：位于掌面中指第 2、3 节指骨间横纹中点。主治心血管系统疾病。

（14）肝点：位于掌面无名指第 1、2 指骨间横纹中点。主治肝胆疾病。

（15）肺点：位于掌面小指第 1、2 指骨间横纹中点。主治呼吸系统疾病。

（16）命门点：位于掌面小指第 1、2 指骨间横纹中点。主治生殖系统疾病。

（17）肾点：位置及主治同夜尿点。

（18）哮喘新穴：位于掌面第 4、5 掌指关节间。主治哮喘。

（19）呕吐点：位于手掌面，腕横纹正中直下 0.5 寸处（同身寸），左右共 2 穴。

（20）下腹点：位于掌面第 2 掌骨桡侧距近心端 1/6 处。

二、手针取穴和配穴

（一）取穴方法

1. 按部取穴　即按疾病所在部位或脏器取相应的手穴。如眼病取眼点、肩痛取肩点、腰扭伤取腰腿点等。

2. 对应取穴　针对某些症状选取相应的手穴，如咳嗽、哮喘选咳喘点，小儿夜尿选夜尿点等。

3. 据中医理论取穴　即依据传统的脏腑经络学说选穴，如失眠取心点，因心主神明；泌尿和生殖系统疾病取足跟点等。

4. 综合取穴　即将多种取穴法所选之穴结合运用。如皮肤瘙痒症，可按症状取止痒点；按中医理论“肺主皮毛”取肺点，组合成方。

一般而言，手针技术取穴配方宜精，选用 1～3 穴为宜。一般交叉取穴，即左侧有病，取右侧穴位；右侧有病，取左侧穴位；两侧有病或内脏病可取两侧穴位。

（二）配穴方法

1. 象穴区之间的相互配用法　凡是“象”侧穴区，皆主治人体伸侧部位疾病。如腰扭伤疼痛，则取其“象”区代表部位，效果不佳时，可同时配用背面其他腰部代表点或区域治疗。

2. 脏穴区之间的相互配用法　凡是掌面的“脏”区，皆有主治人体屈侧部位疾病作用。如心绞痛患者，针刺其“脏”区心点后仍不能完全控制疼痛时，可配合其他“脏”区同“心”点。

3. 脏穴区与象穴区相互配用法　手“脏”穴区与手“象”穴区间相互配合。

三、手针技术的基本操作方法

（一）操作方法

1. 进针法

（1）一般进针法：令患者手呈自然弯曲位，术者手持毫针，针尖紧靠骨膜外面而垂直于掌面，直刺入穴位，以不刺入骨膜为准，深度以 2～5 mm 为宜。此法适用于多数手穴。

（2）特殊进针法：此法据穴位不同而有所差别。腰腿点针刺时，要求患者略握拳，腕关节呈背屈位。针身应与皮肤表面成 45°，针尖略向掌心，从伸指肌腱与掌骨之间刺入，深约 10 mm。另如针刺坐骨神经点，先直刺，深约 5 mm，以刺至骨膜为度（针尖有明显抵触，患者自觉针感强烈），得气后，留针 1～3 s，再提针斜刺向上刺至骨膜。

2. 行针法　一般采用小幅度捻转之法。如治疗疼痛性病证时，则须用较大幅度捻转结合提插的强刺激手法，持续运针 2～3 min，并嘱患者尽量活动病痛处或做局部按摩；痛止后，尚需继续行针 1～3 min。

3. 留针时间　手针技术的留针时间为 5～15 min，疼痛性疾患可适当延长留针时间。有些疾病则可采取间断留针法，如以睡眠点治失眠时，可先直刺 15 mm，捻转 2 min，留针 2 min，再捻转 2 min 后留针。

4. 疗程　手针技术治疗急性病可每日 1～2 次，不计疗程；慢性病每日或隔日 1 次，10 次为 1 个疗程。

（二）禁忌证

（1）局部皮肤破溃、感染者禁用。

（2）精神紧张、疲劳、虚弱者禁用。

（3）血液病有出血倾向者禁用。

（4）孕妇禁用。

（三）注意事项

（1）手针疗法针感较体针为强，治疗前宜向患者充分解释，以避免发生晕针。

（2）针刺手穴，特别是沿骨膜斜刺时易损伤骨膜，故毫针宜刺入肌腱与骨膜之间，应注意手法轻柔，以防造成损伤。

（3）应注意严格消毒，防止发生感染。

（4）手部血管较为丰富，针刺时手法宜轻柔、稳顺，避免刺伤掌中动、静脉网，以防引起手掌部血肿。

四、手针技术在围手术期的临床应用

（一）治疗呃逆

1. 取穴　取呃逆点，屈指取之。

2. 操作　患者伸出手指（男左女右），局部常规消毒后，用直径 0.35 mm、长 15～25 mm 的毫针对准呃逆点快速进针 0.1 寸左右，捻转强刺激 1～2 min，嘱患者做吞咽动作并观察。如呃逆未止再针对侧手穴位，强刺激 1～2 min，后留针 5～10 min 并观察。

（二）治疗尿潴留

1. 取穴　左肾点或右肾点透输尿管点、膀胱点，膀胱点透尿道点。

2. 操作　患者采取卧位或坐位，局部常规消毒后，采用直径 0.35 mm、长 15～25 mm 的毫针快速沿皮斜刺，因针刺手穴很痛，即使患者高呼疼痛，不必出针，待患者欲排尿时，可带针赶紧排尿后，再出针，用棉球按压针孔处，即操作完毕。

（三）缓解术后疼痛

1. 取穴　下腹穴。

2. 操作　患者平卧或半卧，全身放松，局部常规消毒后，用直径 0.35 mm、长 15～25 mm 的毫针对准下腹穴快速进针，捻转强刺激，以患者感到酸、麻、重、胀为宜，后留针 5～10 min 观察。可配合非创伤性手穴疗法，医者用拇指指端施力按压穴位，连续做小圆周运动，也可左右拨动，缓慢揉按，左右两手交替进行，按压力量以患者感到酸、麻、重、胀为宜。对压痛敏感者，手法宜轻，指压时间不宜过长，以免造成皮肤损伤，操作时间每次 3～4 min，为巩固疗效，在治疗后 30 min 和临睡前再各行指压 1 次，连续 3 天。

（四）麻醉镇痛

1. 取穴　合谷。

2. 操作　患者平卧或半卧，全身放松，局部常规消毒后，用直径 0.35 mm、长 15～25 mm 的毫针对准合谷快速进针，行平补平泻的操作（提插捻转），持续 30～50 min。

（五）治疗抑郁症

1. 取穴 内关、支沟、合谷、劳宫、太白、涌泉。

2. 操作 患者平卧或半卧，全身放松，局部常规消毒后，用直径 0.35 mm、长 15～25 mm 的毫针采用内关透支沟，合谷透劳宫，太白透涌泉，留针 30 min。

（六）治疗高血压

1. 取穴 降压点。

2. 操作 患者平卧或半卧，全身放松，局部常规消毒后，用直径 0.35 mm、长 15～25 mm 的毫针直刺降压点 5 分许，留针 15 min。

（七）治疗低血压

1. 取穴 升压点。

2. 操作 患者平卧或半卧，全身放松，局部常规消毒后，用直径 0.35 mm、长 15～25 mm 的毫针直刺 5 分许，留针 5 min。

（八）治疗慢性阻塞性肺疾病

1. 取穴 肺点、脾点、肾点、咳嗽点、咽喉点。

2. 操作 患者平卧或半卧，全身放松，局部常规消毒后，用直径 0.35 mm、长 15～25 mm 的毫针平刺进针，进针 1 寸，捻转行针得气，得气后施行补泻手法，针感以局部酸麻胀传达指尖为佳。每隔 10 min 施行 1 次补泻手法，留针 30 min。

（九）治疗恶心呕吐

1. 取穴 呕吐点。

2. 操作 患者平卧或半卧，全身放松，局部常规消毒后，用直径 0.35 mm、长 15～25 mm 的毫针斜刺，针体与皮肤表面成 15°～30° 角，针尖刺向中指端，即透向手针疗法穴位胃肠点，大幅度捻转强刺激，留针 10 min 左右，小儿可不留针。呕吐轻者刺一侧，重者刺两侧。该法适用于各种原因引起的呕吐。

五、手针技术在围手术期应用的案例分析

（一）手针治疗呃逆

患者，男性，31 岁，1 周前因饮食过急，食中出现呃逆，当时自采用屏气、吞咽法无效，后压舌催吐，就诊其他医院行体针内关、膈俞穴等治疗，无效，仍

频发不止，影响饮食、睡眠，前来就诊。诊断为胃气不和、气逆动膈而成。取手针右侧呃逆点，直刺 0.1 寸，捻转强刺激 1 min 左右患者呃逆即止，留针观察 5 min 未发作而出针。8 天后电话随访未再复发。

（二）手针治疗尿潴留

患者，男性，75 岁，农民。曾由于脑血栓而半身不遂，用彭静山先生的眼针疗法治之奏效，但因无法自行排尿，已插导尿管 20 余天，患者因感觉难受，多次将导尿管拔掉，即使由尿潴留导致腹胀难受，也不让再插导尿管。诊见：舌暗红，边有瘀点，苔黄腻，脉弦数。证属瘀阻络脉，膀胱气化失常，水道不通。治当利气行水，通滞化瘀。采用左肾点或右肾点透输尿管点、膀胱点，膀胱点透尿道点治疗，患者当即急呼要小便，赶紧接上尿盆，顺畅自行排尿后，出针。随访半年，尿潴留未再复发。

（三）手针治疗术后疼痛

患者，女性，32 岁。以痔疮、裂疮收入院，并行混合痔外剥内扎术及肛门括约肌松解术，术后患者拒用止痛药物镇痛，查第 2 掌骨关节下腹点有明显压痛，即针刺下腹点配合行双侧交替指压 4 min 后症状缓解，30 min 后加强指压 1 次，疼痛基本消失。术后第 3 天，因便结难下，便后肛痛加剧，继续针刺下腹点配合行指压后疼痛减轻，当日指压 2 次，连续 2 日，并配以润肠通便药物，痊愈出院。

（四）手针治疗高血压

患者，男性，51 岁，退休工人。患高血压已有数年，诊时血压 190/130 mmHg；用针刺与中药结合治疗，取降压点，针刺降压点 5 分许，留针 15 min，针后测量血压 160/105 mmHg，收缩压和舒张压下降均明显，经治月余恢复健康。

（五）手针治疗低血压

患者，女性，学生。患者高热，头晕不能起床，动即晕极欲倒，恶心呕吐，血压 90/55 mmHg，准备去医院住院治疗，然不能起床行走，先给予手针治疗，待能行动后再去医院。直刺升压点，5 分许，留针 5 min，遂能起床，头已不晕，不恶心呕吐，出针后在同学的陪同下步行至医院。

（姜丽　井郁陌　余剑波）

参考文献

[1] 陈杰，牛松青，王伟，等. 手针疗法的进展[J]. 吉林医药学院学报，2010，31(3)：161-164.

[2] 贾叶娟. 基于数据挖掘的手针疗法临床应用病种规律和特点[D]. 河北中医学院，2019.

[3] 王福春，高颖. 中国手针疗法[M]. 北京：科学技术文献出版社，2005.

[4] 苗广宇，彭东. 手针疗法临床应用[M]. 北京：人民军医出版社，2011.

[5] 陈学保，魏鹏，彭东，等. 手部疗法的临床实践[J]. 吉林医药学院学报，2012，33(6)：411-414.

第五节　腕踝针技术

腕踝针法是在手腕或足踝部的相应进针点，用毫针进行皮下针刺以治疗疾病的方法，是第二军医大学张心曙教授在传统中医实践中发明的新的针刺疗法。张心曙教授在电刺激疗法基础上，受耳针和体针的启发，通过实践、认识、再实践、再认识，逐步摸索规律并开发出腕踝针技术。

一、腕踝针技术的治疗原理

腕踝针疗法以针灸理论为基础，遵循传统针刺疏通经络、调理气血的作用机制，用于治疗全身各部位常见疾病，尤其对疼痛类疾病具有显著镇痛优势。该疗法将病证归纳于人体两侧的6个纵区，在腕踝部各设6个进针点，以横膈为界按区选点，采用皮下平刺手法，要求不引发酸、麻、胀、重、痛等针感。根据经络学说，在腕部有3条阴经和3条阳经循行。通过结合四肢与躯干的阴阳对应关系进行探索，研究者发现特定刺激点与身体对应部位存在治疗关联。临床研究表明，腕踝针的针刺作用面积较传统针刺更大，平刺手法不仅不会引发不适感，且疗效同样显著。后续研究进一步证实，当针刺入皮下相关部位越表浅时，症状消除也越彻底。腕踝针疗法将人体划分为6个纵区并设置12个进针点，其分区依据源自中医三阴三阳理论，既与经络分布相对应，又与皮部理论密切相关。根据《素问·皮部论篇》所述，十二皮部作为十二经脉之气在体表的反应区域，与五脏六腑、经络系统、营卫气血存在密切联系。腕踝针的12个刺激点均位于腕踝关节附近，其分区与十二皮部理论一致。通过浅刺这些特定皮部区域，可有效调节相应经脉之气，实现祛邪扶正、治疗对应脏腑疾患的治疗目标。

二、腕踝针技术的刺激部位

（一）头、颈和躯干的分区

以人体前后正中线为界，前方称前中线，后方称后中线。前后正中线将身体分为左右两侧，每侧自前向后可划分为6个纵行带状区域。

1区：沿前正中线两侧，包括额部、眼、鼻、舌、咽喉、气管、食管、心脏，以及上、中、下腹部和会阴部。

2区：身体前面的两旁，包括颞部、面颊、后牙、下颌部、甲状腺、乳部、肺、肝胆（右）和侧腹部。

3区：身体前面的外缘，包括沿耳郭前缘和腋前的狭小垂直区域。

4区：身体前后面交界处，包括头项、耳及从腋窝顶垂直向下的区域，肩部的斜方肌缘，胸腹部的腋窝顶至髂前上棘的垂直区域。

5区：身体后面的两旁，与前面的2区相对，包括头、颈的后外侧部，肩胛区向下的区域。

6区：沿后中线两侧的区域，与前面的1区相对，包括后头部、枕颈部、脊柱与椎旁、骶尾部、肛门等。

（二）四肢的分区

以臂干线（上肢与躯干分界）和股干线（下肢与躯干分界）为四肢分区依据。当上下肢处于内面向前的外旋体位时，即四肢阴阳面与躯干阴阳面方向一致并互相靠拢，此时肢体靠拢处出现的间隙即分界线：前侧分界线相当于前中线，后侧分界线相当于后中线，划分与躯干相仿。

（三）腕踝针的进针点

1. 腕部进针点　腕部进针点共6个，约在腕横纹上2寸（相当于内关、外关穴）环绕一圈处。从掌面尺侧起直到桡侧，再从背面桡侧起到尺侧，依次为上1、上2、上3、上4、上5、上6（图2-5-1、图2-5-2）。每一点治疗同一区的病证。

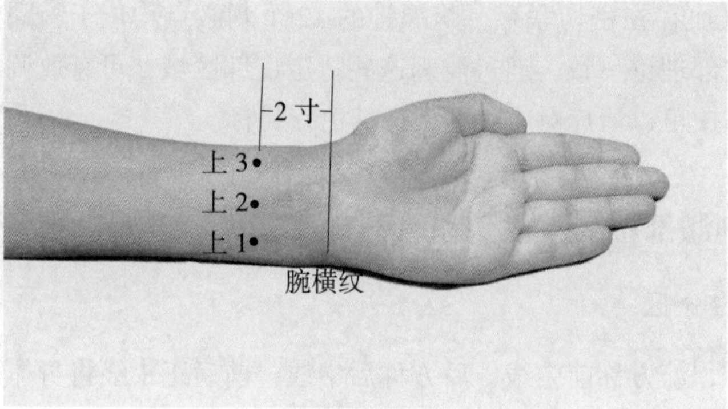

上 1：在小指尺骨缘前方与尺侧腕屈肌之间凹陷处。

上 2：在腕掌面的中央，掌长肌腱与桡侧腕屈肌腱之间，即内关穴部位。

上 3：在桡动脉的外侧。

图 2-5-1　腕部上 1、上 2、上 3 区

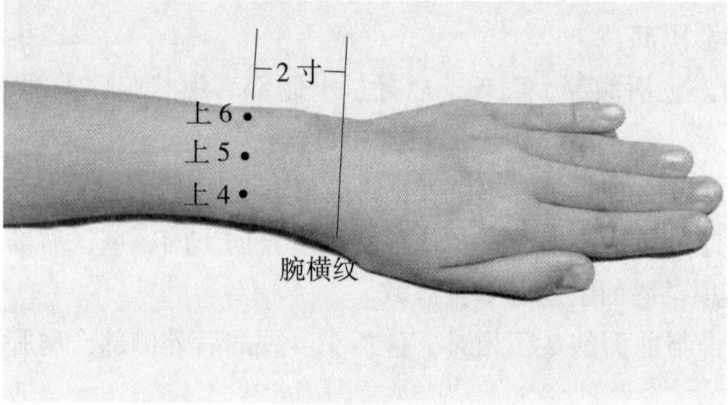

上 4：手心向内，在拇指侧的桡骨缘上。

上 5：在腕背面的中央，即外关穴的部位。

上 6：在小指侧尺骨缘背。

图 2-5-2　腕部上 4、上 5、上 6 区

2. 踝部进针点　踝部进针点共 6 个，约在内、外踝高点上 3 寸（相当于悬钟、三阴交穴）环绕一圈处。从跟腱内侧起向前转至外侧，再从外侧向后面至跟腱内侧，依次为下 1、下 2、下 3、下 4、下 5、下 6（图 2-5-3、图 2-5-4）。

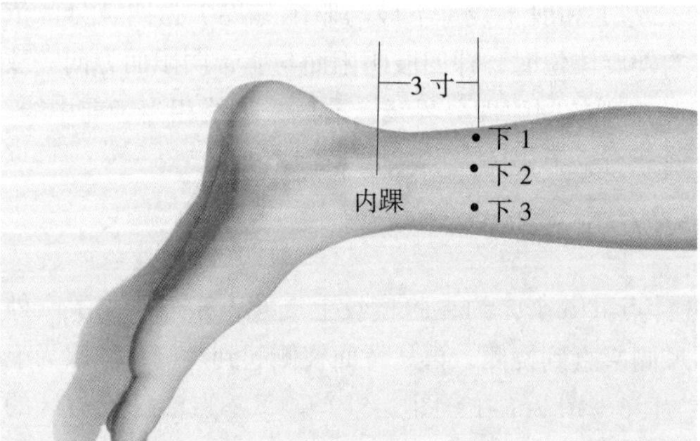

下 1：靠跟腱内缘。

下 2：在内侧面中央，靠胫骨后缘。

下 3：在胫骨前缘向内 1 横指处。

图 2-5-3　踝部下 1、下 2、下 3 区

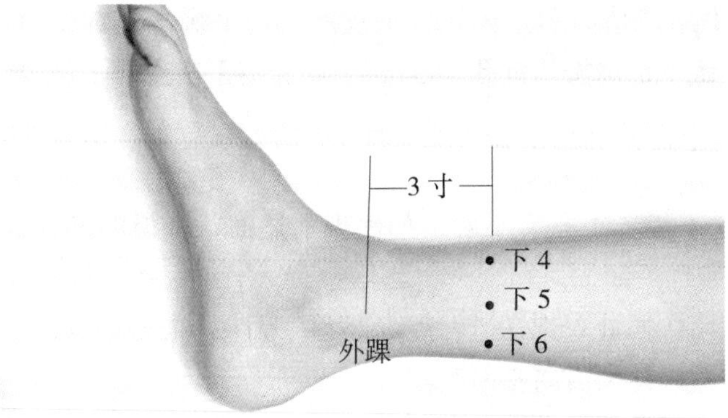

下 4：在胫骨前缘与腓骨前缘的中点。
下 5：在外侧面中央，靠腓骨后缘。
下 6：靠跟腱外缘。

图 2-5-4　踝部下 4、下 5、下 6 区

三、腕踝针技术的操作方法

（一）针刺方法

通常采用普通针灸针（如 1.5 寸不锈钢毫针），患者体位不限，但针刺踝部时最好取卧位，针刺部位肌肉尽量放松，以免针刺时针体方向发生偏斜。

1. 进针　常规消毒后，医师以一手固定进针点上方皮肤，用拇指与示指绷紧局部皮肤；另一手持针（拇指在下，示指与中指在上夹持针柄），使针体与皮肤成 30° 快速刺入皮下。随后，调整针体沿肢体纵轴方向于真皮下层水平行进，以针下松软感为适宜深度。若患者出现酸、麻、胀、痛、沉等针感，提示针体已深入筋膜下层，需退针至浅表部位。进针初期可能出现短暂刺痛，待针体完全进入皮下后痛感应即刻消失。为确保针体位于皮下，针尖刺入皮肤后松开持针手指，此时针体应自然平贴于皮肤表面。

2. 针刺方向　针刺方向遵循“朝向病端”原则：病证在指（趾）端时，针尖向下；位于头、胸、腰、膝时，针尖向上。若遇以下情况需沿纵轴调整进针点位置（离点不离线原则）：①进针路径存在较粗皮下血管；②进针点出现显著刺痛；③需向指（趾）端方向刺入时。调整时仅沿纵线平移进针点，严禁横向偏移，取点方法保持不变。针刺深度以露出针身 2 mm 为宜，进针后沿皮下纵线平刺；但针刺腕部上 1、上 6 区，或踝部下 1、下 6 区穴位时，针体需与腕或踝关节边缘平行。

3. 留针时间　常规留针 30 min。疼痛性疾病或慢性病可延长至 1 h，特殊病例可留针数小时。除特殊病例外，通常无须过度延长留针时间，以避免长期多次留针导致皮下瘢痕形成而影响疗效。

4. 出针 出针时，左手用拇指与示指固定针周皮肤，右手缓慢提针退出。针体完全取出后，立即以无菌干棉球按压针孔 3~5 min，防止皮下出血。

（二）注意事项

（1）腕踝针法进针一般不痛、不胀、不麻，如出现上述症状，说明进针过深，需调至不痛不胀等为宜。

（2）把握准确的针刺方向。病证表现在进针点上部者，针尖需向心而刺；反之，病证表现在进针点下部者，针尖需离心而刺。

（3）进针点位置有时要根据针刺局部情况及针刺方向进行调整。若进针路径皮下有较粗静脉、瘢痕、伤口，或针柄下端有骨粗隆不便针刺，而针刺方向要朝向离心端等情况时，进针点位置要朝向心端适当移位，但点的定位方法不变，要处于区的中央。

（4）有几种症状同时存在时，要分析症状的主次，如症状中有痛的感觉，首先按痛所在区选点。

（5）如出现晕针、滞针、血肿等现象，按毫针刺法中异常情况的处理方法进行处理。

四、腕踝针技术在围手术期的临床应用

腕踝针适用于临床各科的部分病证。腕踝针的特点如下。①简单方便：进针点少，较易掌握，操作方法简单，甚至患者自己可以给自己扎针；②安全无痛：针刺部位位于腕踝部皮下，没有重要的器官，不会损伤大的血管和神经，也很少出现晕针现象；③适用范围广：对以痛为主的一些病证，如血管性头痛、牙痛、关节痛、神经痛、痛经、外科手术及手术后伤口痛等，疗效显著，见效迅速，对鼻塞、流口水、哮喘、皮肤瘙痒症、冻疮等疗效较好，对高血压、中风偏瘫、失眠等也有一定效果。

截至 2022 年 9 月，在中国知网检索腕踝针相关文章 789 篇，其中围手术期应用 258 篇，腕踝针针刺治疗可用于术前、术中和术后。李燕、周娜等研究发现，腕踝针对甲状腺结节射频消融手术具有明显的镇痛作用，腕踝针针刺还可调节自主神经，达到预防恶心呕吐的目的。杨丽、卢志霞等研究发现，腕踝针用于老年患者无痛支气管镜可减少丙泊酚的用量，稳定血压和心率，降低低氧血症和呛咳的发生率。董亚静、何涛等的研究指出，腕踝针在丙泊酚无痛胃肠镜检查中，可有效减少丙泊酚用量，降低不良反应，缩短恢复时间，使苏醒时间、腹痛腹胀率明显降低。徐哲、刘晓光等的研究发现，腕踝针可以预防麻醉诱导期插管

后高血压，稳定循环。杨进子、朱群芳等研究发现，腕踝针联合耳穴压豆治疗股骨粗隆间骨折的效果显著，能够缩短住院时间，促进骨折愈合，缓解疼痛，提升髋关节功能。曾巧、黄莉等研究发现，腕踝针配合维生素 B_{12} 穴位注射联合治疗腰椎间盘突出症内镜术后下肢麻木和疼痛的临床疗效显著。章三娇、熊春梅等研究指出，腕踝针疗法可提升围手术期置三腔气囊导尿管患者舒适度，减少不良情绪滋生，改善睡眠质量，且安全性高。还有腕踝针应用于腹腔镜手术、剖宫产术、骨科、妇科等多种手术的围手术期镇痛的研究。

五、腕踝针技术在围手术期应用的案例分析

（一）腕踝针在清醒开颅中的应用

患者，女性，41 岁，身高 155 cm，体重 43 kg，因左侧颞叶巨大肿瘤需行开颅切除术。因肿瘤较大且位于功能区，外科医师建议清醒开颅。患者因面部恶性肿瘤曾行多次手术导致张口受限，张口度仅为 1.5 指宽，头后仰受限，马氏分级 4 级，甲颏间距 5 cm，为可预料的困难气道。因此我们选择了全程清醒开颅，选用腕踝针针刺和头皮神经阻滞来镇痛。

【选穴原则】①上病选上，下病选下，上下同选。因头颅的体表区域属于上部，根据疾病的症状和体征所在的上下两段不同的身体分区，选择腕部进针点。②左病选左，右病选右，左右同选。以前后中线为界，选病变所在同侧的进针点；若症状和体征位于中线附近，则两侧同选。因患者属于左侧颞部巨大肿瘤且需上头钉，因此选择双侧腕部进针点。

【选穴方法】根据患者颞部巨大肿瘤，头皮神经纤维交叉分布，需完善镇痛，且患者术中可能发生恶心、呕吐等影响术中操作，因此选择腕部上 1、上 2、上 4、上 5、上 6 区进针。

【操作方法】患者取仰卧位，局部以 75% 乙醇消毒后，采用 25 mm 毫针，选取双上 1、上 2、上 4、上 5、上 6 区为进针点，针刺方向从远心端向近心端，与皮肤成 30° 刺入皮下后平行进针，针尖刺过表皮后循着肢体纵轴沿真皮下缓慢推进，以局部无酸、麻、痛、胀感为佳。针刺完毕以白色胶布固定，留针 30 min 开始手术，手术结束拔除腕踝针。

按：头皮神经阻滞可以阻断皮肤切割引起的疼痛，但不能阻断颅内神经。在手术中当外科医师切开硬脑膜时，与患者交流时并没有抱怨不适，生命体征稳定。整个手术过程患者视觉模拟评分法（visual analogue scale, VAS）评分小于 3 分，且无恶心、呕吐等不良反应。分析腕踝针针刺的镇痛作用可能是通过神经系统来完成的，接近皮下的真皮层有丰富的神经纤维网，分布着感觉神经末梢和自

主神经纤维，针刺刺激了这些神经末梢，并通过神经调节了血管和肌肉的功能。根据其下针即起效，拔针后易复发，留针可提高和延长疗效的情况看，也不能排除与体液因素产生镇痛物质和抗炎物质有关。

（二）腕踝针在肠梗阻急诊剖腹探查术中的应用

患者，男性，87 岁，身高 167 cm，体重 60 kg，主因肠梗阻行急诊剖腹探查术。患者既往高血压 30 年，心肌梗死后行冠状动脉搭桥术，膀胱造瘘术后，腹主动脉瘤（5.87 cm × 5.19 cm）。入室后开通液路，常规监测生命体征，入室血压 180/90 mmHg，心率 92 次 / 分，血氧 98%。患者半卧位，无法平躺。采用有创动脉血压监测，局部麻醉下右颈内静脉置管，超声引导下采用 0.375% 罗哌卡因 20 ml 行双侧腹横筋膜神经阻滞。准备完毕后，以依托咪酯 5 mg 缓慢静脉推注，右美托咪定 0.3 μg/（kg · h）微量泵注。

【选穴原则】同病例（一）。

【选穴方法】主因肠梗阻行急诊剖腹探查术。目前患有低位肠梗阻，术中可能发生恶心、呕吐等影响术中操作，因此选择双侧腕部上 1、上 2 区，双侧踝部下 1、下 2 区进针。如图 2–5–5、图 2–5–6 所示。

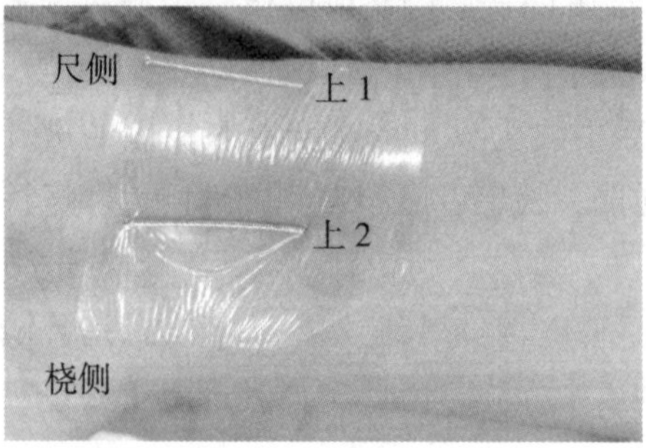

上 1 区：约在腕横纹上 2 横指，位于小指尺骨缘与尺侧腕屈肌之间凹陷处。

上 2 区：约在腕横纹上 2 横指，位于腕掌面中央，掌长肌腱与桡侧腕屈肌腱之间。

图 2–5–5　腕部上 1、上 2 区

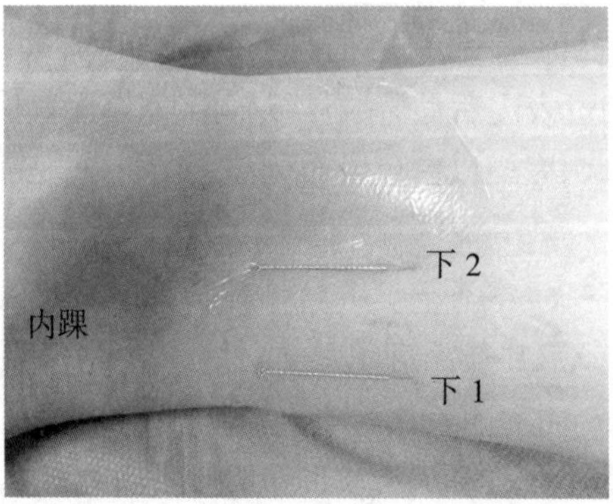

下 1 区：约在内、外踝高点上 3 横指，位于靠跟腱内缘。

下 2：约在内、外踝高点上 3 横指，位于内侧面中央，靠胫骨后缘。

图 2–5–6　踝部下 1、下 2 区

【操作方法】患者取仰卧位，局部以 75% 乙醇消毒后，采用 25 mm 毫针，选取双侧上 1、上 2 区和双侧下 1、下 2 区为进针点，针刺方向为远心端向近心端，与皮肤成 30° 刺入皮下后平行进针，针尖刺过皮肤后循着肢体纵轴沿真皮下缓慢推进，以局部无酸、麻、痛、胀感为佳。针刺完毕以透明胶布固定，留针 30 min 开始手术，手术结束拔除腕踝针。

【术中情况】患者入睡后即紧闭面罩吸氧，保留自主呼吸。右侧小切口入腹。患者无不适，肌松良好。术中血压维持在（145～170）/（70～90）mmHg，心率 80 次 / 分左右。血氧 100%，手术顺利，手术时间约 60 min，出血量少。整个手术过程患者 VAS 评分小于 3 分，且无恶心、呕吐等不良反应。术毕患者清醒睁眼，意识清楚，可应答。术毕安返病房。

（三）腕踝针在结肠癌患者右半结肠切除术中应用

患者，男性，77 岁，诊断为结肠癌，拟行右半结肠切除术。乙肝病史 10 年，贫血 3 年，贲门内镜下黏膜剥离术术后 9 个月，低白蛋白血症。白蛋白 31.4 g/L，血红蛋白 90 g/L，红细胞压积 28%，轻度肺动脉高压，肝功能正常。患者入室后开通液路，常规监测生命体征，入室血压 155/85 mmHg，心率 85 次 / 分，血氧 95%。给予动脉压监测，颈内静脉置管，超声引导下用 0.375% 罗哌卡因 20 ml 行双侧腹横筋膜神经阻滞。

【选穴原则】同病例（一）。

【选穴方法】主因结肠癌行右半结肠切除术。为防止术中可能发生恶心、呕吐等影响操作，因此选择双侧腕部上 1、上 2 区和右侧踝部下 1、下 2 区进针。

【操作方法】同病例（二）。

【术中情况】静脉泵注右美托咪定 0.3 μg/（kg・h），患者入睡后即紧闭面罩吸氧，保留自主呼吸。手术开始，进入腹腔时，患者无不适，肌松良好。术中血压维持在（145～170）/（70～90）mmHg，心率 80 次 / 分左右。血氧 100%，手术顺利，手术时间约 180 min，出血量少，整个手术过程患者 VAS 评分小于 3 分，且无恶心、呕吐等不良反应。术毕前 30 min 停右美托咪定，意识清楚，可应答。于麻醉恢复室观察平稳后，安返病房。

（郝巍　李燕　卢志霞　张圆　余剑波）

参考文献

［1］李燕，周娜，刘凤飞，等. 腕踝针对甲状腺结节射频消融术后恶心呕吐的影响：随机对照试验［J］. 世界针灸杂志（英文版），2020，30（3）：183-187.

[2] 卢志霞，杨丽，刘敏肖，等．腕踝针减少老年患者无痛支气管镜检查丙泊酚应用剂量随机对照研究［J］．中国中西医结合杂志，2022，42（3）：317–321.

[3] 杨丽，卢志霞，刘敏肖，等．腕踝针对高龄无痛气管镜检查患者丙泊酚用量的影响：随机对照研究［J］．世界针灸杂志（英文版），2021，31（4）：281–284.

[4] 杨进子，朱群芳，张丽霞，等．腕踝针联合耳穴压豆治疗股骨粗隆间骨折的效果［J］．内蒙古中医药，2022，41（2）：116–117.

[5] 曾巧，黄莉，龙媛，等．维生素 B_{12} 穴位注射联合腕踝针治疗腰椎间盘突出症内镜术后下肢麻木和疼痛的疗效观察［J］．中国中医急症，2022，31（7）：1232–1235.

第六节　皮内针技术

一、皮内针技术的常用器具

皮内针是用于皮内埋藏的针具，有颗粒型和揿钉型两种。颗粒型皮内针也称麦粒型皮内针，针长 5～9 mm，常用针身直径为 0.22 mm、0.26 mm、0.28 mm，针柄形似麦粒或呈环形，针与针柄在同一平面，常应用于身体大部分皮肤平坦、屈伸度不大的部位，如头、颈、背部及四肢均可埋针。揿钉型皮内针又称图钉型皮内针，针柄呈圆形，针身与针柄垂直。临床以针身长度为 2 mm 和针身直径 0.28 mm 者最常用。多用于面部及耳穴等需垂直浅刺的部位，也可用于皮肤屈伸度较大的部位。如图 2–6–1 所示。

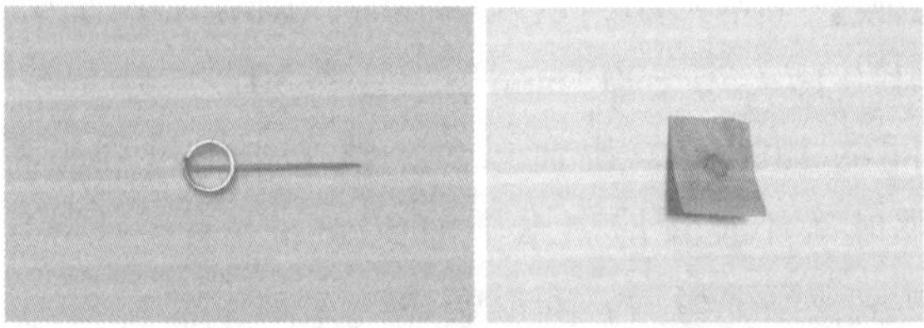

图 2–6–1　颗粒型皮内针（左）和揿钉型皮内针（右）

二、皮内针技术的操作方法

（一）基本操作

1. 体位　根据所选腧穴的部位确定恰当的体位，以患者舒适、医者操作方便为标准。常用坐位、俯坐位、仰卧位和侧卧位 4 种体位。

2. 进针　医者消毒双手并戴无菌手套，使用 75% 乙醇或 1%～2% 碘伏消毒施术部位。颗粒型皮内针进针时，一手将腧穴部皮肤向两侧舒张，另一手持镊子夹持针尾平刺入腧穴皮内。揿钉型皮内针进针时，一手固定腧穴部皮肤，另一手持镊子夹持针尾直刺入腧穴皮内。如图 2–6–2 所示。

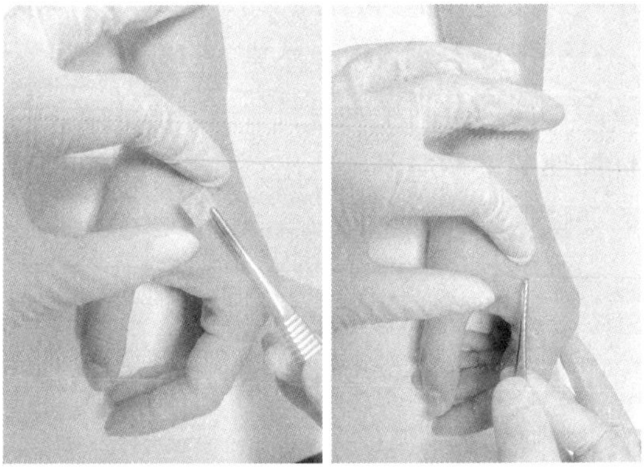

图 2–6–2　进针过程

3. 固定　颗粒型皮内针可先在针尾下垫一橡皮膏，然后用脱敏胶布从针尾沿针身向刺入的方向覆盖、粘贴固定。揿钉型皮内针可用脱敏胶布覆盖针尾、粘贴固定。

4. 补泻手法　此手法在针灸临床中很受重视，在临床操作中由医者自行运用。目前皮内针的相关文献中关于“补泻手法”的叙述较少。有文献提出，顺着经脉循行的方向针刺，拇指向前单方向捻转 2～3 圈，快速将针推进，力进针不进，以推进经气的运行，反复施术 9 次为一度，此为补法。逆着经脉循行方向针刺，适当应用抽提手法，示指向前单方向捻转 2～3 圈，快速抽提针柄，力退针不退，以通经祛邪，反复施术 6 次为一度，此为泻法。也有文献提出，用拇指按压针刺穴位，轻柔、顺时针为补；逆时针为泻。

5. 留针　留针是保证皮内针疗法临床疗效的一个必要手段。留针时间长短遵循急性病时间短、慢性病时间长、天热时间短、天凉时间长的规律。时间短者在 2 天内，长者在 5 天内，急性疼痛性疾病疼痛缓解后就起针。具体而言，留针时间应由医师根据疾病和环境等因素，在确保临床有效、安全的基础上进行把握，一般多集中在 1～7 天。留针期间可每日按压胶布 3～4 次，每次约 1 min，以患者耐受为度，两次间隔约 4 h。患者也可每天自行按压数次，以增强刺激量。

6. 出针　一手固定埋针部位两侧皮肤，另一手取下胶布，然后持镊子夹持针尾，将针取出。

7. 施术后处理　应用消毒干棉签按压针孔，局部常规消毒。

（二）注意事项

（1）初次接受治疗的患者，应首先消除其紧张情绪。

（2）老人、儿童、孕妇、体弱者宜选取卧位。

（3）埋针部位持续疼痛时，应调整针的深度、方向，调整后仍疼痛应出针。

（4）埋针宜选用较易固定和不妨碍肢体运动的穴位。

（5）埋针期间，针处不要着水，以免感染。

（6）热天出汗较多，埋针时间不宜过长。

（7）若发现埋针局部感染，应将针取出，并对症处理。

（8）关节及颜面处慎用。

（三）禁忌证

（1）局部红肿、皮损及皮肤病患者禁用。

（2）紫癜和瘢痕部禁用。

（3）体表大血管处禁用。

（4）孕妇下腹、腰骶部禁用。

（5）皮肤过敏患者及出血性疾病患者禁用。

（6）溃疡、炎症、不明原因的肿胀部位禁用。

三、皮内针技术在围手术期的临床应用

（一）预防术后恶心呕吐

1. 穴位选择　双侧足三里穴、内关穴。

2. 并用其他疗法　手术开始前静脉推注盐酸雷莫司琼 0.3 mg。

3. 操作方法　患者入室后，在手术开始前 15 min 实施揿针治疗。夹取揿针（0.22 mm × 1.5 mm）的环形针柄部，刺入双侧足三里、内关穴，以按压揿针处有酸胀感但不痛为宜，留针至术后 48 h。

4. 取穴意义　术后恶心呕吐是术后常见的并发症之一，而在合并多个高危因素的手术患者其发生率可高达 60%～80%。既往研究显示女性、使用阿片类镇痛药物、非吸烟者、有术后恶心呕吐史或晕动病史是 4 个主要的高危因素，每个危险因素可使术后恶心呕吐的发生率增加约 20%。因此，早期给予预防性用药是临床防治术后恶心呕吐的常用措施。高选择性的 5-HT_3 受体拮抗剂对中枢和外周有双重止吐作用，近年已成为预防恶心呕吐的一线药物。但参与恶心呕吐的受体除了 5-HT_3，还有 5-HT_4、阿片受体、胆碱能受体、大麻受体、多巴胺受体等，

因此单一应用预防术后恶心呕吐效果并不十分理想，常需要联合多种药物和方法来增强效果。

中医学理论认为，恶心是胃气上逆，泛恶欲吐之证；呕吐是胃失和降，气逆于上，迫使胃内容物吐出的一种病证。足三里是足阳明胃经之合穴，是五输穴之一。有研究显示，针刺足三里可以调节脾胃功能，促进胃肠功能恢复，减少恶心呕吐的发生。内关穴为心包经穴位之一，通厥阴与手少阳两经，可调整三焦平衡，宣通三焦气机，调节胃肠功能，故可用于治疗恶心呕吐等脾胃疾病。多项研究也证实了揿针在足三里和内关穴埋针能有效预防术后恶心呕吐的发生。术前予以揿针联合雷莫司琼治疗，术后第 1 天恶心呕吐发生率可降低约 20%，同时能减轻其恶心呕吐程度，有利于促进患者的术后恢复。

（二）治疗腹部手术术后肠胀气

1. 穴位选择 双侧天枢穴、足三里穴。

2. 并用其他疗法 在进行腹部手术后应尽量在保证不牵动伤口的情况下早期下床活动。

3. 操作方法 患者取仰卧位，常规消毒天枢、足三里两个穴位处皮肤，皮内针消毒。定好穴位后，以平针平泻手法，直接将皮内针埋入穴位，按压 1 min 左右，如果患者感觉酸胀痛需取针稍作调整。每日 1 次。

4. 取穴意义 腹部手术后由于腹腔渗液、炎症等刺激，以及术后缺乏活动等原因，致使患者的胃肠道功能无法迅速恢复到术前状态，易出现腹部胀气、食欲不振、恶心呕吐等不适症状。如果不及时处理，会影响患者腹部伤口的愈合，甚至可导致麻痹性肠梗阻、肠粘连、肠源性感染等并发症。

中医认为肠是六腑之一，生理功能为“传化物”，生理特点为“泻而不藏，实而不满”。腑要保持畅通方可维持正常生理功能，肠是传化之腑，“通降下行为顺，滞涩上逆为病”。腹部外科手术对于患者来说是一种严重的应激反应，手术创伤可使局部皮肉、血脉、经脉受损，导致血络损伤、湿热阻滞、气阻血瘀，使患者胃肠功能受到抑制，胃气不降、腑气不通，从而不利于其术后排气，易出现肠胀气、腹胀等现象。同时，手术创伤还会给患者造成一定的心理负担，易使患者产生焦虑、抑郁等负性情绪。七情通于五脏，怒伤肝、思伤脾、喜伤心、恐伤肾、忧伤肺。负性情绪的产生易影响中枢神经及自主神经的调节功能，导致腹胀、腹痛等并发症，进一步影响患者术后胃肠功能及整体身体状态的恢复。

因此，针对腹部手术后肠胀气的患者，恢复其胃肠功能、理顺胃肠气是关键，治疗应以降气和胃、行气通腑为主。针刺选穴多选择足阳明胃经穴，如足三里穴、合谷穴等。临床上多根据患者的体质进行辨证施治，起到疏通经络、调和气血的作用。足三里是足阳明胃经的合穴，能生发胃气、降逆和胃、通调肠腑。刺激足三里能够有效增强体内胃肠道蠕动能力，促进胃肠血液循环、刺激胃肠神经，加速胃肠新陈代谢，有利于术后胃肠功能的恢复。天枢穴在人体正中，为天之枢纽、肠之募穴，是肠经气血的主要来源处。刺激天枢穴具有理气消滞、调理肠腑的功效，能调整肠功能，使之趋向正常。

（三）改善乳腺癌根治术后癌因性疲乏

1. 穴位选择 双侧内关、足三里、太冲、蠡沟穴。气血亏虚者加膈俞、肝俞，脾胃虚弱加肾俞、脾俞、命门，肝气郁滞加期门、丘墟，气阴两虚加合谷。

2. 并用其他疗法 补中益气汤内服。处方：当归、枸杞子、芡实、白术、生姜各 9 g，党参、黄芪各 15 g，大枣 5 枚。水煎服，于早晚饭后服用，每日 1 剂，连续服用 4 周为 1 个疗程。

3. 操作方法 穴位常规消毒后，用镊子夹住皮内针（0.22 mm × 5 mm）针柄，沿皮平刺入皮下，以患者感觉酸、麻为度。刺入后在不妨碍患者日常活动情况下使用医用胶布固定。皮内针留针 3 天换 1 次，2 周埋针 4 次，共埋针 8 次。

4. 取穴意义 乳腺癌治疗主要以手术切除为主，辅助放化疗，虽可取得一定疗效，但部分患者会发生较为严重的不良反应。癌因性疲乏是由于癌症及其相关治疗导致患者长期痛苦和紧张而产生的一系列主观感觉，是困扰癌症患者的常见症状之一，且会随时间的延长持续存在，直接影响患者后续的康复治疗。但目前临床应用的西医药物疗法、常规护理等手段在改善患者癌因性疲乏上未显示出特别的优势。

内关是四总穴之一，厥阴心包经的络穴，维系人体一身之阴，故而刺激该穴具有调整机体阴气的功效；足三里为补益大穴，可起扶正祛邪的作用；太冲、蠡沟一为肝经原穴，一为肝经络穴，可达疏肝解郁之效。众穴合用，共奏调整阴阳、扶正祛邪、疏肝解郁之效。同时配合补中益气汤，方中党参为君药，是补元气的良药；黄芪、白术具有补气健脾之效；当归可补血活血、充足脾肾，使精气阴血自生，增强君药疗效。诸药合用，共奏健脾补气、活血补血之效，可以有效改善癌因性疲乏症状。

（四）改善术后睡眠质量

1. 穴位选择 印堂、安眠（双侧）、三阴交（双侧）、足三里（双侧）、心俞（双侧）。

2. 并用其他疗法 待研究。

3. 操作方法 手术当晚睡前开始埋针治疗。取心俞时患者侧卧，取印堂、安眠、三阴交、足三里时患者仰卧。消毒后左手固定穴区皮肤，右手以止血钳夹住皮内针针柄，将针尖对准选定的穴位，针柄与皮肤成15°～30°，缓慢平刺入皮下，针体刺入约3 mm，安眠穴处皮内针针尖朝向上，印堂穴处皮内针针尖朝向下，余穴位皮内针的方向与经脉走向呈“十”字交叉。在露出皮外部分的针身和针柄下的皮肤表面之间粘贴一块小方形（1.0 cm × 1.0 cm）深肤色胶布固定，然后再用一条较前稍大（2.0 cm × 2.0 cm）的深肤色胶布覆盖在皮内针上。留针3天，留针期间不做任何补泻手法操作，3天后拔出皮内针。

4. 取穴意义　术后睡眠质量低下是术后患者常见的临床症状之一，会导致患者疼痛敏感性增高、负性情绪增多，影响脏腑功能的恢复，严重影响术后患者的恢复。

术后睡眠障碍病机为手术应激、术口疼痛、脏腑功能减退等术后诸多因素导致阳盛阴衰、阴阳失交。皮内针疗法通过刺激皮部和络脉以激发经气，通过经络腧穴的双向调整作用改变机体的病理状态，恢复阴平阳秘的状态。受手术创伤及术后应激反应等的影响，术后患者的交感神经系统、内分泌系统常处于兴奋活跃的状态，皮内针对皮下持续的刺激作用可牵拉刺激皮肤的神经末梢，末梢神经将信息传达到中枢，通过中枢的调节作用抑制病理兴奋性，从而改善患者失眠、焦虑等病理状态。

印堂属于督脉的穴位，具有通督调气、镇静安神的作用。“督脉上至风府，入属于脑”，脑为元神之府，为人体精神意识思维活动的枢纽，元神之府受邪所扰则神魂不安。督脉统帅诸阳，为“阳脉之海”，“阳气者，精则养神”，若督脉经气运行受阻，则精气、神气、气血、阴阳失调，导致寤寐失衡。安眠穴是经外奇穴，位于翳风穴和风池穴的连线中点，是治疗失眠的效穴之一，具有养心安神的作用，《灵枢·寒热病》记载“在项中两筋间，入脑乃别阴跷、阳跷，阴阳相交”。心俞为背俞穴，“心者，君主之官，神明出焉”，心有主宰神志活动的作用，心主神明的功能异常，会影响人的精神和思维活动，引起抑郁、焦虑等不良情绪及失眠等精神类疾患的发生，因此针刺心俞有调心安神之功。三阴交为肝经、脾经、肾经的交会穴。肝为“将军之官”，若肝气亢奋，阳不入阴，则神不守舍，若肝气疏泄得宜，则心气安，心静神安；脾为“后天之本”，主统血，可生阴血养心；肾主阴司脑，与神志关系密切。因此取三阴交可通调肝、脾、肾气血，调和阴阳，使头脑正常主宰精神思维活动。现代研究发现，电针刺激三阴交穴可以通过激活睡眠中枢，达到调节睡眠的目的。足三里是胃经合穴及下合穴，合穴是经气深入会合于脏腑的部位，下合穴是胃腑下合于下肢的腧穴。“胃不和则卧不安”，因此足三里具有疏通胃经经气之功，胃和则安卧，同时有助于调节脾胃运化功能，通腑利气。心主血，阴血的生成依赖脾胃后天之本的供给，针刺足三里可益气生血养心。有研究显示，针刺足三里可提高治疗失眠的疗效。

（五）有利于全膝关节置换术术后康复

1. 穴位选择　同侧申脉、大杼、悬钟、丰隆、阳陵泉、膝阳关和风市。

2. 并用其他疗法　施行连续股神经阻滞镇痛方案。首次剂量注入 0.375% 罗哌卡因 15 ml 加吗啡 2 mg 后，行患侧股神经穿刺置管并接电子镇痛止痛泵，连续镇痛 96 h。药物配方为 0.75% 罗哌卡因 40 ml 加吗啡 10 mg，加生理盐水稀释至 200 ml，基础量为 4 ml/h，追加量为每次 2 ml，锁定时间为 30 min。同时，术后 24 h 后拔出负压引流管，主动行股四头肌的等长收缩锻炼及膝关节屈伸锻炼；第 2 天行脚趾及足部的背伸跖屈锻炼及膝关节主动屈伸锻炼，并辅助持续被动运动，50° 起，每日增加 10°，时间 30 min，每日 2 次。

3. 操作方法　术毕，取平卧位，对患者进行揿针埋针，取同侧申脉、大杼、悬钟、丰隆、阳陵泉、膝阳关和风市穴，消毒后将揿针（0.2 mm × 1.2 mm）垂直埋于选用的以上 5 个穴位上，压紧，以不影响患者活动和不出现疼痛为宜。每日 1 次，直至疼痛干预治疗结束。

4. 取穴意义　全膝关节置换术后早期常伴随剧烈疼痛，疼痛会影响早期功能康复训练与关节功能康复，甚至加剧出现组织粘连、血栓等并发症。术后膝关节周围需用无菌纱布包扎，膝周局部取穴易导致术后感染等并发症发生，因此选用循经远端取穴埋针的方法。按照“经络所过，主治所及”的原则，选取足阳明胃经、足少阳胆经、足太阳膀胱经为主的经脉，择丰隆、阳陵泉、膝阳关、风市、悬钟、申脉、大杼 7 穴。胃经络脾，足阳明为多气多血之经，主润宗筋，为人体后天之本，取之可补益气血，以达润关节、濡筋骨之效果；丰隆为足阳明胃经之络穴，刺之可治疗足阳明胃经循行线上的肌肉关节活动障碍，以及疼痛性疾病。《灵枢 · 经脉》记载:“胆足少阳之脉……是主骨所生病者”，阳陵泉属足少阳胆经，为胆经合穴、八会穴之筋会。其名中“阳”，气血也;“陵”，土丘也;“泉”，源源不绝也。此穴得名源于肝胆经的地部经水在此大量气化，具有清泄肝胆，疏筋利节之功；膝阳关同属足少阳胆经，具有舒筋活络、疏利关节、祛风化湿的作用；风市亦属足少阳胆经，针刺该穴具有祛风湿、利关节、通经络、消痹痛之效；悬钟（又称绝骨）为胆经腧穴之一,八会穴之髓会，刺之可补髓充骨。膝为筋之府，足太阳膀胱经“入腘中”，其经筋“上腘中内廉”，主筋之所生病；申脉为足太阳膀胱经八脉交会穴，通于阳跷脉，可调通一身阴阳之气，调节肢体运动，尤其是下肢运动功能；大杼为膀胱经腧穴之一，为八会穴之骨会，刺之可达壮骨强筋、益骨健膝之功。以循行筋脉为主，诸穴齐用，共奏舒筋活络、祛瘀消肿之效。

既往研究证明，针刺镇痛的机制是一个涉及神经 – 内分泌 – 免疫复杂网络相互作用的整合过程。同时，针刺在全膝关节置换术（total knee arthroplasty，TKA）术后关节功能康复中疗效显著，针刺在改善关节活动度、促进关节功能恢复、防治深静脉血栓等方面有积极作用。揿针埋针法痛感小，方便活动，尤其适用于 TKA 术后需要持续行功能康复训练的患者，值得临床应用。

（六）降低功能性鼻内镜手术患者术后疼痛程度

1. 穴位选择　双侧皮质下、神门、交感、内分泌、内鼻及外鼻（耳穴）。

2. 并用其他疗法　待研究。

3. 操作方法　术前 1 h，检查耳部皮肤是否完整，消毒后，参照《人体经络穴位标准大图册》取患者双侧皮质下、神门、交感、内分泌、内鼻及外鼻进行耳穴揿针，每穴轻揉 1 min，每日 3 次（睡前 30 min 必按 1 次），留置 3 天。

4. 取穴意义　功能性鼻内镜手术是慢性鼻窦炎的主要治疗手段，术后疼痛发生率高，影响患者术后的饮食、睡眠、情绪及术后恢复。

耳穴揿针疗法可通过持续刺激耳部穴位改善脏器功能，《灵枢·口问》:“耳者，宗脉之所聚也。”说明耳穴与十二经脉、脏腑密切相关，具有行气活血、通经止痛、调节阴阳、扶正祛邪的作用。皮质下、神门、交感、内分泌为术后镇痛和治疗睡眠障碍的常用耳穴，刺激上述耳穴能起到镇静安神、止痛理气、活血通经的功效。刺激内鼻和外鼻能够起到宣表通窍、行气活血的功能，有助于提升鼻部功能。

（七）缓解跟骨骨折术后疼痛

1. 穴位选择　患侧阳陵泉、解溪、昆仑、金门。

2. 并用其他疗法　口服塞来昔布胶囊镇痛，每次 0.2 g，每日 2 次，饭后服用，6 天为 1 个疗程。

3. 操作方法　避开手术切口区域，取患侧阳陵泉、解溪、昆仑、金门 4 个穴位，于穴位常规消毒后行皮内针置入，每 2 天更换皮内针，6 天为 1 个疗程。皮内针置入方法：常规消毒，用 28 号 1 寸毫针（0.22 mm × 1.5 mm）皮内埋针，胶布固定留针，白天每隔 3～5 h 轻轻按压埋针处穴位刺激 1 次。

4. 取穴意义　跟骨骨折多数需要手术治疗，但由于足跟部覆盖的皮肤软组织少而薄，手术创伤后会引起局部再次明显肿胀，疼痛难忍，其程度较其他部位更重，持续时间更长，并可引起一系列并发症，严重影响患者术后康复。传统镇痛方法主要是口服或静脉应用非甾体类止痛药，手段单一，效果不尽如人意，皮内针在镇痛方面有一定作用。

选取埋针的穴位为足少阳胆经阳陵泉，足阳明胃经解溪，足太阳膀胱经昆仑、金门。阳陵泉为足少阳胆经之合穴，是经气深入并与脏腑汇合之处，主治下肢痿痹，主所有骨关节病。跟骨为足太阳膀胱经经脉所过之处，昆仑、金门为足太阳膀胱经上穴位，昆仑为足太阳膀胱经之经穴，与足阳明胃经之经穴解溪配伍，可治疗足踝及足跟部疼痛。金门为足太阳膀胱经之郄穴，为治急症和疼痛性疾病首选。此四穴在皮内针刺激下，共同发挥疏通经络气血、通痹止痛的功效。

（八）治疗肛肠病术后疼痛

1. 穴位选择 双侧承山、长强。

2. 并用其他疗法 待研究。

3. 操作方法 常规消毒，用镊子夹住皮内针针圈，刺承山时以针尖直刺，刺长强时针尖向上与皮肤成45°。用胶布固定，然后以拇指按揉皮内针，使患者产生酸、麻、胀等感觉，并使承山穴针感向上传导。每穴按揉5 min，第1天按揉3次，每2天按揉1次，3天后起针。

4. 取穴意义 肛裂、肛瘘及混合痔等肛肠病术后患者由于肛周神经比较丰富，术后皮下神经遭破坏故疼痛较为剧烈，被患者称为“天下第一痛”。

医者以痛为腧，取长强针刺直达病痛周围，并在远端取承山以求疏通经络，调和气血，“通则不痛”。现代研究证实，针刺可以使人体内产生5-羟色胺、吗啡样物质，可引起各级有关痛觉中枢介质的变化，从而对各种痛觉起到镇痛作用。皮内针埋针通过“静以久留”，延长对穴位的持久刺激时间，从而提升治疗效果。

（九）减轻人工流产术术中疼痛

1. 穴位选择 双侧合谷、三阴交。

2. 并用其他疗法 术中采用利多卡因宫颈注射镇痛。碘伏消毒后宫颈钳钳夹宫颈前唇，在宫颈4、8点局部注射1%利多卡因各2.5 ml。

3. 操作方法 术前30 min，取双侧合谷、三阴交局部按摩醒穴，消毒皮肤，取无菌揿针（规格0.20 mm × 1.2 mm）刺入穴位，揿针固定后用拇指指腹按压揿针针体，按压时力度适中、由轻到重，以无刺痛、有酸胀感为宜，每个穴位按压2～3 min，按压期间注意询问患者感受，如出现不适立即停止按压。手术过程中，当患者出现紧张、疼痛时，给予再次按压揿针针体增强其效果，手术后1 h拔除揿针。

4. 取穴意义 人工流产属机械性刺激，往往导致气血逆乱，经脉闭阻，不通则痛，甚至厥脱。所选用的穴位为三阴交、合谷，三阴交主妇科病中的疼痛，属足太阴脾经，古代医书就有“死胎阴交不可缓”“阴交针入下胎衣”的言论，针刺三阴交对松弛宫颈管及促进宫腔内容物的排出具有重要作用。合谷是手阳明大肠经的原穴，能够调气和血以治疗妇科疾病。临床常用合谷配三阴交以达到活血化瘀、疏通经络、促进代谢、增加碱性物质、解除局部软组织痉挛、行气止痛的目的。

四、皮内针技术在围手术期应用的案例分析

皮内针治疗全膝关节置换术后患者膝关节肿痛

患者，男性，72 岁，诊断为“左膝重度骨性关节”，行“左膝关节置换术”。术后给予患者骨科常规护理及康复功能锻炼。患肢髌骨上 10 cm 处腿围 40 cm，NRS 评分 8 分。

【取穴】内关、合谷、曲池、外关、手三里。

【操作方法】选用图钉形皮内针，其针长 0.2～0.3 cm，针柄为环形，针身和针柄垂直，将针定于皮下，可以留针固定使用。选穴处皮肤用 75% 乙醇擦拭消毒，使用无菌镊子将揿针针尖对准穴位，慢慢垂直将其按入皮下，使图钉形针帽平整地贴合于皮肤上，用指腹轻轻按压，无刺痛感即可，针可以在皮下保持 3～4 天，每周更换 3 次，取针时，用镊子夹住胶布直接拉出即可，观察皮肤，确保完好。

【疗程及预后】给予每周皮内针治疗 3 次，每天中药冷湿敷治疗 2 次，口服中药汤饮等干预。两周后患者患肢髌骨上 10 cm 处腿围 34 cm，NRS 评分 1 分，准予出院，3 个月后随访，患者恢复良好，走路轻松自在。

（丁玲玲　于金贵　余剑波）

参考文献

［1］刘春亮，彭生，刘佩蓉，等. 揿针配合雷莫司琼预防妇科腹腔镜术后恶心呕吐的临床研究［J］. 上海针灸杂志，2019，38（7）：776–778.

［2］梁尊孝，杨佳，王振斋，等. 皮内针联合补中益气汤治疗乳腺癌根治术后癌因性疲乏疗效研究［J］. 陕西中医，2020，41（10）：1478–1481.

［3］邱犀子，蔡靓羽，张建楠，等. 揿针埋针配合股神经阻滞对全膝关节置换术后康复的影响［J］. 上海针灸杂志，2019，11：1270–1273.

［4］何帅，贾维，张雪莲. 中药冷湿敷联合皮内针治疗 1 例全膝关节置换术后患者膝关节肿痛的护理报告［DB/OL］. 中西医结合临床案例库，2024.https://case.jcme.net.cn/thesisDetails#10.12209/CAIM202404180034&lang=zh&lang=zh

第七节　火针技术

火针疗法是指使用特制的针具，经加热烧红后刺入人体腧穴或患处，以祛除疾病的治疗方法。对此古代医籍中多有描述。《黄帝内经》中称火针为“焠刺”“燔针”。《灵枢·寿夭刚柔》云：“刺布衣者，以火焠之。”《灵枢·官针》云：“焠刺者，刺燔针则取痹也。”《伤寒论》则称之为“烧针”，“烧针令其汗”，有“火逆下之，因烧针烦躁者”“表里俱虚，阴阳气并竭，无阳则阴独，复加烧针”等记载。直到唐代孙思邈《备急千金要方》才正式定名为“火针”。明代以来大多沿用“火针”这一名称。

一、火针技术的治疗原理

火针疗法的特点是将针体加热后，刺入人体一定的腧穴或部位。人身之气喜温而恶寒，温则流而通之。火针疗法借助火力，激发经气，调节脏腑，使气血调和，经络通畅。其治病机制主要包含以下几个方面。

1. 扶正助阳　“正气存内，邪不可干。”疾病的过程是正邪斗争的过程，扶助正气是疾病治疗过程中的重要原则。火针具有温热作用，可以扶助人体阳气，阳气充盛，则温煦有常，脏腑功能得以正常运转。故火针可以扶助正气，治疗阳虚所致的虚寒证。

2. 温通经络　“夫十二经脉者，内属脏腑，外络于肢节。”经络具有运行气血、沟通内外、联系脏腑的作用。脉络闭阻则诸病生，疏经通络是针灸治疗的重要法则。火针疗法通过对针体烧红加热，加强了疏通作用，起到温通经络之效，使得气畅血行，“通则不痛”，故可治疗各种痛症。经络阻滞，气血运行受阻，筋肉肌肤失养，则可出现痉挛、抽搐、麻痹、瘙痒等。火针疗法则能温煦机体，鼓舞气血运行，使筋肌得养，有解痉、除麻、止痒之功。对于一些久治难愈的疮口，如溃疡、破溃的瘰疬、臁疮等，火针有温通经络、益气活血之效，使疮口周围组织代谢加快，祛瘀生新，促进组织再生，加快疮口愈合，起到敛疮生肌之效。

3. 祛邪引热　火针的温热性质决定了其既有扶正作用，又有祛邪之功。对于有形之邪，如水湿痰浊、痈脓、瘀血等，出针后针孔不会快速闭合，有形之邪可从针孔排出体外，使顽症得解。对于无形之邪，火针可通过温热作用祛风散寒，驱邪外出；亦可借助火力，温化寒湿，流通气血。此外，火针亦可用于热证，“热病得火而解者，犹如暑极反凉，乃火郁发之之义也”，有“以热引热”之意，对于火热毒邪有奇效。痄腮、蛇串疮等证属热毒内蕴，火针可温通经络，行气活血，引动火热毒邪外出，从而使热清毒解。

二、火针技术的常用器具

早在《黄帝内经》中便对传统火针有较为详尽的记载，涉及针具规格、操作技巧、主治功用及禁忌等。《灵枢·九针十二原》云：“九曰大针，长四寸……大针者，尖如梃，其锋微员，以泻机关之水也。”此处的“大针”便是火针，因其针体粗大、针尖微圆，能较好地满足火针速刺、耐高温、不易折断的特性及要求，是传统火针疗法的专用针。后世火针针具便是由此发展而来。

根据火针的形状、刺法、用途等，临床上常用的火针可分为点刺火针、散刺火针、烙刺火针、火铍针、电火针等类型。

1. 点刺火针　点刺火针以刺穴点为其特点，针较细，尖部较锋利，根据直径的不同可分为粗火针、中粗火针、细火针 3 种。点刺火针由钨锰合金冷拔而成，其经火烧灼后，不变软。此类火针由针尾、针柄、针体、针尖 4 部分组成。其针尖较锋利但稍圆钝；针体即针尖与针柄间部分，大多长 1～1.5 寸，针体挺直坚硬，尤其是烧红后不变软；针柄类型不同，有木柄与金属丝缠绕柄，隔热，操作灵活。粗火针针体直径 1.1 mm，或者更粗，常用于囊性肿块、窦道，以及痈肿等的治疗。中粗火针针体直径为 0.8 mm，应用范围广泛，除面部及肌肉菲薄的部位外，其他各部均可施用中粗火针。细火针直径为 0.5 mm，主要用于面部、肌肉较薄的部位，尤其是老人、儿童，以及体质虚弱的患者，可减轻疼痛，避免面部遗留瘢痕等。

2. 散刺火针　散刺火针以散刺一个面为特点，针刺深度浅，但为多头并进，常用为三头火针。三头火针是将三个普通的火针缠绕在一起而成。该针的直径为 0.75 mm，针体长 1 cm，针柄长 9 cm，针尖呈松针形，稍圆钝，其锋利度较点刺火针略差。此种火针三头并进，不会刺深，但针刺面较大，常用于中等大小的痣，高出皮肤 0.5 mm 以上的疣类、雀斑、老年斑、黏膜溃疡等。

3. 烙刺火针　烙刺火针是一类平头或钝圆状火针，以灼烙浅表部位病变为特点，包括平头火针、火镍针。平头火针主要用治胬肉或高出皮肤较大面积的皮赘。火镍针针体以钼为材料，长 3 cm，在针体末端延伸为黍粒状大小的针尖，主要用于浅表溃疡、浅表血管瘤、大面积浅表痣、老年斑、内痔、白癜风等的治疗。

4. 割烙火针　割烙火针是以割切灼烙为主要特点的一种火针，常用的有火铍针。火铍针，由针柄和针体两部分构成，针体用钼制作，针柄长 10 cm，针体长 4 cm，针体的尖端系宝剑头状，刃长 2 cm，宽 0.5 cm，顶端两边为锋利的刃，其刃可随时磨修。主要用于外痔，皮肤赘生物，高凸的疣、瘤等。

5. 电火针　电火针是用电源加热针体的一种火针，常用的有电热针。

三、火针技术的操作方法

（一）施术前准备

1. 针具选择

（1）火针针具选择：针尖圆利、无倒钩；针体光滑、无锈蚀；针柄与针体缠绕应牢固，无松动。

（2）烧针工具选择：点燃酒精灯，用于针体加热；或用其他安全方式加热针体。

2. 部位选择　根据适应证病情可选取腧穴、经络、体表病灶或病灶周围等部位，并在选定的针刺部位上加以标记，以确保针刺的准确性。

3. 体位选择　根据病情及针刺部位，选择患者舒适安全而又便于医者操作的体位。

4. 环境要求　治疗环境清洁卫生，远离易燃物，并注意避风。

5. 消毒

（1）医者消毒：医者双手应用肥皂水清洗干净，再用 75% 乙醇擦拭，也可戴无菌手套操作。

（2）针刺部位消毒：可用 75% 乙醇或 0.5%～1% 碘伏棉球在针刺部位消毒。

（3）火针针体消毒：点燃酒精灯，从针根沿针体到针尖连续移动烧红，消毒针体，也可高温灭菌消毒或等离子消毒。

（二）施术方法

1. 针体加热　用酒精灯烧红针尖及针体，根据针刺深度，决定针体烧红长度。

2. 进针　选用合适的刺法，待针体烧红后，快速准确地刺入针刺部位。针体达到治疗深度后，即可出针。

（三）施术后处理

1. 消毒针具　为避免由针体产生的交叉感染，重新用酒精灯从针根沿针体到针尖连续移动烧红，消毒备用。

2. 处置针孔　为减轻疼痛，促进愈合，应妥善处置针孔。可用无菌棉球或棉签按压针孔；针孔如有出血或渗出物，可用无菌棉球擦拭按压；火针刺络出血后，可用敞口器皿承接，待出血停止后，再用无菌棉球擦拭按压。

（四）注意事项

1. 操作前　根据病情选择合适的针具，检查针具是否完整、有无弯曲等。另外，如果患者过于饥饿、饱食、情绪激动，则不宜进行针刺。

2. 操作中　操作需遵守无菌原则，火针刺入时速度要快，针刺不宜过深，并且在针刺时要注意避开大血管、神经等。

3. 操作后　针刺后针孔需再次消毒，使用干棉球按压止血，并且避免立即洗澡，短期内应保持局部伤口的清洁、干燥，避免感染；火针治疗后还应注意观察局部有无不适反应，如果出现局部红、肿、热、痛、渗液等，则建议及时就诊。另外，治疗期间注意避免劳累、生活规律，避免进食辛辣、油腻的食物。

（五）禁忌证

1. 高热　高热患者一般不用火针，因为火针有热刺激，高热患者使用后可能会适得其反，导致体温更高。

2. 传染性疾病　如丹毒患者尽量不要使用火针疗法，避免导致局部转移或其他部位传染。

3. 出血性疾病　如血友病、特发性血小板减少性紫癜等患者禁用。火针刺入人体会出现小伤口，出血性疾病患者伤口短时间内不会愈合，建议谨慎使用。

4. 糖尿病　患者血糖较高时，伤口在短期内不容易愈合，使用火针疗法还可能会导致局部感染。

5. 妊娠期　妊娠期女性进行火针疗法，可能导致精神紧张，影响胎儿的生长发育。

6. 其他　火针刺激量比较大，恶性肿瘤、严重高血压、严重冠心病患者应慎用，避免加重病情，诱发心绞痛、心肌梗死等。

四、火针技术在围手术期的临床应用

火针疗法借助针刺与火力，具有温经通络、化瘀止痛、生肌敛疮的功效，临床中常用于疮疡、痈疽、顽癣、痹病等的治疗。然而目前火针技术在围手术期的应用仍然相对偏少，主要用于以下 3 个方面。

（一）促进伤口愈合

已有的研究显示，火针疗法可用于促进术后伤口的早期愈合。当用火针对病灶局部进行点刺治疗时，施术部位的皮肤温度会有一定程度的升高，进而促进局部血液流通，增加对炎性产物的吸收与代谢，同时供给更多的营养物质，促进伤口愈合。有学者将火针疗法应用于妇科腹腔镜术后以促进伤口愈合及止痛，结果发现术中火针点刺对于促进妇科腹腔镜术后伤口愈合、缓解术后伤口疼痛疗效突出，能有效促进患者的术后恢复，缩短住院时间。另有学者根据“祛瘀生新”的原则，采用火针疗法治疗术后伤口不愈合，取得了不错的效果。

（二）祛腐生肌，引脓外出

有学者将电火针烙口引流术应用于哺乳期乳腺炎患者，以针代刀，用火针烙口使脓腔内壁焦灼、结痂附着，于乳腺上形成一个内壁较为光滑的通道，使脓液流出，以达到祛腐生肌的疗效，免去传统切开引流手术及换药带来的痛苦。

（三）缓解术后疼痛

有研究者采用电火针治疗混合痔外剥内扎术后的肛门疼痛，结果发现电火针能够减轻混合痔外剥内扎术后的疼痛，同时减少了止痛药物的用量，短期疗效明显，且安全可靠。

五、火针技术在围手术期应用的案例分析

火针治疗肛周脓肿

患者，男性，38 岁，干部。主诉：肛旁左侧肿块疼痛 5 天。检查：胸膝位于肛旁 7 点处可见一 5.2 cm × 3.8 cm 红肿包块，扪之灼热，灼痛拒按，近肛缘外 3.2 cm 处可触及一明显应指点。伴低热，口苦纳呆，小便黄赤，大便 3 天未行。血常规：白细胞计数 14.2×10^9/L。肛内指检：指套上未见脓血分泌物。诊断：肛旁左侧皮下脓肿。当即为患者行火针排脓术，挤出黄褐色带瘀血块稠脓约 15 ml，挤至脓腔火针口无脓液排出为止，再外敷清凉膏，1 天换药 2 次。火针排脓术后当晚，患者感觉疼痛明显减轻，换药 1 周后，疮口脓尽肿消而愈。

按：火针疗法是治疗痈疡的常用方法。本病例为火针治疗肛周脓肿 1 例。火针刺入排脓早在古代便有记载。外科专著《刘涓子鬼遗方》曰：“凡里有脓毒，诸药贴不破者，宜用熟铜针于油火上燎透，先用墨笔点却当头，后以铜针浅浅针入，随针而出脓者，顺也。”本病例中选取病变部位进行火针针刺，将火热作用

与针刺作用相结合，从而起到引脓外出的作用。

（黄增平　孔高茵　余剑波）

参考文献

［1］郑学良，申俊军．中华火针疗法［M］．沈阳：辽宁科学技术出版社，1995.

［2］杨春芳，覃宇，庄泽敏，等．火针点刺对妇科腹腔镜术后伤口愈合的影响［J］．山东中医药大学学报，2018，42（2）：150–152.

［3］蔡少忍．火针治疗术后伤口不愈合 32 例［J］．河南中医，2003（11）：88.

［4］李强．电火针在混合痔外剥内扎术后疼痛的临床应用研究［D］．广州中医药大学，2011.

［5］蔡剑虹．火针对肛旁脓肿的治疗应用［J］．中医外治杂志，2005（5）：29.

第八节　鍉针技术

鍉针，古针具之一，在《黄帝内经·灵枢》中《九针十二原》《九针》《官针》篇中均有记述，其中提到："鍉针，长三寸半……锋如黍粟之锐，主按脉勿陷，以致其气"，"鍉针，取法于黍粟之锐，长三寸半，主按脉取气，令邪出"，"病在脉，气少当补之者，取以鍉针于井荥分输"。《黄帝内经》描述，鍉针技术是通过对皮肤表面的经络穴位进行按压以治疗疾病的一种技术，有疏导气血的作用，临床上多用于某些疼痛性的虚证，以及属于气分的病证，其不刺破皮肤，操作简单。西汉中山靖王刘胜墓中出土的针具中，有一根被认为是古代九针中鍉针的实物。古九针鍉针技术针法因年代久远曾一度失传，近代有医家再度对鍉针进行研究，在古九针的基础上发展出新九针，新九针中鍉针疗法是指用鍉针在体表穴位进行点压、揉按、刮磨或烧灼后烙刺病变部位而起到治疗作用的一种针法，并将古代鍉针和现代科学技术结合起来，发展出火鍉针、电鍉针、声电鍉针、磁鍉针等，并取得了较好的效果。

一、鍉针技术的常用器具

1. 鍉针　长 10～13 cm，前端有黍粟样半球状圆钝针头，针柄呈圆柱状，其柄部可用金属丝缠绕。

2. 电鍉针 鍉针与电脉冲技术结合，将鍉针的针尾通过导线连接于电脉冲治疗仪上。

3. 声电鍉针 鍉针与声频信号结合。

此外，在鍉针的基础上，后人结合其他手法还发展出火鍉针、磁鍉针、火鍉针罐等。

二、鍉针技术的操作方法

（一）持针及进针方法

1. 持针法 分为四指持针法和执笔式持针法。四指持针法：以拇指、中指和无名指捏持针身，示指抵针尾部。执笔式持针法：用拇指、示指、中指捏持针身中上部，无名指抵住针身下部。

2. 进针方法 按四指持针法或执笔式持针法持针，以适当的力度垂直按压在所选取的经络或穴位上，以形成明显的凹坑又不刺入皮肤，按压片刻，以出现酸、胀、重等针感为准，得气为度。如鍉针柄部有金属丝缠绕，可在按压经络穴位时用指甲上下刮动金属丝，并可结合捻转或震颤法以增强感觉。每次按压持续1～10 min，每日治疗1～2次，重症每日可治疗3～4次，10次为1个疗程。由于该法操作简便，无须刺入皮肤，安全简便，可指导患者自行使用。

（二）注意事项

（1）患者过饥、过饱或过于疲劳时慎用鍉针，避免刺激过强、发生晕针。

（2）所选用的鍉针针头要光滑圆钝，不宜过尖，否则会产生疼痛等不适感。

（3）垂直按压，不宜斜按，防止损伤皮肤。

（4）局部感染或有溃疡的部位，不宜使用。

（5）使用电鍉针、声电鍉针时应注意检查仪器是否漏电。

（三）禁忌证

（1）孕妇，出血倾向、严重高血压及心脏病患者禁用。

（2）骨折部位、感染部位禁用。

（3）皮肤对金属过敏者禁用。

（4）骨骼、脏器内有金属内置物及装有心脏起搏器者禁用电鍉针及声电鍉针。

三、镍针技术在围手术期的临床应用

镍针技术具有疏通经络、补益气血的作用，可广泛用于各种寒证及虚证，其适应证包括脑卒中、面瘫、头痛、失眠、耳聋、心悸、脉痹、痿证、痹证、呃逆、胃脘痛、哮喘、甲状腺功能亢进、乳痈、崩漏、乳痹、绝经前后诸症、产后小便不通、青少年近视、颈椎病、落枕、腰痛、过敏性鼻炎、面肌痉挛、斑秃、黄褐斑等。镍针技术在围手术期可用于抗焦虑、治疗术后呃逆等。

四、镍针技术在围手术期应用的案例分析

（一）镍针治疗围手术期焦虑

患者，女性，45 岁，因异常子宫出血入院，入院诊断：子宫肌瘤。拟在全身麻醉下行腹腔镜下子宫肌瘤剔除术。入院第 2 天患者诉因害怕手术而感觉紧张、焦虑、心慌、晚上睡不着。经汉密尔顿焦虑量表评分为 15 分，为缓解焦虑，医师为患者实施镍针疗法。

【选穴原则】焦虑属中医学“郁证”范畴，因心神失调，气机紊乱，脏腑阴阳气血失调所致。而“头为诸阳之会，位居至高，内涵脑髓，脑为元神之府，以统全身者也”。百会位于颠顶，系督脉之要穴，诸阳之会，入络于脑，针之可引阳入阴，调节机体阴阳，使阴阳相交。内关穴为手厥阴心包经之络穴，是八脉交会穴，有宁心安神、镇静止痛作用，可调节和治疗与人体精神意识有关的疾病。神门则为心经之原穴，具有调神定志、宁心安眠之效。故可选百会、内关、神门穴为主穴。

【选穴方法】①百会穴：位于头顶正中线与两耳尖连线交叉处。②内关穴：位于前臂掌侧，腕横纹上 2 寸，掌长肌腱与桡侧腕屈肌腱之间。③神门穴：位于腕掌侧横纹尺侧端，尺侧腕屈肌腱的桡侧凹陷处。

【操作方法】将镍针针头分别按压在百会、内关、神门穴上，以局部皮肤形成明显的凹坑和潮红，出现酸、麻、胀、重等针感，得气为度。双侧取穴，每日 1 次，每穴 5 min。

【治疗效果】连续治疗 2 天后患者诉心慌症状改善，失眠情况明显好转。遂教会患者取穴，嘱患者每日自行进行治疗。

（二）镍针治疗术后呃逆

患者，男性，因胃溃疡并穿孔在全麻下行胃大部分切除术，术后第一天患者

出现呃逆，每次 5～10 min。为缓解呃逆，医师为患者实施鍉针疗法。

【选穴原则】呃逆属中医学“呃”“哕”范畴，为胃气上冲动膈而成。呃逆病位在膈，属多种病因致胃失和降，气逆动膈而致，表现为喉间呃呃连声，声短而频，不能自止。内关为八脉交会穴，通于阴维脉，主治胃心胸之疾，有和胃降逆、理气宽胸的作用。膻中穴位近膈，为八会穴之气会穴，居胸膺中，主一身之气机，可理气降逆止呃，尤以宽胸利膈调畅气机见长；足三里系胃经之下合穴，具有调理脾胃、补中益气、通经活络、扶正祛邪的作用，由胃失和降而导致的病证皆可用足三里来调节，与胃之募穴中脘配伍，为局部与远道循经的有效配穴法，有通阳理气、和胃降逆之功效；天突属任脉，主治咽喉疾病，具有通利肺气，使之爽利通畅的作用，因名天突；期门为肝之募穴，疏肝理气，以防木克土太过，联合内关、足三里穴可行气降逆止呃，故可选内关、膻中、足三里、中脘、天突、期门等穴。

【选穴方法】①内关：位于前臂掌侧，腕横纹上 2 寸，掌长肌腱与桡侧腕屈肌腱之间。②膻中：位于前正中线与两乳头连线的交点。③足三里：位于小腿外侧，犊鼻（膝盖髌骨外下方凹陷处）下 3 寸，胫骨前缘旁开 1 寸。④中脘：位于胸骨下端与肚脐连线中点。⑤天突：位于颈部，当前正中线上，胸骨上窝中央。⑥期门：位于胸部，当乳头之下，第 6 肋间隙，前正中线旁开 4 寸。

【操作方法】患者取平卧位，将鍉针针头分别按压于内关、膻中、足三里、中脘、天突、期门穴，以局部皮肤形成明显的凹坑和潮红，出现酸、麻、胀、重等针感，得气为度。双侧取穴，每日 1 次，每穴 5 min。

【治疗效果】首次治疗后患者呃逆次数明显减少，治疗 3 天后呃逆症状消失。

（林雅丽　王均炉　余剑波）

参考文献

[1] 田建刚，郝重耀，冀来喜. 新九针鍉针疗法 [J]. 上海针灸杂志，2009，28（7）：434.

[2] 朱兆洪，丁柱. 焦虑症的针灸临床治疗及选穴特点探讨 [J]. 中国针灸，2008，28（7）：545-548.

[3] 刘燕丽. 针灸治疗腹部手术后顽固性呃逆的临床效果 [J]. 河南外科学杂志，2018，24（5）：120-121.

[4] 赵丹，刘克鸿，江雪勤. 针灸治疗术后呃逆近十余年概况 [J]. 云南中医中药杂志，2014，35（9）：85-87.

第九节　醒脑开窍技术

醒脑开窍技术是根据中医理论创立的一种针刺技术，针对中风病进行醒脑开窍特殊配穴，由石学敏院士创立，经过大量临床与基础研究，已形成一套以醒脑开窍针刺法为主的脑卒中综合诊疗体系，在穴位选取上以阴经与督脉穴为主，并强调针刺手法量学规范，适用于中风病及其并发症的治疗，亦可用于神志、精神疾患、厥闭脱证、顽固性疼痛病证等。

一、常用器具和选穴方法

（一）常用器具

治疗盘、弯盘、一次性使用的毫针、碘伏、棉签、卡尺，必要时可备毛毯和屏风等。

（二）选穴方法

1. 主穴　内关、人中、三阴交。

2. 辅穴　极泉、尺泽、委中。

3. 配穴　吞咽障碍者配风池、翳风、完骨；手指握固者配合谷；言语不利配廉泉、金津、玉液放血；足内翻者丘墟透照海。

二、醒脑开窍技术的操作方法

（一）操作手法

1. 内关　直刺 13 ～ 25 mm，采用捻转提插泻法，施针 1 min。

2. 人中　向鼻中隔方向斜刺 7 ～ 13 mm，采用重雀啄法，至眼球湿润或流泪为度。

3. 三阴交　沿胫骨内侧缘与皮肤成 45° 斜刺，进针 25 ～ 37 mm，采用提插补法，使患侧下肢抽动 3 次为度。

4. 极泉　原穴沿经下移 1 寸，避开腋毛，直刺 25 ～ 37 mm，采用提插泻法，以患侧上肢抽动 3 次为度。

5. 尺泽　屈肘成 120°，直刺 25 mm，采用提插泻法，使患者前臂、手指抽动3次为度。

6. 委中 仰卧直腿抬高取穴，直刺13～25 mm，采用提插泻法，使患侧下肢抽动3次为度。

7. 风池、完骨、翳风 针向结喉，进针50～63 mm，采用小幅度高频率捻转补法，每穴施针1 min。

8. 合谷 针向三间穴，进针25～37 mm，采用提插泻法，使患者第2手指抽动或五指自然伸展为度。

9. 上廉泉 针向舌根37～50 mm，用提插泻法。

10. 金津、玉液 用三棱针点刺放血，出血1～2 ml。

11. 丘墟 透向照海穴，37～50 mm，以局部酸胀为度。

（二）治疗时间

每日2次，14天为1个疗程。

（三）注意事项

（1）针刺眼区穴和项部的风府、哑门等穴以及脊椎部的腧穴，要注意掌握一定的角度，不宜大幅提插、捻转和长时间留针，以免伤及重要组织器官，产生严重的不良后果。

（2）对尿潴留等患者在针刺小腹部的腧穴时，也应掌握适当的针刺方向、角度、深度等，以免误伤膀胱等器官，出现意外事故。

（3）对胸、胁、腰、背、脏腑所居之处的腧穴，不宜直刺、深刺，肝脾肿大、肺气肿患者更应注意。

（四）禁忌证

（1）患者在过于饥饿、疲劳，精神过度紧张时，不宜立即进行针刺。对身体瘦弱、气虚血亏的患者，针刺手法不宜过强，并尽量选择卧位。

（2）妇女怀孕3个月以内者，不宜针刺小腹部的腧穴。若怀孕3个月以上者，腹部、腰骶部腧穴皆不宜针刺。三阴交、合谷、昆仑、至阴等一些通经活血的腧穴，在怀孕期应禁刺。

（3）小儿囟门未闭合时，头顶部的腧穴不宜针刺。

（4）常有自发性出血或损伤后出血不止者，不宜针刺。

（5）皮肤有感染、溃疡、瘢痕或肿瘤的部位，不宜针刺。

三、醒脑开窍技术在围手术期的临床应用

“神”是中医整体观念的重要内核，强调人体内在积极因素的调遣，激发生命潜能，协调脏腑功能，维持机体相对平衡，调和形体及精神健康。石学敏院士通过对“神”的生理、病理、诊断、治疗的研究，总结出4点认识：神之所在，心藏神，脑为元神之府；神之所主，人体一切生命活动的外在表现；神之所病，百病之始，皆本于神；神之所治，凡刺之法，先醒其神。此认识丰富了中医学“神”的理论学说，并创立“醒脑开窍”针法，其核心在于调神，因而适用于临床上各种失神的病证。

（一）治疗围手术期神经认知功能障碍

术后神经认知功能障碍指手术前无认知功能障碍，经麻醉和手术后数天至数周出现的记忆力、认知集中能力、语言理解力受损，社会适应能力下降，表现为精神错乱、焦虑、人格改变及记忆障碍等。中医根据其主要临床表现可将之归于健忘、善忘、神呆、愚痴、呆病等范畴。“醒脑开窍”法针对“痴呆”脑窍闭阻、神明失司的基本病机，通过补气之不足，调元神之府，益肾养精，补髓海之空虚，拨气血于反正，以血养神，以气通窍，恢复神清智明，并调节与心神相关之心、肝、脾、肺、肾等脏腑，起到标本兼治之效。

1. 选穴 以阴经和督脉穴位为主，强调针刺手法量学。以内关、人中、三阴交为主穴，辅以极泉、尺泽、委中疏通经络。配穴：吞咽困难加风池、翳风、完骨；共济失调针风府、哑门、颈椎夹脊穴；语言不利加上廉泉、金津、玉液放血；足下垂、足内翻加丘墟透照海；手指握固或功能低下加合谷透三间、八邪；便秘加丰隆、左水道、左归来、左外水道、左外归来；肩周炎针肩髃、肩髎、肩内陵、肩贞、肩中俞、肩外俞，痛点刺络拔罐；视力障碍加睛明；高血压加人迎、合谷、太冲；听力障碍加耳门、听宫、听会；血管性痴呆针百会、四白、四神聪、太冲；癃闭加上星透百会、中极、曲骨；睡眠倒错针上星、神门。

2. 操作方法 针刺内关：直刺13～25 mm，采用捻转提插泻法，施手法1 min。人中：向鼻中隔方向斜刺7～13 mm，用重雀啄法，至眼球湿润或流泪为度。三阴交：沿胫骨内侧缘与皮肤成45°斜刺，进针25～37 mm，用提插补法，使患侧下肢抽动3次为度。极泉：原穴沿经下移1寸，避开腋毛，直刺25～37 mm，用提插泻法，以上肢抽动3次为度。尺泽：屈肘成120°，直刺25 mm，用提插泻法，使患者前臂、手指抽动3次为度。委中：仰卧直腿抬高取穴，直刺13～25 mm，施提插泻法，使下肢抽动3次为度。随证取穴以补虚泻实

为原则施以针刺手法，留针 30 min。

（二）治疗郁证（抑郁症）

郁证是由于情志不舒，气机郁滞所致，以心情抑郁、情绪不宁、胸部满闷、胁肋胀痛，或易怒易哭，或咽中如有异物梗阻等症为主要临床表现的一类病证。多因情志不畅，肝失疏泄，脾失健运，脏腑阴阳气血失调，而使心神失养或被扰所致。其根本的致病机制是“窍闭神匿，神不导气”。醒脑开窍针法，从根本致病机制入手，精选穴位，切中要害，针刺内关穴可改善左右心输出量，改善脑供血供氧情况，起到宁心、安神和调血的功效；针刺印堂、人中和百会 3 穴能够起到醒元神、开窍启闭的功效；针刺三阴交能够起到益脑髓、补三阴和调血气的功效。同时作用于以上诸多穴位，能够达到达明元神、平衡阴阳、冲和气血、畅达经络的效果，从而疏解患者的郁证，取得良好的临床疗效。

1. 选穴 主穴以内关、人中、上星、印堂、百会为主。配穴：局部与循经辨证相结合，如心情抑郁、善太息、咽中如有异物梗塞者加膻中、廉泉、丰隆；急躁易怒、咽干、口苦、目赤者加太冲、行间、风池；心神不宁、神疲、健忘、失眠者加神门、三阴交、四神聪。

2. 操作方法 先取双侧内关穴，进针 25～37 mm，施捻转提插泻法；继刺人中，向鼻中隔方向针刺 7～13 mm，用雀啄泻法，至眼球湿润或流泪为度；上星沿头皮刺向百会，施捻转泻法；印堂平刺 7～13 mm，施提插泻法；百会沿头皮针刺 13～25 mm，施捻转补法。随证取穴以补虚泻实为原则施以针刺手法，留针 20～30 min。

（三）治疗术后谵妄

术后谵妄是指患者在经历外科手术后出现的谵妄，其发生具有明显的时间特点，主要发生在术后 24～72 h。其主要表现是意识水平紊乱和认知功能障碍，具有起病急，病程波动，症状常在 24 h 内出现消失、加重或减轻，常有中间清醒期等特点。西医学对本病的治疗效果欠佳。中医学将此类主要因大脑皮质功能与皮质下相应关系失调产生的精神官能症称为癔病。醒脑开窍针刺法可促进脑组织的代谢和修复，改善大脑的生理功能，协调与皮质下的相应关系，从而消除一系列神经功能紊乱所产生的各种症状，可取得显著效果。

1. 选穴 主穴以内关、人中、三阴交为主。配穴：以对症、循经为主，如癔病性抽搐取后溪、申脉、血海等；癔病性呕吐取天突、足三里、中脘；癔病性瘫痪取委中、环跳、极泉；癔病性失明取睛明、四白、风池；癔病性失语取天突、廉泉、金津、玉液。

2. 操作方法 先针刺双侧内关穴，进针 25～37 mm，施捻转提插泻法。继刺人中穴向鼻中隔方向斜刺 7～13 mm，用重雀啄泻法，至流泪或眼球湿润为度。再取双侧三阴交，施提插泻法。针刺配穴时，均采用提插或捻转泻法。每日针刺 2 次，每次留针 30 min。

（四）治疗顽固性疼痛

顽固性疼痛（术后疼痛、三叉神经痛、带状疱疹、骨关节病变），可见于多种疾病，缠绵难愈。古代医家认为疼痛为经脉气血不通，取穴多以局部为主。石学敏院士根据《素问・灵兰秘典论》“主不明则十二宫危，使道闭塞而不通”之意，认为疼痛病机在于各种原因引起的经脉气血运行不畅，而经脉气血的运行又与心和神关系密切，神能导气，气畅则道通，通则不痛，“心寂则痛微”，故治以“调神法”，重用内关、人中理气调神，“调其神，令气易行”，能收“以意通经”而有镇痛之效，本法不在痛证局部取穴，而是远离痛点，用调脑神而达止痛的目的。

1. 选穴 以内关、人中理气调神，“调其神，令气易行”，能收“以意通经”而镇痛之效。

2. 操作方法 内关：直刺 13～25 mm，采用捻转提插结合泻法，施手法 1 min。人中：向鼻中隔方向斜刺 7～13 mm，用重雀啄法，至眼球湿润或流泪为度。随证取穴均以补虚泻实为原则施以针刺手法，留针 20 min。

运用醒神之法止痛的适应证范围广泛，无论感冒及内伤头痛，胃痉挛，胆道梗阻，泌尿系统结石，关节疼痛，肌肉疼痛甚至心绞痛等各种内脏绞痛，或三叉神经痛、坐骨神经痛、带状疱疹、臂丛神经痛等各种神经痛，以及急性扭伤、跌打肿痛等均可施用本法。

四、醒脑开窍技术在围手术期应用的案例分析

（一）醒脑开窍技术治疗术后神经认知功能障碍

患者，女性，82 岁，体重 55 kg，既往患高血压、糖尿病，控制可，术前检查无明显异常，因结肠癌拟在全身麻醉下行腹腔镜结肠癌根治术。入室血压 145/83 mmHg，脉博 72 次 / 分，血氧饱和度 99%，麻醉诱导：开通静脉通道后静脉注射盐酸戊乙奎醚注射液 0.5 mg，地塞米松 5 mg，咪达唑仑 2 mg、舒芬太尼 30 μg、丙泊酚 80 mg、罗库溴铵 40 mg 诱导气管插管。手术室护士行导尿术。手术中吸入 1.0% 七氟醚，静脉泵注丙泊酚 50～80 mg/h、瑞芬太尼 0.05 μg/（kg・min），苯磺顺阿曲库铵间断推注，手术历时 4 h。术中生命体征平稳，术毕

拔管观察后安返病房。术后第2天患者出现兴奋、胡言乱语及不能入睡等症状，经麻醉科会诊后考虑术后谵妄，麻醉医师遂行针刺治疗。

【选穴原则】内关为八脉交会穴之一，针之具有疏通气血、养心宁神之功；人中为手足阳明经与督脉之会，针之可调理督脉，开窍启闭，达到醒神、醒脑之效；三阴交为足太阴脾经、足少阴肾经与足厥阴肝经之会，针之具有益肾生髓之功。

【操作方法】患者取仰卧位，针刺局部以75%乙醇消毒后，采用25 mm毫针，先刺内关，直刺13～25 mm，采用捻转提插泻法，施手法1 min。继刺人中，向鼻中隔方向斜刺7～13 mm，用重雀啄法，至眼球湿润或流泪为度。再刺三阴交，沿胫骨内侧缘与皮肤成45°斜刺，进针25～37 mm，用提插补法，使下肢抽动3次为度。留针30 min。施针后患者躁动程度明显缓解，对答可。每日1次，患者症状逐渐好转，3天后患者恢复至麻醉前水平。

（二）醒脑开窍技术治疗术后疼痛

患者，男性，63岁，体重68 kg，美国麻醉医师协会（American Society of Anesthesiologists，ASA）Ⅲ级，因右肱骨骨折入院，2天后全身麻醉下行右肱骨骨折切开复位内固定术，术毕接止痛泵（氢吗啡酮12 mg+右美托咪定100 μg+酮咯酸氨丁三醇240 mg+托烷司琼10 mg+生理盐水＝100 ml，泵速2 ml/h），患者清醒拔管观察无异常后送回病房，术后4 h，患者诉疼痛明显，VAS评分7分，难以入睡。麻醉医师会诊后认为该患者术后疼痛属中医痛证范畴，行醒脑开窍针刺通络止痛治疗。

【选穴原则】内关、人中理气调神，“调其神，令气易行”，用调脑神而达止痛的目的。

【操作方法】患者取仰卧位，针刺局部以75%乙醇消毒后，采用25 mm毫针。内关（右侧）：直刺13～25 mm，采用捻转提插结合泻法，施手法1 min。人中：向鼻中隔方向斜刺7～13 mm，用重雀啄法，至眼球湿润或流泪为度。

【治疗效果】针刺后，患者即感觉疼痛明显缓解，VAS评分3分，辅以镇静药物安然入睡。

（赵峰　王秀丽　余剑波）

参考文献

［1］石学敏. 脑卒中与醒脑开窍［M］. 北京：科学出版社，2007.

［2］杨志新，石学敏. “醒脑开窍”针刺法及其临床应用［J］. 中国临床医生，2007，35（10）：4-7.

［3］谭禄伦，邹春艳，王大刚，等. 醒脑开窍针刺防治全麻术后认知功能障碍临床观察［J］. 实用中医药杂志，2020，36（7）：947-948.

［4］张理宾，邢航，涂婵，等. 醒脑开窍针法对老年全麻髋关节置换术患者术后认知功能障碍的影响［J］. 河北中医，2018，40（9）：1388-1393.

［5］王文熠，万福铭，丁淑强. "筋骨三针疗法"结合醒脑开窍针刺法治疗脑卒中后复杂区域疼痛综合征临床观察［J］. 中国针灸，2019，39（12）：1262-1266.

第十节　电针技术

电针技术是将毫针刺入腧穴得气后，应用电针仪在针具上通以接近人体生物电的微量低频脉冲电流。在毫针刺法的基础上，将针刺和电刺激两种刺激有机结合以防治疾病的一种操作技术。

其特点是针刺穴位得气后，在针上通以电流，利用电刺激，代替手法的机械刺激。其优点是能长时间刺激，节省人力，比较客观地掌握刺激量。电针的形式多种，各有优点，已广泛应用于临床各科，对多种慢性疾病及神经系统疾病有一定疗效。对于各种神经痛、关节炎以及胃、肠、胆囊、肾等脏器疼痛，针刺得气后加用电针，加强刺激可以控制疼痛；对慢性病，如慢性腰腿痛、胃下垂、溃疡等，配合电针，进行轻而持续的刺激，均有较好效果。特别是针刺麻醉时，需要长时间持续刺激，应用电针更为合适。临床实践证明，电针麻醉在大量的外科手术中，均取得良好效果。对电针疗法，无论是在临床治疗还是理论研究等方面，均有不少论文和专著问世，为临床工作者提供了许多宝贵经验。

一、常用器具和选穴方法

（一）常用器具

各种规格毫针、电针仪、针盘、镊子、2% 碘酒、75% 乙醇、生理盐水、消毒棉球（或棉签）、纱布等。常用的电针仪如下。

1. 蜂鸣式电针仪　此种电针仪利用电铃振荡原理，将直流电转换成脉冲电流。这种脉冲电流波形较窄，如针尖状，且不对称。由于耗电量大，有噪声，现在已很少使用。

2. 降压式交流电针仪　此种电针仪以一般交流电源，经变压器将电压降至 25 V 以下，再经电阻和电位器加以调控输出，以获得适当的刺激强度。由于频率不可调，现在也很少使用。

3. 音频振荡电针仪 此种电针仪利用音频振荡器，在20～200 Hz，产生频率可调的正弦波电针仪，虽然频率与输出强度可调，但波形单纯，疗效较差，目前亦很少应用。

4. 晶体管噪音式电针仪 此种电针仪的电源为直流电，输入电压为6 V，噪声频率为15000～20000 Hz，调制频率为3～30 Hz，输出电压为0～50 V。E1332电针仪即属此种类型，主要适用于针刺麻醉与镇痛治疗等。

5. 声波电针仪 即声电针，是将音波发生器所产生的多种声源，如音乐、戏剧、歌曲、广播等声波输入电针仪，输出导线与刺入穴位的针柄相连，从而产生一种错综复杂、参差不齐、随机瞬变的复合声电波刺激，这种电波刺激不易引起人体的适应性，因此即使长时间治疗其作用也不衰减。由于没有较强的基波干扰，刺激较为舒适，患者易接受。声电流比一般脉冲波镇痛效果好。

6. 脉冲式电针仪 此种电针仪近年来在国内外应用最广。典型机种为G6805。其采用间歇振荡器为脉冲发生器，由可变电阻改变电路的时间常数，控制脉冲频率。在振荡变压器上绕有多组相互隔离的输出绕组，备绕组的输出经位器分压后输出。由多谐振荡器输出方波，可获疏密波及断续波与脉冲波型。但是这两种波形的频率是不可调的，方波产生的起伏信号可调制其幅度，可获起伏波及锯齿波等脉冲列波型。

（二）选穴方法

腧穴的选择与配伍是处方的前提。电针选穴的依据，大致和毫针取穴相同。首先对于病变部为较为明确的疾病，可以在病变局部或者临近的范围选取穴位；还要通过辨证，明确病变所属经络，选择针对病情的经穴，即所谓“辨证归经，按经取穴”；而结合腧穴的特殊治疗作用及临床经验，根据疾病的特殊或主要症状，除十二正经穴位外，还可选用经外奇穴。

电针的选穴方法除按照传统针灸理论，采用经络辨证、脏腑辨证取穴外，通常还可用神经干通过处和肌肉神经运动点取穴。

此外，电针的选穴还应按照电流回路要求，选穴宜成对，一般选用同侧肢体的1～3对穴位为宜，当选用单个腧穴进行治疗时，应加用无关电极。

1. 根据神经分布选穴

（1）头面部：听会、翳风（面神经分布区）、下关、阳白、四白、夹承浆（三叉神经分布区）。

（2）上肢部：颈6夹脊、颈7夹脊、天鼎（臂丛神经分布区）、青灵、小海（尺神经分布区）、手五里、曲池（桡神经分布区）、曲泽、郄门、内关（正中神经分布区)。

(3)下肢部：环跳、殷门(坐骨神经分布区)、委中(胫神经分布区)、阳陵泉(腓总神经分布区)、冲门(股神经分布区)。

(4)腰骶部：气海俞(腰神经分布区)、八髎(骶神经分布区)。

此外，也可用阿是穴作为电针刺激点。关于穴位的配对，如属神经功能受损，可按照神经分布特点取穴。如面神经麻痹，可取下关、听会、翳风为主，额纹消失配阳白、鱼腰，鼻唇沟变浅配人中、迎香，口角歪斜配地仓、颊车。坐骨神经痛取环跳、大肠俞外，配殷门、委中、阳陵泉等穴。

2. 根据受损部位选穴

(1)面神经麻痹：取听会或翳风为主穴，额部配阳白，颧部配颧髎，口角配地仓，眼睑配瞳子髎。

(2)上肢瘫痪：以天鼎或缺盆为主穴，三角肌配肩髎或臑上，肱三头肌配臑会，肱二头肌配天府，屈腕和伸指肌以曲池为主，配手五里或四渎。

(3)下肢瘫痪：股前部以冲门或外阴廉为主，加配髀关或箕门，臀、腿后部以环跳或秩边为主，小腿后面配委中，小腿外侧配阳陵泉。

3. 根据疾病相关的经络选穴　如心病取手少阴、厥阴经的穴位；肺病取手太阴经的穴位；肝胆病取足厥阴、少阳经的穴位；脾胃病取足太阴、阳明经的穴位，也可选取跟疾病相关经络相表里的经络上的经穴；肺病还可取与之相表里的手阳明大肠经的穴位。

4. 根据疾病的特殊或主要症状选穴　如腰痛选用腰痛点，落枕出现的颈项强痛选用外劳宫，哮喘选用定喘，胆囊结石出现的胆绞痛选胆囊，小儿消化不良选四缝，寄生虫疾病选四白、百虫窝等。

二、电针技术的基本操作方法

每次使用电针仪前，应当检查电源开关的旋钮位置是否在“关”的位置，强度调节旋钮是否在最小位置或者零位(无输出)。

针刺穴位得气后，再将电针仪上每对输出的两个电极分别连接在 2 根毫针针柄上。打开电源开关，选好波形，慢慢调高至所需要输出的电流量。治疗完毕后，应缓慢旋转输出强度旋钮回到零位，然后切断电源，撤去导线电极，退出毫针。

(一)连接电极的方式

根据刺激方式不同，有 3 种连接方式。

1. 针刺后通电 选定穴位，使用消毒后的毫针（或一次性毫针）进行针刺，“得气”后将针体通电。把脉冲电针仪上每对输出的 2 个电极分别连接到 2 根毫针的针柄上，一般将同一对输出电极连接在身体的同侧。如果在邻近的一对穴位上进行电针，可将两根毫针之间以干棉球相隔，以免短路。单穴电针时，可将另一电极接在用水浸湿的纱布上作为无关电极。

2. 皮肤片状电极 对穴位进行皮肤接触式电刺激，即将金属电极片或导电橡胶电极片固定在选取的穴位皮肤表面，在电极与皮肤接触处涂以导电膏或淡盐水。

3. 皮肤锥状电极 将皮肤锥形金属电极对穴位进行皮肤接触式点状电刺激，多用于毛发浓密处穴位。锥形金属电极尖端尽量准确地置于穴位点上，皮肤表面涂以导电膏，妥善固定。

（二）波形的选择

1. 疏波 一般频率低于 30 Hz 的连续波称为疏波。疏波短时能引起肌肉收缩，提高肌肉韧带张力，调节血管的收缩功能，改善血液循环，促进神经肌肉功能恢复。长时间使用则抑制感觉神经和运动神经，常用于治疗瘫痪、痿证、慢性疼痛，以及各种肌肉、关节和韧带的损伤。

2. 密波 一般频率高于 30 Hz 的连续波称为密波。密波能降低神经应激功能，抑制感觉神经和运动神经。常用于止痛、镇静、缓解肌肉和血管痉挛，也用于针刺麻醉等。

3. 连续波 因频率连续可调，亦称可调波，是单个基本脉冲波（疏波或密波）简单重复、中间没有停顿，采用不同方式组合而形成的波形。其兴奋作用较为明显，刺激作用强，常用于治疗痿证和各种肌肉关节、韧带、肌腱的损伤等。

4. 疏密波 疏密波是疏波、密波自动交替出现的一种波形。疏波、密波交替持续时间各约 1.5 s。其刺激作用较强，治疗时兴奋效应占优势。这种波形不易产生电适应性，可增加代谢，促进血液循环和淋巴循环，改善组织营养，消除炎性水肿等。常用于外伤、关节周围炎、腰背筋膜劳损、痛证、面瘫、肌无力、针刺麻醉、局部冻伤等。

5. 断续波 断续波是有节律地时断、时续自动出现的一种波形。断时，在 1.5 s 时间内无脉冲电输出；续时，密波连续工作 1.5 s。动力作用颇强，能提高肌肉组织的兴奋性，对横纹肌有良好的刺激收缩作用。常用于治疗痿证、瘫痪等。

6. 锯齿波 锯齿波是脉冲波幅按照锯齿状自动改变的起伏波。其频率接近人体呼吸频率，故可用于刺激膈神经，做人工电动呼吸，配合抢救呼吸衰竭。

（三）刺激量

打开电源开关，选择适当的波形和频率，通电时调节刺激量旋钮，使刺激电量从无到有、由小到大，至患者出现能耐受的酸麻感为佳。如果刺激强度对个别患者感到不够时，可采用串联接法将刺激量叠加。

当电流开到一定强度时，患者有麻、刺感，这时的电流强度称为“感觉阈”。如电流强度再稍增加，患者会突然产生刺痛感，能引起疼痛感觉的电流强度称为电流的“痛阈”。强度因人而异，在各种病理状态下其差异也较大。一般情况下在感觉阈和痛阈之间的电流强度是治疗最适宜的刺激强度。具体使用的电刺激强度应根据该病性质、病情，以患者耐受性而定，可分为强、中、弱 3 种。

1. 强刺激　通电后肌肉收缩明显，针感强，伴疼痛。适用于瘫痪和某些慢性疾病。

2. 中刺激　通电后即出现肌肉收缩，无痛感。适用于大多数疾病。

3. 弱刺激　通电后无可见的肌肉收缩，亦无痛感。仅适用于痉挛性瘫痪和眼周穴位的治疗。

（四）治疗时间

通电时间根据病情、患者耐受性和选择的波形等决定。一般在 5～20 min。用于镇痛一般在 15～45 min，针刺麻醉可持续更长时间。在治疗过程中，人体经过一段时间的通电刺激后会产生适应性，感到刺激逐渐变弱。这时应当适当增加刺激强度或改变频率，以保持相对恒定的刺激量，也可采用通电－断电－通电的刺激方法。断电时间一般为 1～2 min。

（五）注意事项

（1）电针仪使用前必须检查其性能是否良好、输出是否正常。

（2）调节输出量应缓慢，开机时输出强度应逐渐从小到大，切勿突然增大，以免发生意外。

（3）靠近延脑、脊髓等部位使用电针时，电流量宜小，并注意电流的回路不要横跨中枢神经系统，不可过强刺激。

（4）禁止电流直接流过心脏，不允许左右上肢的两个穴位同时接受一路输出治疗。

（5）如果在电针治疗过程中患者出现晕针现象，应立即停止电针治疗，关闭电源，按毫针晕针的处理方法处理。

（6）温针操作后的毫针，针柄表面往往氧化而不导电，应用时须将输出线夹在毫针的针体上或使用新的毫针。

（7）年老、体弱、醉酒、饥饿、过饱、过劳者，不宜使用电针。

（8）皮肤破损处、肿瘤局部、孕妇腹部、心脏附近、安装心脏起搏器者以及颈动脉窦附近禁忌电针。

三、电针技术在围手术期的临床应用

研究表明，电针和药物结合，可以使患者更好地度过围手术期，减少生理不适，促进生理恢复。电针在围手术期的应用，按照围手术期的分期分为术前、术中与术后。

（一）术前应用

1. 缓解术前焦虑，减轻患者的压力 在术前 30 min 至手术结束进行穴位刺激，可以使患者明显放松，缓解术前焦虑，达到镇静作用。电刺激神庭和印堂可以有效镇静，明显降低脑电双频指数（bispectral index，BIS）监测的机械通气危重症患者所需的镇静药物剂量。刺激双侧内关、列缺、云门、神门，也可达到镇静效果。

2. 优化患者术前状态 针刺可以优化患者的术前状态，改善重要器官的功能和储备，稳定血压和血糖，降低术中麻醉的风险，这是手术成功的先决条件，反过来可以减少术后并发症，加速患者康复。手术前可以根据患者自身情况选择合适的穴位进行电针刺激，调节机体平衡。比如慢性萎缩性胃炎可以电针刺激足三里。

3. 消炎以提前因急性炎症期不能进行的手术的术期 电针足三里穴可下调主要炎症细胞因子的分泌，能够激活迷走神经 - 肾上腺素能神经，产生显著的抗炎效果。

（二）术中应用

1. 镇静、镇痛，减少术中麻醉药物的用量 针刺与药物结合可以减少麻醉药物的用量，例如在胸腔镜肺叶切除术中，电针内关、合谷、列缺、曲池 4 个穴位镇痛作用显著，在增强镇痛效果的同时减少了麻醉剂的用量。在食管癌手术麻醉前后 30 min 电针内麻点 [小腿内侧，内踝尖上 7 寸（同身寸），胫骨后缘 0.5 寸处] 外侧、内关外侧可安全有效地辅助术中麻醉。

2. 稳定术中呼吸和循环功能 在肺切除手术中，麻醉诱导前电针双侧后溪、支沟、内关、合谷等穴位 30 min，直至手术，可帮助维持动脉压、心率的稳定；在开颅手术中，电针鱼腰、太阳、合谷、风池等穴位可使术中心率、动脉压较稳定。冠状动脉内应激指数（包括皮质醇、肾上腺素和血糖）水平明显降低；在心脏瓣膜置换手术中电针内关穴至手术结束前 30 min 可预防氧化应激损伤，保护心肌缺血 – 再灌注损伤。

3. 术中保护心脏、大脑和其他重要器官　电针预处理郄门和内关可减轻经皮冠状动脉介入治疗（percutaneous coronary intervention，PCI）后的心肌损伤。电针预处理内关、列缺、云门对心脏瓣膜置换术的患者有心脏保护作用。电针内关对小儿心脏外科有电保护心脏的作用，电针可显著降低患儿血清心肌肌钙蛋白水平及术后机械通气时间；在心脏手术全身麻醉中，电针可使通气和重症监护病房住院时间缩短，炎症反应减弱，对心脏有保护作用。

电针双侧合谷、曲池、足三里、三阴交辅助静脉吸入联合开颅全身麻醉可通过调节血浆内皮素和降钙素生成肽改善脑组织微循环，降低白细胞介素（interleukin，IL）–6 介导的促炎反应，发挥神经外科围手术期脑保护作用。

（三）术后应用

1. 缩短患者苏醒时间　在麻醉诱导前 30 min 电针合谷、内关、足三里，观察术后拔管时间和记忆恢复时间，发现电针可缩短患者的术后拔管时间。

2. 缓解术后疼痛　电针双侧合谷、内关、足三里和三阴交，每次 30 min，可缓解患者术后腹痛；在麻醉诱导前 30 min 在患侧合谷、列缺、曲池采用经皮穴位电刺激，可减轻肺切除术患者术后疼痛。

3. 预防术后恶心呕吐　在麻醉诱导前 30 min 电针刺激合谷、内关、足三里至手术结束，或在术后应用电针技术，可有效降低术后恶心呕吐的发生率。

4. 预防术后认知功能障碍　电针百会和足三里可以显著改善心肌缺血 – 再灌注所致的认知功能障碍，抑制神经元凋亡，降低氧化应激和炎症反应；电针百会可改善丙泊酚静脉麻醉引起的认知功能障碍；电针百会和大椎可以改善肝切除术后海马区认知功能障碍；麻醉前 30 min 电针百会、大椎、足三里可显著改善脊柱手术术后认知功能障碍和腹部手术术后认知功能障碍。

5. 促进术后胃肠功能和膀胱功能的恢复　腹腔镜结直肠癌术后 1～4 天电针足三里、三阴交、合谷、支沟，可显著缩短患者第一次排空持续时间、肠鸣音恢复时间、恢复正常饮食时间、独立行走时间，并预防术后肠梗阻；在肝脏和血管手术中，术前电针足三里和下巨虚对术后首次通气、排便和住院时间有明显改善；电针足三里可有效改善术后肠梗阻，缩短恢复时间；电针三阴交、足三里、水道、神阙可以改善术后尿潴留，促进术后排尿功能的恢复。

6. 缓解术后瘙痒及促进术后免疫功能恢复　乳房手术中电针双侧合谷、内关、足三里，术后瘙痒发生率降低；电针内关、列缺、云门可下调血清促炎细胞因子肿瘤坏死因子α水平，上调抗炎细胞因子IL-2和IL-10水平，改善围手术期免疫抑制。

四、电针技术在围手术期应用的案例分析

（一）电针技术治疗食管癌术后恶心呕吐

患者，男性，72岁，食管癌术后放化疗后3年复发，作为替代器官的胸腔胃再次发现占位，活检提示鳞癌。体检一般情况可，中度营养不良，皮肤干燥。心肺无异常，血常规、大小便、肝肾功能正常。在全身麻醉下行结肠代食管手术。术后患者剧烈呕吐，药物治疗无法缓解。为缓解患者术后恶心呕吐，麻醉医师进入病房为患者实施电针治疗。

【选穴原则】远部取穴，取内关、足三里。远部选穴是指选取距离病痛较远处部位的腧穴，体现了“经脉所通，主治所及”的治疗规律。西医学认为术后胃肠功能紊乱的病因与原发病灶的炎性刺激、麻醉、手术创伤等有关。此外，还可能与抗生素所致菌群失调和某些抗生素如甲硝唑本身的不良反应有关。足三里为足阳明胃经合穴，是肚腹疾患的常用穴，有和胃健脾、通腑化痰、升降气机的功效，常配内关。电针足三里和内关在促进手术后胃肠功能恢复，防治术后胃肠功能紊乱、胃肠痉挛性腹痛等并发症上有一定作用。

【操作方法】患者取仰卧位，用酒精消毒双侧内关和足三里，用一次性针灸针（规格0.25 mm×40 mm）快速透皮后，再继续垂直向下缓缓刺入约15 mm，提插数次，待患者出现重胀针感后（非麻感）留针；如出现触电感，说明刺激到神经干，需退针至皮下调整方向重新进针。然后使用穴位神经刺激仪，在双侧合谷和双侧足三里加电针，频率100 Hz，波形为连续波，强度从0开始逐渐加大，以患者能耐受为度（约2 mA）。电针时间为15 min，开始切皮前即刻停止刺激，拔除针刺针。患者恶心呕吐明显好转。

（二）电针缓解入手术室后患者焦虑状态

患者，女性，45岁，因“反复左乳破溃3年”入院，诊断为“浆液性乳腺炎”，拟行“左侧乳腺象限切除术”，患者否认既往病史，ASA分级为Ⅰ级。

入室患者神情紧张，自述心跳快，紧张；心电监护显示患者心率120 bpm，血压135/86 mmHg；言语安抚患者效果不明显，遂采用电针治疗。

【选穴原则】刺激神庭和印堂可以有镇静效果，刺激双侧内关、列缺、云门、神门也可达到镇静效果。

【操作方法】取患者印堂、内关、列缺、神门，常规消毒后采用一次性针灸

针（规格 0.25 mm×40 mm）快速透皮后，再继续垂直向下缓缓刺入约 15 mm，提插数次，待患者出现重胀针感后（非麻感）留针，使用穴位神经刺激仪，采用 2/100 Hz 疏密波，2 mA 电流，治疗 15 min。

【治疗效果】经电针治疗后，患者心率降至 70 bpm 左右，血压降至 110/67 mmHg，处于轻度镇静状态，监测 BIS 值为 76，而后采取喉罩全麻，手术顺利，患者安全出院。

（宋建钢　陈向东　余剑波）

参考文献

［1］钟岗，董国强，张楠．针刺辅助麻醉的临床应用研究进展［J］．中国中西医结合外科杂志，2021，4：666-668.

［2］周兵，张鸿宇，杨文利，等．临床电针治疗研究进展［J］．中国中医急症，2013，8：1379-1380.

［3］李珊珊，吴君怡，徐世芬．针刺麻醉镇痛的临床研究进展［J］．世界科学技术－中医药现代化，2019，12：2831-2837.

［4］姚远，田伟千．电针围手术期应用的时间参数研究进展［J］．中医药临床杂志，2021，33（8）：1628-1631.

［5］李淑红，康欣，马亚洁，等．围手术期电针联合抗生素防治切口感染的效果及对炎症因子的影响［J］．上海针灸杂志，2019，38（10）：1126-1130.

第十一节　揿针技术

揿针疗法是指将特制的小型针具固定于腧穴部位的皮内或皮下做较长时间留针的一种方法。揿针埋入皮下后，产生微弱持续稳定的刺激，不断促进经络气血的有序运行，激发人体正气，从而起到祛除病邪的作用。

一、常用针具和选穴方法

常用图钉型揿针，针身长 2～2.5 mm，针身直径 0.28～0.30 mm，针柄呈圆形，针柄直径 4 mm，针身与针柄垂直。临床以针身长度 2 mm 和针身直径 0.28 mm 者最常用。

根据不同的疾病部位，选取不同的穴位。对于痛证，一般以局部取穴为主；对于各类慢性疾病，可取相应的背俞穴。

二、基本操作方法

（一）施术前准备

1. 针具选择 根据疾病和操作部位不同选择相应的针具。

2. 部位选择 选择易于固定且不妨碍活动的腧穴。

3. 体位选择 选择患者舒适、医者便于操作的治疗体位。

4. 环境要求 应注意环境清洁卫生，避免污染。

5. 消毒

（1）针具消毒：使用一次性揿针。

（2）部位消毒：使用 75% 乙醇或 1%～2% 碘伏在施术部位消毒。

（3）医者消毒：医者双手应先用肥皂水清洗，再用 75% 乙醇棉球擦拭。

（二）施术方法

1. 进针 一手固定腧穴部位皮肤，另一手持镊子夹持针柄，将针尖对准穴位，垂直刺入。

2. 固定 使用透气防敏胶布直接覆盖、粘贴固定于局部，要求针柄平整地贴在皮肤上，并用指腹按压，无刺痛即可。

3. 固定后刺激 宜每日按压胶布数次，以患者耐受为度。埋针时间夏天 24 h，其他季节 2～3 天，平时注意检查，防止感染。

4. 出针 一手固定埋针部位两侧皮肤，另一手揭开两对侧胶布，然后捏住两侧胶布，垂直于皮肤将针取出。

（三）施术后处理

用消毒干棉签按压针孔，局部常规消毒。

（四）注意事项

（1）初次接受治疗的患者，应首先消除其紧张情绪。

（2）老人、儿童、孕妇、体弱者宜选取卧位。

（3）埋针部位持续疼痛时，应调整针的深度、方向，调整后仍疼痛应出针。

（4）埋针期间局部发生感染应立即出针，并进行相应处理。

（5）关节及颜面处慎用。

（五）禁忌证

（1）局部红肿、皮损及皮肤病患者禁用。
（2）紫癜和瘢痕部位禁用。
（3）体表大血管处禁用。
（4）孕妇下腹、腰骶部禁用。
（5）皮肤过敏患者及出血性疾病患者禁用。

三、揿针技术在围手术期的临床应用

揿针在围手术期临床应用较广，广泛应用于各科手术，临床报道可见无论是单独使用还是联合其他疗法治疗，均对揿针的疗效给予肯定。

（一）五官科手术

在眼科手术患者围手术期护理中，揿针超前镇痛可有效减轻患者疼痛程度，同时可能促进β内啡肽（beta-endorphin，β-EP）的释放；揿针超前镇痛还可以提高患者术中配合度，减少术后镇痛药物的使用，提高镇痛总体满意度。同时，临床研究提示揿针能明显改善青光眼小梁切除术后干眼症状（尤其是干涩感、烧灼感、刺痛感、眼痒感），值得临床推广。耳穴揿针疗法可以显著降低功能性鼻内镜手术患者术后 24 h、48 h、72 h 的疼痛程度，改善患者术后第 2 天和第 3 天的睡眠质量，无明显相关不良反应。

（二）乳腺、甲状腺手术

临床报道显示接受揿针治疗的甲状腺围手术期患者治疗后较治疗前的血清促甲状腺激素（thyroid-stimulating hormone，TSH）水平降低幅度，游离三碘甲状腺原氨酸（free triiodothyronine，FT_3）、游离甲状腺素（free thyroxine，FT_4）升高幅度均显著高于未接受揿针治疗组；揿针可改善乳腺肿瘤切除术后患者的睡眠质量，提高治疗效果。

（三）心血管手术

临床报道揿针治疗结合运动训练相比单纯运动训练，能够更好地改善中老年冠心病经皮冠状动脉介入治疗术后患者的心肺功能和运动能力，对患者躯体疼痛、精力、情感职能、精神健康等方面的改善也优于单纯运动训练。

（四）普外科手术

临床相关研究提示，揿针穴位刺激能有效缩短腹腔镜胆囊切除术患者术后恢复时间，降低疼痛程度，且能够有效降低手术对患者心率变异性的影响，减轻应激反应，调节患者的自主神经功能，减少患者苏醒期躁动现象，为围手术期安全提供保障；化嗝颗粒联合耳穴埋揿针治疗食管癌术后化疗患者效果确切，具有明显的增效减毒作用，可增强机体免疫功能，提高生活质量，缓解焦虑情绪，改善睡眠障碍，且疗效持续时间长。

（五）骨科手术

临床研究报道揿针治疗可降低骨伤科患者术后恶心呕吐的严重程度，提高术后舒适度，减轻患者痛苦，且安全有效，无明显不良反应，患者易于接受；耳穴揿针疗法辅助治疗可有效改善关节镜下肩袖修补术后患者疼痛程度及负性情绪，进而提高生活质量；揿针治疗可减轻髋关节置换患者术后疼痛，降低血清炎症因子水平，有利于髋关节功能恢复，且安全性较高；深层肌康复锻炼联合揿针治疗能明显减轻腰椎间盘突出症术后患者的腰部疼痛，提高其腰椎活动度及日常生活能力；骨科术后患者静脉自控镇痛联合揿针针刺内关、合谷的“多模式”镇痛可有效减轻术后疼痛，并且能有效预防术后恶心呕吐的发生，减少镇痛药物及止吐药物的使用量。

（六）妇科手术

临床研究报道揿针疗法可降低产妇的分娩疼痛，促进宫颈的成熟与扩张，可进一步减轻剖宫产术后硬膜外镇痛产妇的伤口疼痛及宫缩痛；揿针在试管婴儿（invitro fertilization and embryo transfer，IVF-ET）经阴道取卵术中镇痛效果好，术中及术后不良反应发生率低，且效果优于耳穴压豆；耳穴加足三里揿针可有效加快宫颈癌患者腹腔镜术后胃肠道功能恢复，降低胃肠道不良反应的发生率，提升胃动素水平，促进术后康复。

（七）肛肠科手术

临床报道显示揿针治疗痔疮术后尿潴留，可减轻患者疼痛不适、尿道损伤及外源性尿路感染等问题；揿针针刺二白穴可减轻混合痔患者术后疼痛程度，提高手术治疗效果；揿针对于缓解肛瘘术后疼痛有一定疗效，且不良反应较少，临床可用于疼痛较轻或体质较差不能耐受止痛药物的患者；中医情志疗法联合耳穴揿针疗法在防治混合痔外剥内扎术后尿潴留方面有一定疗效，能够促进患者的术后康复，提高其生活质量。

四、揿针技术在围手术期应用的案例分析

揿针治疗痔疮手术后排尿困难

术后排尿困难在临床痔疮手术后的患者中很常见，通过揿针疗法治疗效果显著。痔疮术后选取关元、中极、三阴交 3 个穴位，无菌操作，充分暴露穴位部位，采用 75% 的乙醇消毒，一手固定穿刺部位的皮肤，另一手持镊子夹持揿针针柄对准腧穴，刺入腧穴皮内，将胶布粘贴固定于局部，并给予适当按压，深度以患者耐受为度，埋针时要避开血管，让患者感受到无痛、不影响正常生活，指导患者适当按揉揿针以加强疏通之力，提高疗效。取针时观察患者的埋针部位，应一手固定埋针部位两侧皮肤，另一手揭两侧胶布，然后捏住两侧胶布，垂直于皮肤将针取出。动作宜迅速轻柔，以减少患者的不适。嘱患者饮食清淡，忌辛辣、烟、酒、刺激之物。经治疗，大部分患者排尿症状改善，经腹部行彩超检查膀胱残余尿量＜ 150 ml。

揿针技术以经络学说为基础，属于皮内针法的一种，是由“浮刺”针法演变而来，可以疏利气机、泻邪气。揿针为小型针，刺入腧穴后，停留一段时间，持续刺激，可促进经络气血的运行，起到治疗作用，且揿针短小，刺痛感不明显，患者更容易接受，埋于皮肤之下，固定后可以长久地刺激特定穴位，操作简便，易于在临床推广。

（丁自安　戚思华　余剑波）

参考文献

［1］陈璐璐，熊琦，陈沛．耳穴揿针对功能性鼻内镜手术患者术后疼痛和睡眠质量影响［J］．上海针灸杂志，2022，41（3）：264–267.

［2］姜涛．揿针穴位刺激对全身麻醉下腹腔镜胆囊切除术患者的临床应用研究［J］．现代医学与健康研究电子杂志，2022，6（8）：85–88.

［3］章小娟，赵锐，陈阳，等．揿针在体外受精 – 胚胎移植经阴道超声穿刺取卵术中镇痛的应用［J］．中国临床研究，2022，35（2）：230–233.

［4］高斐，程婷婷，卢灿省．揿针治疗肛瘘切挂术后肛周疼痛临床观察［J］．中医药临床杂志，2022，34（3）：561–564.

［5］张丽娜，倪敏，李明，等．情志疗法联合耳穴揿针在混合痔术后尿潴留中的应用［J］．安徽医药，2021，25（8）：1549–1553.

第十二节 颊针技术

颊针疗法是通过针刺面颊部的特定穴位治疗全身疾病的一种无痛针刺新疗法，在针灸归类上属于微针系统。颊针是以生物全息理论、大三焦理论、心身理论三个层面为指导，将西医的人体结构、中医的气化功能及心理与精神分析的心身整合融为一体，构建了相互贯通的全息–三焦–身心自洽理论系统，为认识生命和疾病提供了一个多元立体的全新视角。

全息层面：以四肢和脊柱的颈肩腰腿疼痛为主要对象，包括各种软组织损伤引起的急慢性颈、肩、腰、腿疼痛，也包括一部分复杂的颈椎病及腰椎间盘突出等，这些是颊针的有效治疗病种。

三焦层面：以解决脏腑功能紊乱以及病变为主，如胸闷、心悸、心律不齐、咳喘、痰多、过敏性鼻炎、克罗恩病、代谢障碍综合征、乳房胀痛、泛酸、烧心、腹胀、腹泻、便秘、胃炎、胃溃疡、胃肠功能紊乱、肥胖、尿频、尿急、痛经等。

心身层面：如各种应激综合征、忧郁症、焦虑症、情绪化、过敏性疾病、风湿、类风湿关节炎、慢性肌筋膜炎、多种内分泌疾病、顽固性皮肤病、慢性过敏性哮喘、顽固性失眠、记忆衰退、老年痴呆、头痛、偏头痛、子宫肌瘤、子宫内膜异位症、乳腺增生、不孕症、各种肿瘤放化疗后遗症及辅助治疗等。颊针为治疗心理疾病和各种复杂性疾病提供了一个全新领域，创立了一种安全、无痛、方便、有效、易学的新方法。

颊针疗法将中医的经络穴位与西医的解剖建立了一一对应关系，做到了中西医结合，具有安全化、无痛化、标准化、精准化、全科化的特点。

一、常用针具和选穴方法

建议使用一次性消毒针具和质量有保障的针具品牌，要求针体纤细光滑，具有弹性，不易折曲。通常选用微针（平柄型），规格选取 0.16 mm × 15 mm 或 0.18 mm × 30 mm。

在人体的面颊部存在一个涵盖整个人体信息的全息缩影，并呈现连续性特征。颊针疗法通过刺激面颊部集中分布的 16 个穴位治疗全身性疾病，16 个颊针穴位的定位默认是全息对应部位的中心点，取穴时需根据病变部位进行相应“微调”（表 2-12-1）。

颊针疗法主要是以体表解剖部位定位，以骨性标志物为基础，包括头与三焦穴位、脊柱穴位及下肢穴位。穴位代码为 CA+ 穴位序号。

表 2-12-1　颊针系统 16 穴区

颊针穴名（穴位代码）	标准化定位
头（CA-1）	颧弓中点上缘向上 1 寸
上焦（CA-2）	下颌骨冠突后方与颧弓下缘交叉处
中焦（CA-3）	上焦与下焦穴连线中点处
下焦（CA-4）	下颌内角前缘处
颈（CA-5）	颧弓根上缘处
背（CA-6）	颧弓根下缘颞颌关节下
腰（CA-7）	背与骶穴连线中点处
骶（CA-8）	下颌角前上 0.5 寸
肩（CA-9）	颞颧缝中点处
肘（CA-10）	眼外眦与颧骨最下端连线中点
腕（CA-11）	鼻孔下缘引水平线与鼻唇沟交点处
手（CA-12）	鼻孔下缘中点与上唇连线中点
髋（CA-13）	咬肌粗隆，下颌角前上 1 寸
膝（CA-14）	下颌角与承浆穴连线中点处
踝（CA-15）	膝与承浆穴连线靠人体中线 1/3 处
足（CA-16）	承浆穴旁 0.5 寸处

颊针疗法以 16 个基础穴位为核心，其选穴原则强调靶点对应关系。如果病因比较单纯，通常根据病变部位直接选择对应穴位，由于颊针穴位定位对准确性要求比较高，取穴需根据病灶部位、病理机制及病机靶点的动态变化进行调整。头穴除治疗头面部局部疾病外，还是精神、心身疾病的重要取穴。头穴的功能演化与神经心理学、脑科学的发展息息相关。颊针的基本功能是调理三焦，因此治疗与情绪相关的疾病，可以通过颊针疗法调理三焦及对应的脏腑。颊针的三焦穴不仅可治疗脏腑疾病，还是治疗全身病的基础，尤其是慢性病、疑难性疾病和身心疾病。

二、颊针技术的基本操作方法

（一）操作手法

颊针疗法强调气至而有效，重视调神调气，不追求针感，着眼病理靶点的变化。提倡无痛进针、快速进针，如飞针和套管进针都可以。

（二）针刺深度

直刺0.2～0.5寸，斜刺0.5～1寸，透刺0.5～1.5寸，针刺深度须根据病位进行调整，病轻则浅，病重则深，检查病灶并结合腹诊判断，具体参照疾病的性质和部位及患者个人情形而定。

（三）出针

出针后用干棉球压迫片刻，切忌揉挤，以防出血、渗血，特别是在靠近眼周围组织疏松部位，有出血倾向者禁针，可使用灸法或点压揉按，畏针者和小儿可用手指按压或橡皮刮擦对应穴区。

（四）留针时间及疗程

留针20～40 min。留针期间，可根据患者的反应调针、补针，以确保疗效。通常3日1次，5次为1个疗程。

三、颊针技术在围手术期临床应用

颊针疗法作为一个新的微针体系，临床观察发现其在围手术期有以下应用：镇痛、消炎、组织修复；止吐、止咳、止呃逆；治疗谵妄、躁动；催醒；改善通气；治疗喉痉挛；治疗心律失常；治疗尿潴留；帮助快速恢复胃肠功能；治疗操作和体位引起的一些不适及损伤（包括神经损伤）；治疗荨麻疹；帮助产后催乳；治疗高血压；治疗失眠；等等。

颊针用于围手术期镇痛，除头颅外，颈部、上肢、胸腹、盆部、下肢都可选用。颊针疗法辅助围手术期镇痛，可以减少术中阿片类镇痛药使用量和减少术后镇痛泵中镇痛药使用量。颊针疗法联合镇痛泵用于术后镇痛，镇痛效果满意。

四、颊针技术在围手术期应用的案例分析

（一）颊针疗法辅助围手术期镇痛

患者，女性，73 岁，双膝骨性关节炎，行双膝关节置换术，麻醉方法：喉罩全麻 + 颊针疗法，颊针疗法用于辅助围手术期镇痛。取穴思路：神经支配 + 解剖结构。取穴：腰、骶、膝加强。手术历时 4 h，过程顺利，术后清醒的时候患者没有疼痛反应，术后 24 h 随访，镇痛良好，静息状态下 VAS 评分 0 分。

（二）颊针疗法用于术后镇痛

患者，女性，85 岁，无痛性右腹股沟肿物 3 年，肿物大小为 15 cm × 15 cm，肿物引起右下肢凹陷性水肿 1 年，诊断为腹股沟斜疝，入院拟行手术治疗。患者既往有高血压、冠心病、Ⅱ型糖尿病、肺内感染病史，患者术前合并轻度认知功能减退。麻醉方法：腰硬联合 + 颊针疗法，颊针疗法用于术后镇痛和预防谵妄。取穴：头、颈、上颈、腰、骶、中焦、下焦等。术后未加镇痛泵，24 h 后随访，也没有疼痛反应，没有出现谵妄，病区未给任何镇痛药（图 2–12–1）。

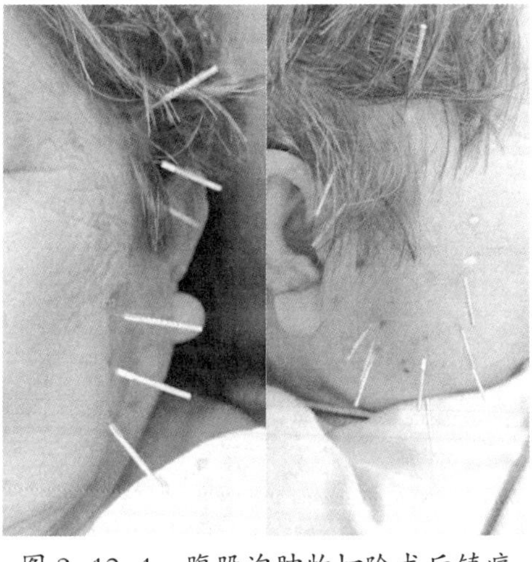

图 2–12–1　腹股沟肿物切除术后镇痛

（三）颊针疗法预防乳腺癌术后化疗相关的恶心呕吐

患者，女性，50 岁，乳腺癌术后化疗治疗。从第 2 个疗程开始用颊针疗法预防恶心、呕吐，在余下的几个疗程用药期间没有出现严重的恶心呕吐，恶心、浑身没劲、浑身酸痛等不适症状经颊针治疗后均消除。取穴：上颈、颈、背、腰等（图 2–12–2）。

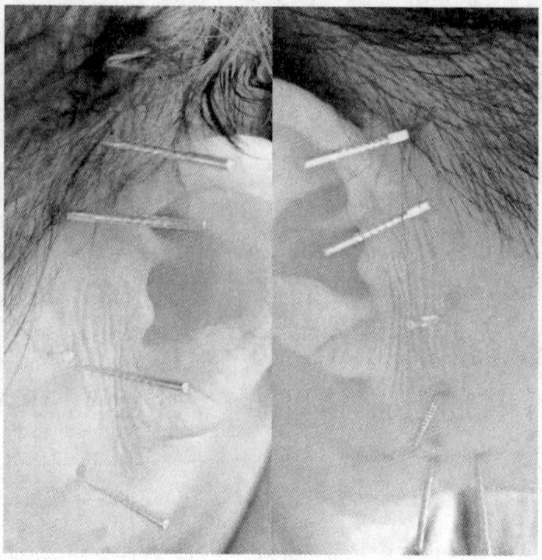

图 2-12-2　颊针治疗化疗引起的恶心呕吐

（四）颊针治疗术后谵妄

患者，女性，60 岁，因子宫肌瘤入院。行腹腔镜下子宫肌瘤切除术。患者既往有轻度的抑郁症病史，现不服用任何药物。麻醉方法：全麻插管，手术历时 2 h 30 min，过程顺利，患者术后清醒送返病区。术后第 2 天下午，出现谵妄，答非所问，不自主地拔手上的留置针贴和导尿管，给予颊针治疗。取穴：头、三焦、腰、骶等，留针 30 min 后拔针，第 2 天随访，患者完全恢复正常（图 2-12-3）。

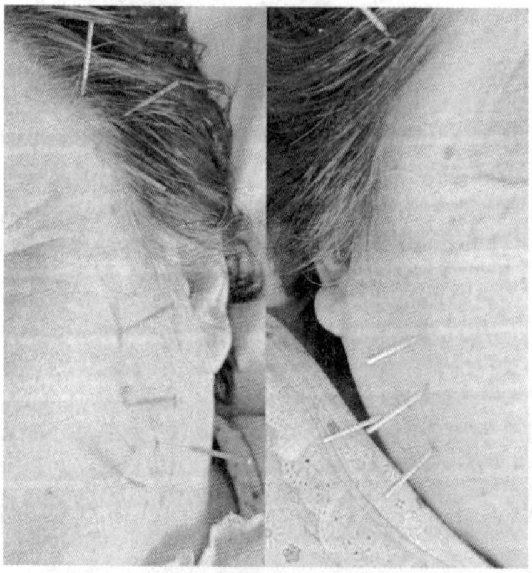

图 2-12-3　颊针治疗术后谵妄

（五）颊针治疗术后胃肠功能恢复不良

患者，男性，86 岁，胰头占位，梗阻性黄疸，肝损害，胆囊炎，胆囊结石，行手术治疗。术中发现肝转移，手术方式为胆囊切除术，T 管引流术，胆总管空肠吻合术，空肠端侧吻合术，腹腔引流术。手术历时 3 h，术后患者清醒送回重症监护病房。术后第 7 天拔除胃管，进少量流食后出现呕吐，呕吐物含有胆汁，病区大夫考虑为胃肠功能恢复不良所致，给予颊针治疗，留针 30 min 后拔针。第 2 天随访，患者感觉良好，进食鸡蛋羹后未再出现呕吐等反应。

（刚桂清　唐秋琴　余剑波）

参考文献

[1] 王永洲. 颊针疗法 [M]. 北京：人民卫生出版社，2017.

第十三节　壮医针法技术

壮医针法技术是壮族传统医学的特色疗法，以“三道两路”（谷道、水道、气道，龙路、火路）理论为基础，通过刺激体表特定“反应点”调节气血、平衡阴阳，从而祛除疾病。壮族医学源远流长，洪荒时代，壮族先民能取火进而烧制陶器，开始食用熟食，有利卫生，后又采集植物进而识别百药。考古遗址中发现的一些尖状器、陶片、骨针成为壮医使用针砭、角疗、骨刮的起源，如从广西“柳州人”遗址（柳州）、“贝丘”（南宁）、甄皮岩人类遗址（桂林）发现的褪石器、小状器、兽骨、角针以及陶片等物品，即壮医后来常用的“砭针”“陶针”“角疗”“骨刮弓”等医疗工具的原型。1985 年考古学者从武鸣县战国墓中挖掘出的两枚青铜针，说明壮医很早就探索和创造了“针术”和“角疗”的治疗方法。

一、壮医针法的分类

（一）壮医陶针疗法

1959 年，第一部壮医针灸学专著《陶针疗法》出版，为覃保霖所著。书中主要介绍了陶针的挑刺手法和取穴经验。现存的壮医陶针与《灵枢·九针十二原》所描述的镵针非常相似，尤其是形状，而陶针和镵针又与砭石的形状十分相似。陶片经敲击打磨而成的陶针比砭石更锐利，更适合用于针刺治疗。《黄帝内经》曾记载：“其民食鱼而嗜咸，皆安其处，美其食。鱼者使人热中，盐者胜血，故其民皆黑色疏理，其病皆为痈疡，其治宜砭石。故砭石者，亦从东方来。”壮族先民总结了以往砭石的治疗经验，发挥本民族特点以及结合独特的地理环境，陶针疗法就此诞生。清代《验方新编》记载陶针可用于治疗痧、瘴、霍乱等疾病。“用锋利瓷碎片，刺少商穴，委中穴二处，使出血即愈，百发百中”，此为治霍乱疾病；“用瓷瓦有锋者，或刺额上，或刺眉丛，或刺两手膊，出血一升即解”此为治烟瘴。

壮医陶针是通过按压体表的相应穴位，或刺割至皮下出血以达到治病目的的一种治疗方法，通过疏畅三道两路，调整气血平衡，使天、地、人三气复归同步而达到治疗目的，具有止痛、止痉、镇静、消炎的作用。临床常用于治疗小儿夜啼、中风、中暑、小儿急慢惊风等病证。至近代，陶针疗法在广西地区的柳州石龙、南宁武鸣等地仍有人使用。

（二）壮医浅刺疗法

年代最早的青铜针及银针先后发现于壮族地区，而同一时期有关文献却未见记载，且其他地方也未发现有相同或相似的针具，基于此，有极大可能出土的青铜针及银针仅在壮族地区使用。壮族地区出土的青铜针及银针在外形上都有针柄长、针身短的特点，可以推测其主要用于留针时间较短的浅刺，因此有学者将运用该针的疗法称为壮医浅刺疗法。《灵枢·经水》所载的针法亦为留针时间较短的浅刺疗法，如“足阳明刺深六分，留十呼。足太阳深五分，留七呼。足少阳深四分，留五呼。足太阴深三分，留四呼。足少阴深二分，留三呼。足厥阴深一分，留二呼。手之阴阳……其刺深者，皆无过二分，其留，皆无过一呼。”说明壮族地区出土的青铜针及银针的针法与《灵枢·经水》所载的针法有一定的相似之处。

（三）壮医针挑疗法

壮医针挑疗法是运用大号缝衣针或三棱针（古时用硬植物刺、青铜针、银针）等作为针具，在体表一定部位上挑刺，使皮肤微微出血，流出组织液，或拨出一些纤维，从而达到治疗目的的一种方法。1964 年，《痧症针方图解》（手抄本）由罗家安根据自己的经验编著出版，其中包括近百种疾病的治疗。1985 年，黄贤忠通过挖掘整理针挑疗法而编著《壮医针挑疗法》一书，该书介绍了壮医针挑疗法的操作手法、取穴及各科疾病的治疗。壮医针挑疗法在壮族地区早有流传，有关针挑疗法的记载最早见于葛洪的《肘后备急方》，曰：“已深者，针挑取虫子”，这里“针挑虫子”是为了治疗“沙虱毒”。据考证，“沙虱毒”与恙虫病在生活形态、发病情况、临床特征等较为相符。恙虫病主要流行于气温与湿度较高的热带与亚热带，在我国该病主要流行于包括广东、广西在内的南方地区，并且葛洪曾到广东罗浮山及广西北流勾漏洞炼丹多年。据此，我们可以推测针挑疗法治疗“沙虱毒”之记录有可能是葛洪在两广地区所积累的直接或间接医疗经验，壮族地区有可能是针挑疗法起源地之一。至宋代，针挑疗法被称为“挑草子”，如《桂海虞衡志》曰：“草子，即寒热时疫，南中吏卒小民，不问病源，但头痛不佳，谓之草子。不服药，使之锥刺唇及舌尖出血，谓之挑草子。”《岭外代答》《岭南卫生方》详记了“挑草子”治瘴的急救经验，如《岭外代答》曰：“南人热瘴发一二日，以针刺其上、下唇，其法卷唇之里，刺其正中，以手捻其唇血……应手而愈。”明清时期《瘴疟指南》《理瀹骈文》《幼科切要》《串雅内外编》等医籍中也常出现针挑疗法的身影。壮医针挑疗法通过针挑龙路、火路的体表网结，疏通经隧瘀滞，疏调气机，调和阴阳，鼓舞正气，逐毒外出，具有活血止痛，除痧，通痹，祛湿毒，通水道、龙路、火路等作用。壮医针挑疗法的适用范围较广，可以治疗内、外、妇、儿和五官科的多种病证，尤其是对痛证、痧证（羊毛痧、七星痧、五梅痧等）、痹证、四肢关节疼痛或僵直、腰痛、跌打损伤、肌肤麻木不仁等，疗效显著。至今壮族地区仍流行针挑疗法，善用针挑疗法的医家中较著名的有罗家安、农大丰、黄贤忠、牙廷艺等。

（四）壮医毫针疗法

壮医毫针疗法是以毫针刺入人体体表的一定部位、穴位或反应点，以通调人体三道两路而达到防病治病的一种方法。其最大的特点是以痛为腧、以灶为腧，而不需循经取穴，壮医毫针疗法操作简单、疗效显著，适应范围非常广泛，凡针灸疗法所能治疗的病证，均可用壮医毫针疗法治疗。

（五）壮医油针疗法

壮医油针疗法是壮医常用的针法之一，方法独特，疗效显著。壮医油针疗法通过针具对人体体表一定部位或穴位的刺激，以及热量和药物对体表皮肤的渗透作用，疏畅三道两路，调整气血平衡，使机体功能恢复，从而达到防治疾病的目的；具有止痛，通经活络，调气，祛风除湿毒，通龙路、火路的作用。临床上常用于治疗风湿骨痛、慢性支气管炎、腰痛等病症。

（六）壮医火针疗法

壮医火针疗法是将针尖烧红后迅速刺入人体一定穴位或部位以治疗疾病的一种方法。壮医火针疗法常用的主要有 3 种：药物火针、非药物火针、非药物三火针。壮医火针疗法是通过烧红的针具，在人体龙路、火路的某些体表气聚部位施以针刺治疗，通过温热刺激及经络传导，调整、调节和畅通人体气血，增强人体抗病能力，加速邪毒化解或排出体外，使天、地、人三气复归同步。壮医火针疗法具有祛瘀，温阳散寒，除湿止痛，泻火解毒，散结消肿，通调龙路、火路的作用。

二、壮医针法的选穴特色

壮医针法理论主要分为“气血均衡理论”和“道路传导学说”，遵循调气、补虚、解毒、祛瘀四大治则。气血均衡理论认为：气和血一阴一阳，是构成人体和涵养生命的最基本物质。气调则道路自通，路通则气血自畅，气血平衡调畅，三道两路通畅，人体内部的天、地、人三部之气同步运行，且能与大自然的天气、地气保持同步运行，化生不息，人体则处于健康状态。气血均衡协调是维系人体健康的基本条件，气血失衡则疾病丛生。气血均衡理论是广西黄氏壮医针灸流派理论基础的核心，黄氏流派据此提出“平衡气血”的疾病治疗总原则，具体包括“调气、解毒、补虚、祛瘀”四大治疗原则。经络学说不属于壮医基础理论范畴，故壮医针灸不以经络学说作为临床的主要指导思想。壮医认为，三道两路系统把人体各部联接成一个有机的整体，道路与体表相通，在体表有很多的穴位，通过针刺或点灸刺激这些体表穴位可以疏通人体道路系统，调节、激发和通畅人体的气血，增强正气，提高人体抗病能力，祛除病邪，使天、地、人三气复归同步，恢复气血阴阳平衡，治愈疾病，恢复健康。故壮医的针刺以浅刺为主，进针后不强求产生“酸、麻、胀”等中医经络传导的针感。

壮医针灸除了使用中医针灸穴位，更多的是应用壮医特点穴，如龙氏的脐周四穴、下关元穴、鼻通穴等；覃氏的背廊穴、肩胛环等；黄氏的脐环穴。壮医特点穴分天部穴位、人部穴位、地部穴位和其他穴位四大类，共50多个。天部穴位、人部穴位、地部穴位有固定的名称和位置，梅花穴、长子穴等特定穴有固定名称而无固定的位置。特定穴中有部分为穴位群，如脐环穴、耳环穴，是一组多个穴位的总称。

以黄瑾明教授为代表的广西黄氏壮医针灸流派进一步完善壮医理论体系，2017年出版了《壮医针灸学》，壮医针灸学术体系日臻完善。黄氏壮医针灸流派取穴遵循“寒手热背肿在梅，痿肌痛沿麻络央，唯有痒疾抓长子，各疾施治不离乡”的总则，在疼痛处、病患处的体表选取治疗穴位，结合僮道路、远近部取穴法，选择一些壮医特定穴、十四经穴、奇穴和阿是穴组合成针灸处方。

二、壮医针法在围手术期的临床应用

（一）治疗术前失眠、焦虑

术前焦虑指患者因疾病、住院、麻醉手术及不确定感所继发紧张不安的负面心理状态。据估计，有25%～80%拟行手术治疗住院患者会出现术前焦虑，其发生不仅会增加手术风险，还会增加麻醉剂量，从而对患者的术后恢复不利。因此，术前进行合理的干预，缓解术前焦虑，对促进患者术后早期康复尤为重要。针刺失眠穴方源于广西中医药大学肖继芳教授多年来针刺治疗失眠症的经验方，以取神门、三阴交、支沟、足三里为主穴，并加百会、四神聪为配穴，临床疗效肯定。脐内环针是黄瑾明教授在壮医民间经验挖掘过程中，在壮医基本理论指导下及在长期壮医针刺经验上新创的针法，在原发性及顽固性失眠调治方面，取得了丰富经验和较好疗效。失眠穴方合脐内环穴针刺方法是临床优选和适宜推广运用的方法。

（二）改善术后尿潴留

尿潴留是痔疮术后最主要的并发症之一，有研究表明，痔疮患者术后并发尿潴留的概率高达20%～52%。痔疮术后患者因麻醉、疼痛、敷料压迫过紧及心理、环境等因素影响，极易引起膀胱颈和尿道括约肌痉挛而出现尿潴留。尿潴留，中医称之为“癃闭”，多发生于术后当日，常表现为患者术后6～10 h排尿不畅或不能自行排尿，下腹胀痛，膀胱充盈，耻骨上可触及膨隆肿物。术后发生尿潴留会引起膀胱炎、尿道炎等，甚至急性肾衰竭，不仅给患者带来很大痛苦，还为临床治疗带来许多挑战。壮医药线点灸配合按摩治疗术后尿潴留效果显著。选用关元、气海、大横（双）、足三里（双）、三阴交（双）等穴。关元、气海有补肾壮阳之功效，大横（双）可促使膀胱收缩，足三里（双）、三阴交（双）能疏利气机，促进水液的运行及膀胱的气化。当肾气已充，气机已利，则小便自出。总之，采用点线配合按摩手法治疗术后尿潴留就是通过热和力刺激相关穴位，进而疏通经脉，宣导气血，调和阴阳，从而使泌尿系统功能恢复正常，达到治疗目的。

（三）促进膝骨关节炎关节镜术后康复

原发性膝骨关节炎以中老年患者多见，膝关节镜可以有效地缓解膝关节炎患者的临床症状，缓解疼痛，改善功能。但手术完成只是治疗的一部分，术后膝关节的功能康复是一个循序渐进的过程，壮医药线点灸疗法是壮医独具特色的传统医疗技法之一，药线点灸采用的药线是经过壮药浸泡后制成的苎麻线，其气味芳香、辛散，施灸时术者用拇指和示指捏住药线，点燃后熄灭明火，直接灸灼患者体表相应的穴位，具有活血化瘀、消肿止痛的作用。

（四）促进腹腔镜术后胃肠功能恢复

术后胃肠功能紊乱是以消化道症状为主的临床综合征，主要特点为肠鸣音减弱或消失，临床表现主要为腹胀、腹痛以及由胃肠运动障碍导致的排泄不良等，是外科手术后常见的并发症之一。术后胃肠功能紊乱通常是由腹腔内容器官受到机械性牵拉，脏器缺血以及胃肠内容物的污染从而进行腹腔冲洗等机械化学刺激等因素引起的。壮医药线点灸采用壮医 2 号药线点灸壮医止吐穴、谷线穴（7 穴）、脐环穴（4 穴），每日 1 次。结果表明，壮医药线点灸能促进结肠癌根治术后胃肠功能恢复，而且减轻胃肠道症状效果较好；同时，大大缩短操作时间，降低护理成本，值得在临床上广泛推广应用。

四、壮医针法在围手术期应用案例分析

（一）改善睡眠障碍

患者，男性，57 岁，膀胱造瘘择期手术患者，现因睡眠障碍，拟求广西中医药大学附属国际壮医医院壮医经典病房对症治疗。

【现病史】车祸后，神经源性膀胱，无法自行排尿，拟行膀胱造瘘术。于住院期间出现睡后易醒，醒后难入睡，每天睡眠时间约 3 h，自觉睡眠浅，多梦，易醒，曾自服中药治疗和咪达唑仑片，服药后稍有好转。为寻求进一步民族医治疗来诊。

【既往史】否认传染病、高血压、糖尿病、家族遗传病史。

【壮医辨病辨证依据】患者因睡眠障碍入院。本病属于壮医学“年闹诺”范畴，本病源于患者年老体虚，气虚无以推动血液运行，阻滞龙路火路，阴阳失调，导致三气不能同步，而出现入睡困难、睡后易醒之症，舌暗红，苔薄白，舌下脉络迂曲，脉细涩，为龙路火路瘀阻之症。慢性病程、瘀血为阴，故本病辨为阴证——瘀毒型。

【鉴别诊断】本病应与兰奔相鉴别，支持点：两者均为“巧坞”病，都可出现头晕头痛症状。不支持点：但前者以难以入睡或睡而不稳，反复醒来为主症，头痛头晕常常为不寐引起的继发症状；后者以头晕眼花，旋转不定为主要症状，可予鉴别。

【初步诊断】壮医诊断：年闹诺；壮医证型：阴证——瘀毒型。

【治疗】拟予普通针刺，壮医天阴阳针法：脐内环穴，安眠三穴，印堂，百会，气海，双侧合谷、内关、神门、足三里、天枢、阳陵泉、太溪、三阴交、太冲，以补益脏腑，疏通局部龙路火路，使气血能上达巧坞以安神。

【结局】患者睡眠障碍明显改善，头痛头晕症状消失，身体各项功能逐渐恢复，达到择期手术标准。

（二）治疗卒中后并发症

患者，男性，57岁，因“右侧肢体无力伴言语不利4个月余”入院。于门诊拟脑梗死恢复期收治入院。患者坐轮椅入院。

【现病史】家属代诉患者于2022年3月26日突然出现言语不利，右侧肢体麻木、乏力加重，无法行走，头晕，嗜睡状态，无头痛，无晕厥，无口角流涎，住院期间查头颈、头颅磁共振提示：左侧额顶枕叶、尾状核头、放射冠多发急性脑梗死；左侧顶叶陈旧性出血灶；头颅磁共振血管成像：左侧大脑中动脉M1段管腔重度狭窄；颈部磁共振血管成像未见明显异常；颈椎骨质增生，颈3/4～颈6/7椎间盘变性、突出。1个月前患者因右侧肢体乏力，言语不利，行走困难再发加重，行DAS结果示：左侧大脑中动脉M1段重度狭窄，余全脑动静脉血管未见明显异常；双肾动脉造影未见明显异常，排除手术禁忌，于2022年5月24日在全麻下行选择性脑血管造影术＋左侧大脑中动脉M1段球囊扩张及支架成形术，患者症状好转后出院。

【既往史】既往诊断为“高血压病2级（极高危组）”，目前服用厄贝沙坦片、马来酸左氨氯地平分散片控制血压，家属诉近期血压控制尚可。既往诊断为“痛风性关节炎、颈椎病、卒中后抑郁、睡眠障碍、肝功能损害”，具体诊疗不详。全麻下行选择性脑血管造影术＋左侧大脑中动脉M1段球囊扩张及支架成形术。否认病毒性肝炎、肺结核、疟疾等传染病史，否认糖尿病、冠心病等病史，否认外伤史，否认输血史，否认药物、食物过敏史，预防接种随当地进行。

【壮医辨病辨证依据】患者因“右侧肢体无力伴言语不利4个月余”入院。本病属于壮医学“麻邦”范畴，源于患者劳累日久，久病体虚，嘘嘞受损，三道两路不通，使天地人三气不能同步，巧坞功能失调而致本病。龙路、火路运行不畅，故单侧肢体无力，言语含糊。

【壮医鉴别诊断】本病可与“缩印糯哨（痿证）”相鉴别。支持点：两者均有行动不便。不支持点：缩印糯哨以进行性肢体痿软、不能随意运动为主要症状，但是多病程较长，肌肉渐脱，尤其小腿肌肉，“勒答”白睛脉络弯曲小；麻邦以半身不遂、言语不利为主要临床表现，结合临床表现及影像学检查可鉴别。

【壮医诊断】麻邦、郎胛、中风；壮医证型：阴证——气血亏虚，龙路瘀阻型。

【治疗】壮医天阴阳针法，脐内外环穴，百会，印堂，气海，关元，双侧合谷、内关、曲池、足三里、三阴交、丰隆、太溪、太冲、手三里等穴。每日1次，共7日（图2-13-1）。

【结局】患者患侧肢体活动明显改善，对答流畅。

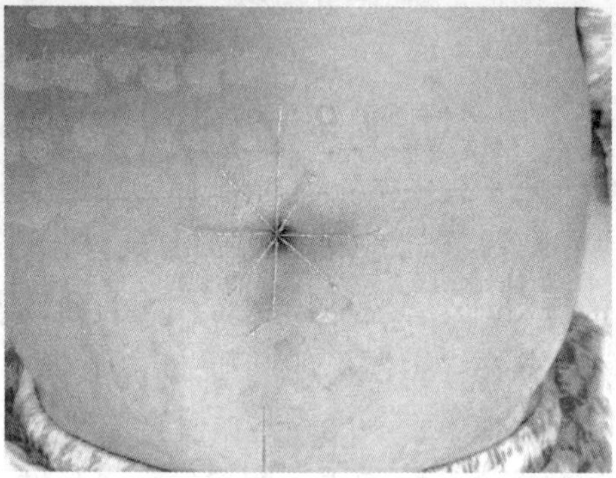

图2-13-1　壮医黄氏脐内外环穴针刺

（王喜军　何并文　秦祖杰　余剑波）

参考文献

［1］李婕，黄贵华，黄瑾明，等. 概述壮医对带状疱疹后遗神经痛的认识［J］. 民族医药，2012，35（6）：42-43.

［2］刘儒鹏，王鸿红，宋宁，等. 广西黄氏壮医针灸流派天阴阳针法概述［J］. 中国针灸，2020，40（9）：991-995.

［3］戴铭. 壮族医学史［M］. 北京：中国中医药出版社，2016.

［4］陈攀，李晶晶，方刚，等. 几种壮医针法的临床应用简述［J］. 中国民族医药杂志，2012，3（3）：23-24.

［5］黄瑾明，宋宁，黄凯. 壮医针灸学［M］. 北京：中国中医药出版社，2017.

第三章
灸法类中医适宜技术在围手术期的应用

第一节 灸法的概念及特点

一、灸法的概念

灸法古称“灸焫”，又称艾灸，是指以艾绒为主要材料，点燃后直接或间接熏灼腧穴或病变部位的一种治疗方法。也可在艾绒中掺入少量辛温香燥的药末，以加强治疗作用。清代吴仪洛所著的《本草从新》记载：“艾叶苦辛，生温，熟热，纯阳之性，能回垂绝之阳，通十二经，走三阴，理气血，逐寒湿……以之灸火，能透诸经而除百病。”《灵枢·官能》曰：“阴阳皆虚，火自当之……经陷下者，火则当之；结络坚紧，火所治之。”该法有温经通络、升阳举陷、行气活血、祛寒逐湿、消肿散结、回阳救逆等作用，并可用于保健。对慢性虚弱性疾病和风、寒、湿邪为患的疾病尤为适宜。因其制成的形式及运用方法的不同，又可分为艾条灸、艾炷灸、温针灸和温灸器灸等数种。

灸法能健身、防病、治病，在中国已有数千年历史。“灸”字，在现存文献中以《庄子》最早提及，如《庄子·盗跖》载孔子劝说盗跖，碰了个大钉子，事后对柳下季说：“丘所谓无病而自灸也。”但“灸”的本字是“久”字，如1975年于湖北云梦睡虎地出土的秦墓竹简《封诊式·贼死》中载：“男子丁壮，析（皙）色，长七尺一寸，发长二尺，其腹有久故瘢二所”，此“久”即“灸”之本义，训为灸灼。长沙马王堆出土的汉墓帛书《足臂十一脉灸经》《阴阳十一脉灸经》主要论述十一脉循行主病及灸法。《五十二病方》也有记载，其中有“以艾裹，以艾灸癫者中颠，令烂而已”的说法。汉代许慎《说文解字》曰：“灸，灼也，从火。”从甲骨文字形的研究考证，现代胡厚宣认为：“我释床，亦即庥字……字当象一人卧病床上，从木象以火艾灸病之形。”《黄帝内经》中记载有“陷下则灸之”，“针所不为，灸之所宜”，“阴阳皆虚，火自当之”，“治癫疾者……灸穷骨二十壮”，“灸之则可，刺之则不可。气盛泻之，虚则补之”。张仲景所著《伤寒论》中记载，其用灸法多用于治疗三阴经病、虚证、寒证、阳衰阴盛证。例如，“少阴病得之一二日，口中和，其背恶寒者，当灸之，附子汤主之”，“少阴病，下利，脉微涩，呕而汗出，必数更衣，反少者，当温其上，灸之”，“伤寒六七日，脉微，手足厥冷，烦躁，灸厥阴。厥不还者死”，“下利，手足厥冷，无脉者，灸之”，“少阴病，吐利，手足不逆冷，反发热者，不死。脉不至者，灸少阴七壮”，“伤寒脉促，手足厥逆，可灸之”，“烧针令其汗，针处被寒，核起而赤者……灸其核上各一壮”。皇甫谧所著《针灸甲乙经》是我国现存最早的针灸学专著，该书除了论述有关脏腑、经络等理论，还记载了全身穴位649个，穴名349个，并对各穴位明确定位，对各穴的主治证、针灸操作方法和禁忌等都做了详细描述，并一一纠正了以前的谬误。闻人耆年在其著作《备急灸法》中记载：“论灸治，取穴法更不比针，须专心穷究分毫无错，方可燃艾。”孙思邈的《备急千金要方》，采用灸法，治疗某些热症，拓展了灸法临证适用范围，注重灸量。《太平圣惠方》是一部影响深远的大型综合性方书，其中记载了不同腧穴的灸法、灸量、施灸时机，可灸病证、禁灸病证、施灸时机与自然天气的关系，隔物灸的操作及药物的选择，以及灸疮调护等各方面的内容。南宋著名针灸学家王执中著《针灸资生经》，书中多处记载有灸治急症的内容，并首先记载了天灸法治疗疟疾。宋代《备急灸法》是我国首部灸治急性病证的专著，又名《备急灸方》，介绍了诸发、肠痈、溺水、自缴、蛇咬伤等22种急证灸治方，每方均记出处，并有简明图说。清代吴谦等编纂的《医宗金鉴》内载灸法歌诀22条，不仅重视内、妇、外科危症、急症、难症的灸法治疗，而且对传染性疾病也提出灸疗的方法。艾灸历史源远流长，是中华文化的瑰宝。

二、灸法的特点

（一）灸法临床诊治特点

1. 辨证与辨经结合　辨证，即运用中医学理论，将望闻问切收集到的与疾病有关的症状及体征，进行分析、综合判断为某种“证候”，即“证”。辨经，即运用经络相关理论，辨别其病变的经络脏腑归属，选择恰当的经络及腧穴施治。辨证与辨经是针灸临床辨证论治的核心。临床应用中，在明确辨证的基础上，结合经络循行部位及其所联系的脏腑进行辨证归经，根据辨证及辨经相结合的结果，进行科学的组方配穴，依方施术，在面对不同的疾病时，就能达到较好的治疗效果。

2. 辨证与辨病结合　辨病是西医临床诊疗的核心，即西医对疾病的诊断、鉴别诊断等，在灸法临床诊治的过程中，进行辨证、辨经的同时，与辨病结合并应用于疾病的诊治过程中，有利于形成更适宜的临床诊治方案，并有助于判断疾病治疗效果及预后。

3. 调神与调气并重 调神又称治神、守神。调神，一是指灸法的施治过程前，要注重指导患者调节自己的精神状态，以最好的精神及生理状态接受并配合治疗过程，以达到最好的治疗效果；二是在诊治过程中，医者要专一其神，意守神气，患者神情安定，意守感传。调气即采用各种刺灸方法，刺激一定腧穴以激发经气，疏通气血，调和阴阳，使脏腑功能趋于平衡。调神与调气密切相关、相互促进，是针灸作用的关键，也是其不同于其他中医学科的诊治特色。

（二）灸法的治病特点

1. 激发正气，整体调节 灸法可调节经气，激发人体自身正气，提高自身的抗病和自我康复能力，使偏离正常状态的生理功能朝着正常状态的方向发展，使紊乱的功能恢复正常，促进机体从病理状态向生理状态转归，增强机体功能，并能使亢进的机体功能状态产生抑制效应，对机体有双向良性调节作用。适当的艾灸治疗对人体免疫能力、内分泌功能、血液循环及机体代谢等均有一定程度的增强和调节作用，可提高人体的抗病能力，从而达到预防疾病、强身保健作用。灸法以温热刺激作用于人的经络穴位，刺激范围仅限于所选定的经穴和部位，但能影响和调整整个机体的功能。灸法可在不同水平上同时对多个器官、系统功能产生影响，对于某一器官功能的调节作用，是通过该器官所属系统甚至全身各系统功能的综合调节而实现的。艾灸的调节能力必须依赖机体组织结构的完整与潜在功能的储备，因为艾灸治病的机制是通过激发或诱导机体内源性调节系统的功能，使失调、紊乱的生理生化过程恢复正常。

2. 起效迅捷，应用广泛 针灸治病起效所需时间短，如《灵枢·九针十二原》所说："刺之而气不至，无问其数，刺之而气至，乃去之，勿复刺。刺之要，气至而有效，效之信，若风之吹云，明乎若见苍天。""夫善用针者，取其疾也，犹拔刺也，犹雪污也，犹解结也，犹决闭也。"均对其治病起效迅捷的特点进行了描述。灸疗，起初主要是用于治疗寒证的，如《素问·异法方宜论篇》曰："北方者，天地所闭藏之域也。其地高陵居，风寒冰冽，其民乐野处而乳食，脏寒生满病，其治宜灸焫。故灸焫者，亦从北方来。"《灵枢·经脉》指出："陷下则灸之。"《医学入门》说："凡病药之不及，针之不到，必须灸之。"《灵枢·官能》曰："阴阳皆虚，火自当之……经陷下者，火则当之；结络坚紧，火所治之。"唐代王冰注："火艾烧的，谓之灸焫"，用这种烧灼疗法治疗"藏寒生满病"是颇有疗效的，以后逐渐发展为治疗全身不同性质的多种疾病。《左传·成公十年》载，晋景公病，延秦国太医令医缓来诊，医缓说："疾不可为也。在肓之上、膏之下，攻之不可，达之不及，药不治焉，不可为也"。"攻"即灸法，"达"即刺法。有些疾病用针刺或中药治疗效果不佳时，可以使用灸法，或针灸并用，从而取得较好疗效。因此灸法是针灸疗法中的一项重要内容。对于灸法的适应证，明代医家汪机所著《针灸记对》言："大抵不可刺者，宜灸之。一则沉寒痼冷；二则无脉，知阳绝也；三则腹皮急而阳陷也。"由此可知，灸法的主要作用是温经散寒、舒筋活络、温阳补虚、回阳固脱、补中益气、升阳举陷，对于风寒湿痹、素体阳虚易感冒、阳气下陷、内脏下垂或阳气欲绝诸虚百损等症，均可用灸法治疗。

3. 操作简便，疗效显著 灸法的运用当起源于人类掌握用火之后，时间亦在石器时代。《扁鹊心书》有云："人于无病时常灸，虽未得长生，亦可保百余年寿矣。"意思是说：人们无病施灸，可以激发人体正气，增加人体抗病能力，以抵制病邪的侵袭。艾灸疗法是家庭常用的保健疗法，灸法操作简单易行，在广大患者中接受度高，推广实施较为容易，疗效确切。现代科学研究也发现，艾叶除含有主要成分挥发油外，尚含有鞣质、黄酮类、甾醇类、多糖类、微量元素及其他有机成分。在灸治过程中，艾叶燃烧所产生的热量能升高局部温度，提高局部气血流量，缓解局部痉挛症状，燃烧产生的部分挥发油随热力渗透到皮肤和穴位，还能促进机体细胞免疫和体液免疫的功能，加速炎症的恢复等。艾灸还可以刺激人体体液发生改变，有增强肾上腺皮质激素分泌及胸腺细胞活力的作用。艾灸疗法临床得以广泛应用在于其药性纯阳，灸之则透诸经以达温通经脉、调和气血、协调阴阳、扶正祛邪等功效。

4. 不良反应少，作用安全 灸法是通过激发机体自身的调节机能，促进机体释放一些内源性物质，以发挥预防和治疗疾病的效应。因此，灸法引起的不良反应极少，如极少数人对艾草过敏等。在灸治过程中出现的烫伤、水疱等，多由操作不当引起，经过专业的培训或学习，都是可以避免的。根据不同的病情、体质、性别、年龄等，选用不同的灸法，大多没有不良反应。除了瘢痕灸、发疱灸有一定的痛苦外，其他灸法都容易被患者所接受，特别对儿童和年老体弱者，灸法治疗较其他方法更为优越。《医学入门·针灸》载："药之不及，针之不到，必须灸之。"说明灸法有其独特的疗效。艾灸治疗操作方便，患者依从性好，经济实惠且作用安全。

（胡凯　薛建军　赵高峰）

参考文献

［1］吴焕淦，严洁，余曙光，等．灸法研究的现状与发展趋势［J］．上海针灸杂志，2009，28（1）：1-6.

[2] 王富春. 灸法的古今文献整理研究 [C] // 2011 中国针灸学会年会. 北京, 2011.

[3] 蔡虹, 邬继红. 关于灸法治未病应用的文献研究 [J]. 北京中医药大学学报（中医临床版）, 2011, 18（3）: 34-36.

[4] 许焕芳, 赵百孝. 艾灸疗法作用原理浅述 [J]. 上海针灸杂志, 2012, 31（1）: 6-9.

[5] 李竹青, 孔靖玮, 杨帆, 等. 灸法调体在中医"治未病"中的应用 [J]. 世界中医药, 2023, 18（23）: 3429-3432.

第二节　施灸材料

灸材是在中医灸法治疗中起关键作用的材料与介质，通过燃烧或电能转化来发挥其灸治作用。目前，临床中普遍应用的灸材分为两大类：一类是以艾为主的传统灸材，另一类则是融合现代科技的现代灸疗仪。

古代医籍对施灸材料的记载颇为详尽，其中艾因具备温通性效果显著、炮制简单、来源广泛及可操作性强等特质，而得以流传至今，并在现代临床实践中继续发挥重要作用。现代灸疗设备则基于光灸技术，通过电能的转换，将能量精确聚焦，且升温迅速（"光"投射至穴位或经络上，诱发热效应及可能的热外效应），温度与光谱范围精确可控。此外，借助仪器的智能化操作，可以灵活实现"模拟光灸"与"真实光灸"的切换，不仅满足了盲法实验设计的需求，同时还减轻了艾烟对环境的潜在污染。传统灸材和现代灸疗仪二者各有独到之处。

一、传统灸材概述及治疗作用

（一）传统灸材概述

艾，学名 Artemisia argyi H. Lév. & Vaniot，是菊科蒿属草本植物，《诗经・王风》记载："彼采艾兮"，这是目前关于艾的最早记载，之后《本草纲目》和《新修本草》等书也有记载。艾又名家艾、甜艾、香艾、艾叶、狗尾蒿子、野莲头、阿及艾、草蓬、艾蓬等，主要产于湖北、山东、安徽等地，其中最佳的艾来源于湖北蕲春，故名蕲艾，为道地药材。艾叶以干燥的叶片入药，人们常在春、夏两季，艾叶花未开、叶茂盛时采摘，然后晒干或阴干，其中以叶反面灰白色、绒毛多、香气浓郁者为佳。

艾叶，性味辛而苦，微温，入脾、肝、肾经，具有温经止血、散寒止痛的作用，外用可祛湿止痒，用于治疗吐血、衄血、崩漏、月经过多、胎漏下血、少腹冷痛、经寒不调、宫冷不孕、皮肤瘙痒（外用）等症状。艾叶具有镇痛、抗菌、抗炎特性，可缓解肌肉及关节不适，外用可治疗湿疹、阴部溃疡及疥癣等瘙痒性皮肤病。因其止血镇痛效佳，艾成为治疗由寒导致的妇科病的优选药之一。胡献国通过研究妇科病艾叶药膳方，丰富了艾叶的妇科用药，用于血虚寒凝之经迟、气血不和之先兆流产、中气不足之经来量多，寒凝胞宫之闭经等症的治疗，如胶艾四物汤、胶艾清酒汤等。

《素问·异法方宜论篇》记载："北方者，天地所闭藏之域也。其地高陵居，风寒冰冽，其民乐野处而乳食，脏寒生满病，其治宜灸焫。故灸焫者，亦从北方来。"说明灸法的发现与寒冷的居住环境和生活习惯息息相关。当人们使用火来烘烤食物和取暖时，发现用点燃的东西熏烤身体的某些部位，能够有效缓解乃至消除疼痛，因此人们开始采用火烧的方式对身上的一些疾病进行治疗，发明了灸法。通过不断实践，选择了既易燃又具有药理作用的"艾"作为主要灸材。

艾灸的治疗机制为光热效应、药理性作用与经络腧穴作用的深度融合。艾叶燃烧时释放的物质构成了其药理作用的基础。当艾绒燃烧时，能够产生逾 200 种具有显著生物活性的化学成分，并伴随一种特定红外线的释放。该红外线兼备热辐射与光辐射效能，在物理、药物化学及创伤等多层面发挥作用。艾烟，作为艾灸过程中的关键产物，展现出抗菌、抗衰、抗病毒及抗自由基等多重生物效应。

（二）治疗作用

1. 抗菌作用　艾灸可以扶正祛邪、调整阴阳，其被用于防治疫病已有数千年的历史。有研究报道，使用艾条进行熏蒸消毒，可以有效预防和控制医院感染，减少抗菌药物的使用。叶春枚、呈荧等称取一定量的纯艾叶置于熏灸器中点燃，然后用无菌器皿收集艾叶燃烧产生的烟雾，将无菌器皿中的温度控制在 30℃，同一时间将接种着不同菌种的培养皿或血平板置于装有艾叶烟雾的器皿中。分别在设定好的时间取出培养皿，然后移进培养箱中生长 21 h，培养箱温度控制在 37℃。实验结果显示：20 min 后乙型链球菌和金黄色葡萄球菌被抑制生长；30 min 后大肠埃希菌也被抑制生长；50 min 后绿脓杆菌被抑制生长。结果表明艾烟有一定的抑菌效应。艾烟中的 1,8– 桉叶油醇、樟脑、桧脑、石竹烯、石竹烯氧化物、2（5H）– 呋喃酮、甘菊环烃等物质具有抗炎作用。

2. 免疫调节作用　艾灸还能调动人体免疫应答，调节免疫因子、补体分子、免疫细胞功能，增强机体免疫和修复功能。刘平等对艾烟长期干预细胞免疫进行了探讨。每天将实验组的 Wistar 大鼠放在相应浓度的艾烟环境中 20 min，空白组

Wistar 大鼠不与艾烟接触，6 个月后进行检测。实验发现艾烟长期干预可下调大鼠外周血中 $CD4^+CD25^+Treg$ 在 $CD4^+T$ 细胞中的比例，认为艾烟可能通过该途径发挥对机体的免疫调节作用。也有研究表明，艾灸在治疗慢性疲劳综合征脾肾阳虚型患者时，在上调血清 IgG、IgA、IgM 水平上优于针刺，可明显增强免疫功能，改善虚损症状。

3. 抗衰老作用 许焕芳等探讨了艾烟的抗衰老作用及其适宜干预参数。快速老化小鼠（SAMP8）被随机分为 M 组、A1 组、A2 组、B1 组、B2 组、C1 组、C2 组，其中 M 组为模型组，A、B、C 组为艾烟干预组；正常老化小鼠（SAMR1）为 Z 组，其为正常组。每组小鼠的数量都为 10 只。结果提示，一定时间浓度的艾烟可以提高机体抗氧化能力及降低自由基代谢产物，从而起到抗衰老的作用。其中艾烟干预以中浓度 30 min 为宜。艾灸作为我国的传统疗法，可通过经络将热量传入机体达到抗衰老作用，其机制可能是艾灸促进细胞增值、抑制细胞凋亡、改善细胞形态结构、改善内质网及线粒体功能共同实现的。

4. 抗自由基作用 抗自由基物质分为两类，一类为稳定的化合物，其通过与自由基交换电子，生成新的自由基；另一类为自由基与自由基的作用，生成稳定的化合物，后者才是真正意义上的抗自由基。有不少报道发现艾烟具有抗自由基的作用。洪宗国等研究了艾叶燃烧灰烬对甲基丙烯酸甲酯自由基聚合反应的影响。实验用甲醇做溶剂来萃取艾叶燃烧灰烬，得到 4 种组分。而后通过这 4 种组分对此聚合反应体系黏度的影响，来研究其抗自由基的能力。结果显示，它们都有很好的抗自由基能力。也有学者通过甲醇提取艾和艾燃烧生成物，比较这两者的抗自由基的能力，结果发现这两种提取物均具有清除自由基的作用，而且艾叶燃烧生成物作用比艾叶提取物作用强。而从艾烟中分离得到 5- 叔丁基连苯三酚，是艾烟抗自由基的活性物质，具有清除体内自由基的抗氧化保护作用。

5. 镇痛作用 艾灸发挥镇痛作用可通过 3 个途径：①艾叶自身活性成分是良好的镇痛物质。研究报道，艾叶中的有效成分黄酮类和苯丙素类化合物可以阻断巨噬细胞合成致炎因子，从而发挥镇痛作用。李东等发现艾叶水提物及其挥发油有抗炎止痛的功效，可以明显提高疼痛的耐受度。②艾灸的温热刺激可以调节某些离子通道抑制疼痛。清代吴谦在《医宗金鉴 · 刺灸心法要诀》中提出："凡灸诸病，必火足气到，始能求愈。" 艾叶被点燃后，这种超过 43℃的 "热灸" 伤害性热刺激可激活皮肤 TRPV1 感受器，增强局部热休克蛋白的表达，促进免疫反应及内源性镇痛物质如 μ 阿片受体等的表达而抑制疼痛。③艾灸可通过 "腧穴" 热敏化产生镇痛作用。艾灸可通过热刺激激活对温度变化较为敏感的穴位局部温度感受器和伤害性感受器，由感受器介导多种局部效应释放细胞因子，释放促炎或抑炎物质，产生致炎、抑炎和镇痛作用。还能通过脊髓、脑区和内源性痛觉调制系统，调控异常的脑功能活动，选择性激活高阈值下行抑制系统，抑制疼痛信号传递，产生镇痛效应。

二、其他传统灸材的分类及治疗作用

（一）桃枝和桑枝

桃枝为蔷薇科植物桃或山桃的嫩枝，《本草蒙筌》载：“味苦平，入心、胃经。”主要功效是活血、接骨、通络。桑枝为桑科植物桑的嫩枝，《本草再新》载：“味清苦，微寒，无毒，入肺、肾二经。”《本草备要》载桑枝“利关节，养津液，行水祛风”。与艾叶相比，桃枝和桑枝不易晒干和点燃，且燃烧时烟雾较大，气味不易被接受，火候难以控制，制作方式相对局限，给患者带来的痛苦较大，推广运用较难，故逐渐弃用。

（二）药锭灸和药捻灸

二者是清代独创的灸法。药锭灸是将多种药物研末，与硫黄熔化在一起，制成药锭。通过火燃烟熏，利用硫黄等药的药力，主治寒湿气、体表痈疽流注、风痹等。药捻灸是将多种药物粉末用紫绵纸裹成药捻，粘于皮肤上，用火点着；主治脘腹胀满、水肿、风痹等。药锭和药捻，实际是以多种易燃或可煅烧药物作为施灸材料，制作过程颇为烦琐，且医家采用的制作技法各异，在一定程度上阻碍了其推广应用。

（三）灯火灸

灯火灸详载于清代陈飞霞的《幼幼集成》，又名灯草灸。其采用灯心草科植物灯心草的茎髓。《开宝本草》描述，灯心草“味甘，寒。无毒。归心、肺、小肠经”，主要功效是清心火、利小便。操作时，以灯心草蘸油（多桐油）点燃，直接烧灼穴区肌肤。施灸时手法迅速，一触即离，火焰接触皮肤时多伴有“啪”声炸裂响，并留下一瘢痕，几周后自行脱落。灯火灸多用于治疗小儿疾病，如腮腺炎、惊风、脐风、胃痛、扁桃体炎等。该疗法的推广受到方法本身的局限性：其一，方法原始，患者惧怕疼痛和产生瘢痕；其二，疗效仅于少数病种验证，而且缺乏专业技术人员。

（四）天灸

天灸是运用芳香发疱材料的灸疗法。即用具有芳香或刺激性的灸料如旱莲草、麝香、木香、豆豉、葱白、白芥子、吴茱萸、斑蝥、大蒜、胡椒等，将其捣烂，敷于穴位发疱，故得名天灸，又称药物灸、发疱灸。

此外，在少数民族传统医学中，也有不少热灸疗法。如壮族的线香灸，蒙古族的白山蓟绒灸、柽柳灸、纸屑灸、铜灸法、金灸法、银灸法，藏族的天竺火灸、汉地火灸、霍尔火灸、烙灸等，还包括医家多年临床实践经验总结归纳的一些其他方法。这些灸材均具有易燃、取材方便、操作较易、制作方便等优势，且具有一定的药理作用，但由于自身的某些不足，随着临床实践的发展而逐步退出历史舞台。

三、光灸的分类及治疗作用

激光针灸作为一种创新的疗法，采用弱激光照射穴位，其中聚焦激光扮演“针”的角色，扩束激光则执行“灸”的功能，是现代激光技术与传统经络穴位理论融合的产物。与传统针灸疗法比较，激光穴位照射具有无痛苦、无感染、简便易行、无不良反应等优点，目前被广泛应用于临床。激光针灸具有刺激、消炎、止痛、舒张血管等治疗作用，其作用机制已成为现代针灸技术重要的研究方向。激光针灸是激光与人体穴位组织的相互作用过程，作用机制与光源的波长及能量等密切相关。激光针灸源于激光与人体组织的多效应，包括光热作用、压力作用、光化作用、电磁作用及生物刺激作用等，且各种作用相互关联。针对不同的治疗对象与治疗目标，所侧重强调的作用和所采用的针法或灸法手段各异，因而所选择的光源也就不同。

（一）光灸半导体激光

目前临床用于激光针灸物理治疗的激光器主要有半导体激光、氦氖激光、二氧化碳激光及复合激光。据检索结果分析，半导体激光应用广泛，其次是复合激光和二氧化碳激光，有关氦氖激光的临床研究较少。从波长来看，大多采用波长为0.6～1.3 μm的红光和近红外光，常见于半导体激光和氦氖激光。此波段的光皮肤穿透性良好，可达生物组织10～25 mm深处。该波段激光的热效应很弱，仅有“光针”作用，而无“光灸”效果。波长为10.6 μm的CO_2激光“灸”是一种远红外光，能在表皮0.2 mm内被吸收，在皮肤表面产生快速、明显和较持久的热效应。有研究表明，人体穴位与传统隔物灸的红外辐射峰值波长均在10 μm左右，这与CO_2激光的波长非常接近，故推测CO_2激光也可能与人体组织产生共振效应，成为CO_2激光治疗作用的生物物理学基础。因此可以推断CO_2激光具有“光灸”效果。

（二）石墨烯无烟艾灸

石墨烯无烟艾灸是基于石墨烯发热膜而设计的一种无烟艾灸装置。该装置模拟传统艾灸的药理、治疗作用，并克服了传统艾灸的烟雾多、操作不灵活、选穴限制等问题，具有携带方便、集成度高、使用方便、疗效佳等特点。廉永红等采用石墨烯无烟艾灸治疗虚寒型胃脘痛，与赵氏雷火灸对比研究，结果显示两组的临床疗效比较差异无统计学意义（$P>0.05$），并且治疗后两组患者 VAS 评分均低于治疗前（$P<0.05$），但两组间 VAS 评分差异亦无统计学意义（$P>0.05$），提示石墨烯无烟艾灸的治疗作用与赵氏雷火灸相当。研究表明，石墨烯释放的远红外频率与人体细胞分子、原子间的水分子运动频率非常接近，其能量最高且易被人体吸收，因此会引发远红外共振和非热效应。石墨烯发热膜充分利用了石墨烯优异的电热转化等性能，照射后能够使局部迅速升温，并且加热后发射6～15 μm 远红外光波，渗透至肌体深层，具有改善局部血液循环、激活生物大分子活性、促进新陈代谢、提高人体免疫功能和消炎镇痛等作用。

（三）高功率 LED 光

低能量级别的 LED 光源在确保人眼安全的前提下，可实现与低能量激光类似的治疗效果。采用输出功率超过 0.5W 的单管高亮度 LED 生物光源进行穴位照射，可达到与激光针灸相当的临床效果。高亮度 LED 光针灸技术解决了传统光针灸依赖光纤传输且损耗大的问题，是对激光针灸技术的创新改进，有望成为光针灸领域的一项关键技术。

当前，灸材的研发工作仍在持续进行，在这一过程中需全面考量施灸对象不同带来的个体差异、不同病种的施灸时长和部位差异、艾烟的流通与排放管理，以及如何高效制备艾炷、隔药灸、药饼等临床实际需求。将新型材料与传统灸法相结合，旨在优化灸法的治疗效果，提升患者的体验感，目前乃至未来的研究方向也基于此。在临床应用中，应依据患者的体质状况、治疗目标，合理选用灸材及灸法。

（滕永杰　薛建军　赵高峰）

参考文献

［1］张仁．灸法的历史与现状［J］．中西医结合学报，2004，2（6）：466.

［2］郑婷婷，田瑞昌，刘国辉，等．艾叶及其燃烧产物有效成分的研究进展［J］．中华中医药杂志，2019，34（1）：241-244.

[3] 郭义. 实验针灸学[M]. 北京：中国中医药出版社，2016.

[4] 武凤琴，陈庆伟，王茎. 艾灸调节机体免疫功能的研究进展[J]. 中医药临床杂志，2016，28(4)：454-456.

[5] 兰晓燕，张元，朱龙波，等. 艾叶化学成分，药理作用及质量研究进展[J]. 中国中药杂志，2020，45(17)：4017-4030.

第三节　灸法的分类

近代对灸法的应用可分艾灸和非艾灸两大类。

一、艾灸类

艾灸类大体分为艾炷灸（着肤灸、间隔灸）、艾条灸、温灸器灸、电热灸、敷药灸（药物发疱灸）等。灸治的结果有灼伤和非灼伤的不同。

（一）艾炷灸

艾炷灸是将艾炷放在穴位上施灸的方法。用艾绒捏成上尖底平的圆锥形小体，并放在穴位上，点燃其尖端以施灸，每燃烧 1 枚艾炷即 1 壮。施灸的壮数多少，可根据疾病的性质、病情的轻重、体质的强弱等而定。

艾炷灸包括直接灸（化脓灸、非化脓灸）和间接灸（隔姜灸、隔盐灸、隔蒜灸、隔饼灸）2 种；艾条灸包括悬起灸（温和灸、雀啄灸）和实按灸 2 种。此外又有药物发疱灸、日光灸等。将艾炷直接放在皮肤上施灸称艾炷直接灸。根据灸后有无烧伤化脓，艾炷直接灸又可分为化脓灸和非化脓灸。

1. 直接灸　直接灸是将艾炷直接放在皮肤上施艾，分为瘢痕灸和无瘢痕灸两种。

（1）瘢痕灸（又称化脓灸）：是将艾绒制成麦粒大的艾炷直接置于穴位上施灸，使局部皮肤灼伤后起泡化脓，成为灸疮，愈合留有瘢痕。

适应证：哮喘、瘰疬、慢性胃肠病和体质虚弱等病证，对高血压患者有预防中风的作用。

（2）无瘢痕灸（又称非化脓灸）：是用艾绒制成麦粒大小的艾炷，置于穴位上施灸，以患者稍感灼痛为度，施灸后皮肤不起疱或起疱后不致诱发成灸疮，灸后不遗留瘢痕。施灸以温熨为度，不起疱，不遗留瘢痕。

适应证：虚寒轻证、网球肘、阳痿、痛经和小儿发育不良等。

2. 间接灸　间接灸又称隔物灸、间隔灸，是利用其他物品将艾炷与皮肤隔开施灸的一种方法，包括隔姜灸、隔蒜灸、隔盐灸、隔附子灸等。间接灸法可避免灸伤皮肤而致化脓，且火力温和，患者易于接受，临床上较直接灸更为常用。

（1）隔姜灸：是利用姜片做隔物而施灸的一种灸法。生姜辛温无毒，生发宣散，具有调和营卫、祛寒发表、通经活络的功效。

适应证：一切虚寒病证，尤其对呕吐、腹痛、泄泻、风寒湿痹等症，疗效显著。

（2）隔蒜灸：利用蒜做间隔物而施灸的一种灸法。大蒜辛温喜散，有消肿化结、拔毒止痛之功。

适应证：痈、疽、未溃疮疖、无名肿毒、肺痨、腹中积块、蛇蝎毒虫所伤等症。

（3）隔盐灸：是用盐作隔垫物而施灸的一种方法。此法只用于脐窝，他处禁用，故又称神阙灸。食盐咸寒，入胃、肾、大小肠经，有涌吐、清火、凉血、解毒之功。此法有回阳、救逆、固脱之用。

适应证：急性腹痛、吐泻、痢疾、四肢厥冷、淋病、脱证。

（4）隔附子灸：是用附子作间隔物施灸的一种方法。附子辛热有毒，可回阳救逆，补火助阳，散寒止痛。

适应证：各种阳虚病证。

（二）艾条灸

艾条灸（又称艾卷灸）是用纸包裹艾绒卷成圆筒形的艾条，使其一端燃烧，在穴位上或患处施灸的一种方法。艾条灸可分为悬起灸和实按灸。

1. 悬起灸　分为温和灸、回旋灸和雀啄灸 3 种。

（1）温和灸：施灸者左手中、示二指放于被灸穴位两侧，以感知患者皮肤受热程度。此法温通经脉、散寒祛邪。

适应证：慢性病，临床运用最为广泛。

（2）回旋灸：点燃艾条，悬于施灸部位上方约 3 cm 高处，往复回旋施灸，使皮肤有温热感而不致灼痛。

适应证：风湿病、神经性麻痹及广泛性皮肤病。

（3）雀啄灸：将艾条燃烧一端对准施灸部位，像鸟啄食一样一起一落、忽近忽远地施灸，以局部皮肤出现温热潮红为度。

适应证：急性昏厥及儿童疾病。

2. 实按灸　分为雷火神针和太乙神针。

（1）雷火神针：即雷火针灸，是用药物加上艾绒制成的艾条点燃后按压熨于穴位，有祛风散寒、利湿通络的作用。

适应证：风寒湿痹、痿证、腹痛、泄泻等病证。

（2）太乙神针：即太乙针灸，是应用药物艾条施灸，在雷火针的基础上改变药物处方而成。处方：艾绒 90 g，硫黄 6 g，麝香、乳香、没药、松香、桂枝、杜仲、枳壳、皂角刺、细辛、川芎、独活、穿山甲、雄黄、白芷、全蝎各 3 g。此法可消散瘀血、再生新血、祛除寒邪、缓解病痛。

适应证：尤其对风寒湿痹、顽麻、痿证及半身不遂等病证疗效较好。

（三）温针灸

温针灸是将针刺与艾条相结合的一种方法。毫针刺入穴位后，在针柄上搓捏少许艾绒或插上艾条施灸，使艾热借针体传入穴位深部，起到温通气血、祛寒逐湿的作用。

适应证：偏于寒湿性的风湿疾患，关节酸痛，凉麻不仁，便溏，腹胀等虚弱之症。

（四）温灸器灸

温灸器灸是采用特制温灸器施灸的方法，又名温灸法，实为熨法的一种。温灸器是特制的金属灸器，又名“灸疗器”，制样很多，结构大致相同。筒壁安有长柄，底部及筒壁有数十个小孔，上部有盖，可随时取下。内部有一小筒，用于装置艾绒和药物。

适应证：痛经、腰痛、腹泻等病证。

（五）发疱灸和不发疱灸

1. 发泡灸　发疱灸是使局部产生疱，从而达到长期的治疗效果。例如，使足三里经常处于发疱灸的状态可进行保健。这类灸法可以直接将线香灸在皮肤处，或者连续在皮肤上进行艾炷灸，灸完后局部会发疱。

2. 不发疱灸　不发疱灸通常为悬灸、艾柱灸、艾器灸，还有太乙神针、雷火神针，这类灸法专门在灸中加药。

二、非艾灸类

（一）灯火灸

灯火灸是用灯心草蘸油点燃后在施术部位焠烫的方法，又称灯草焠、爆灯火，是民间沿用已久的简便疗法。取长 10～15 cm 灯心草 1～2 根，蘸麻油少许（浸入 3～4 cm）点燃，快速对准穴位点灸，当听到“叭”的一声时迅速展开，如无此声，当即重复一次，以灸后皮肤微黄（偶起小疱）为宜。

临床应用：疏风解表、行气化痰，主要用于治疗小儿惊风、痄腮、消化不良、疟疾、胃痛等症。

（二）黄蜡灸

黄蜡灸是将黄蜡烤热用以施灸的方法，载于《医宗金鉴》。以湿面粉沿痈肿围成一圈，高约 3 cm；圈外围布数层，圈内铺蜡屑 10～13 mm 厚；以铜勺盛炭火在蜡上烘烤，使受热熔化；蜡凉凝结后，再添蜡屑烘灸，以添到周围满为度。灸完喷冷水少许于蜡上，候冷起蜡。

临床应用：拔毒消肿，主治痈疽、疔疮外证，关节痛等亦可应用本法。

（三）药锭灸

药锭灸又名药片灸，是用多种药物研末与硫黄溶化制成药锭点燃施灸的方法。因药片组成成分不同，施灸部位不同，适应证也各异，文献记载有香硫饼灸、阳燧锭灸、硫朱灸等。

（1）香硫饼灸：麝香 6 g，辰砂 12 g，硼砂 6 g，细辛 12 g，俱为细末；角刺 6 g，川乌尖 6 g，二味用黄油半斤煮开为末；硫黄 192 g。硫黄、角刺、川乌入铜勺内，火上化开，再入其他药末搅匀，候冷打碎成黄豆大。用法：捏干面饼置患处，置药一块于面饼上，以火点燃，连灸三火。

适应证：治寒湿气。

（2）阳燧锭灸：硫黄 45 g，铜勺化开，依次入川乌、草乌、蟾蜍、朱砂等细末各 3 g，僵蚕 1 条（研细末），冰片、麝香 0.6 g，搅匀倾入磁盒内荡转成片。用法：取一片置于穴位上，点燃，灸后穴位上起一水疱。

适应证：风湿痹痛、关节扭伤、手足挛急等。

（3）硫朱灸：真麝香 3 g，劈砂水飞 6 g，好硫黄 9 g，各研极细。先将硫黄化开，次入麝、砂二味，离火拌匀，在光石上摊作薄片，切如米粞样小块，贮瓶勿泄气。又法加樟脑 4.5 g，如前制成硫末备用。近代有以制硫黄 18 g，朱砂细粉 15 g 制成灸锭。用法：取药置患处，点燃，候火灭，连灰覆盖于患处。每月 1 粒，年老体弱及儿童半粒。

适应证：风寒湿痹、伤痛、脘腹寒痛等。

（四）药捻灸

药捻灸是用棉纸裹药制成药捻施灸的方法。用棉纸紧裹药末捻成细条，剪成小段，贴于穴位上施灸。

适应证：风痹、瘰疬、水胀、膈气、胃气。

（五）电热灸

电热灸是利用电能发热以代替艾炷施灸的方法。将特制的电灸器接通电流，达到一定温度后，在选定部位上点灸或来回熨灸。

适应证：适用于风湿痹痛等症。

（张金华　路志红　赵高峰）

参考文献

［1］梁繁荣．针灸学［M］．北京：中国中医药出版社，2016.

［2］刘建新，吴雪梅．中医灸法概述［J］．光明中医，2004，19（3）：33-34.

［3］杨馨，刘旭光，金荣疆，等．灸法浅议［J］．中国现代医师，2010，48（19）：49-50.

第四节　灸法在围手术期的应用

灸法具有温阳散寒、行气活血的作用，多用于虚寒等类疾病。灸法在围手术期应用的适应证较为广泛，其中最常用的是改善术后胃肠功能恢复和术后排尿功能恢复。

一、减轻术前焦虑

灸法被广泛应用于睡眠障碍的治疗。围手术期应用灸法可改善术前睡眠，减轻术前焦虑，还可进一步改善术后疲劳综合征。例如，艾灸贴安眠穴等穴位可有效减轻甲状腺切除术等患者的术前焦虑，提高患者术前的睡眠质量。灸法改善术前焦虑还可能对患者认知功能有益。艾灸神阙穴有助于减轻术后认知功能障碍。

二、促进术后胃肠功能恢复

从中医辨证角度分析，腹部手术因各种麻醉、损伤等因素致肠腑气机失调，气滞血瘀，痞结不通。古代医家朱丹溪认为，血液热则行，见寒则凝，故一切气血凝涩的疾病，均可用温灸来治疗。艾灸疗法通过燃烧艾绒产生温热刺激体表穴位，调整脏腑阴阳气血，加之艾叶性味辛、苦、温，归肝、脾、肾经，具有温补中气、温经通络、行气活血、祛湿散寒的功效。此外，药理研究表明艾叶具有利胆促进胃肠排空的作用，因此，艾灸对于术后胃肠功能恢复具有有益效应，这一点已被大量临床研究证实。目前报道的所选穴位以足三里、神阙、上巨虚、天枢、中脘为主。其中，足三里为足阳明胃经之合穴和下合穴，主要调理肠胃功能，主治脾胃病，具有强健脾胃，调和气血，降逆止吐，恢复胃肠蠕动之功能。神阙穴为任脉经穴，与诸经百脉相通，可扶正固本，疏通脏腑经脉，下气降逆使脾胃健运，六腑通畅而达到促进肠蠕动恢复的目的。上巨虚为大小肠的下合穴，能通调肠腑，行气导滞。天枢穴为足阳明胃经大肠之募穴，配大肠下合穴上巨虚以通畅脏腑之气机，腑气通则传导功能自可恢复。中脘是任脉与手太阳、少阳、足阳明经交合穴，灸之可调和肠胃，通经活络。艾灸、艾灸贴、隔姜灸、麦粒灸等灸法都被证实可有效改善术后胃肠功能恢复。

三、术后镇痛和预防相关并发症

灸法在临床中被用于术后镇痛，尤其是用于肛肠手术后的镇痛。从中医角度来看，术后疼痛的原因一方面是手术损伤了皮肤、经络，致气血凝滞、经络瘀阻，不通则痛；另一方面是手术耗气伤血，使局部皮肤腠理失于荣养，不荣则痛。艾条烧灼温熨，以药力和热力双重作用于相应穴位，起到消瘀散结、预防术后并发症的作用，从而对术后疼痛有效。常选择气海、关元、中极这 3 个下腹部穴位、这 3 个穴位处分布着髂腹下神经的分支，刺激这 3 个穴位可缓解肛周局部肌肉痉挛引起的疼痛和缓解少腹部胀痛。

灸法对于术后宫缩痛也有治疗效果。中医认为不通则痛，术后宫缩痛是由术后气血不足、气虚运血无力、血行迟滞所致。故临床治疗原则应以通调气血为主，重在补虚化瘀。采用雷火灸气海、关元、双子宫穴同时配合八髎穴法，可以疏经活络、疏风散寒、活血化瘀、消炎镇痛，通过改善局部血液循环，减轻术后宫缩疼痛，临床应用常将灸法与耳穴、与中药熏蒸等联合应用。

四、防治尿潴留

尿潴留属中医学“癃闭”范畴。《素问·宣明五气篇》记载：“膀胱不利为癃，不约为遗溺”，《类证治裁·闭癃遗溺》记载：“闭者小便不通，癃者小便不利。”中医学认为，尿潴留的病位主要在膀胱，又与肺、脾、肾、三焦关系密切，小便的通畅有赖于膀胱的气化。术后尿潴留的中医发病机制多为元气不足，膀胱气化不利。艾灸治疗术后尿潴留的方法包括单纯艾灸、艾灸联合中药、艾灸联合西药、艾灸联合针刺、艾灸联合其他方法。艾灸防治术后尿潴留的机制可能是利用艾灸对机体的温热刺激，刺激膀胱的兴奋性及紧张性。中极、关元是最常选用的穴位。

五、减少不良反应

灸法对术中和术后的低体温及寒战有防治作用。中医认为，气虚则温煦作用降低，出现畏寒肢冷、阴阳失调等病理变化；寒战为寒邪入侵、损耗阳气、气滞血瘀所致，治疗原则为温阳散寒、理气活血、调和营卫。麻醉后患者出现寒战为外感风寒和手术伤气耗血所致。艾灸具有温经通络、行气活血、祛湿散寒等功效，对全麻术中低体温、术后畏寒肢冷及寒战具有预防作用。可选的穴位有涌泉穴、太溪穴、命门穴等。其中，太溪穴为足少阴肾经的原穴，进行艾灸后可调整脏腑气血，改善脏腑功能，具有抗御病邪、维持正气的作用；涌泉穴为足少阴肾经的井穴，具有温养阳气、活血行气、温通经络、调节阴阳等作用；命门穴是督脉重要穴位之一，督脉为阳脉之海，总督人身诸阳，灸能温补元阳，起到温阳祛寒、温通气血、调节全身之阳气的作用，从而通过卫气防治低体温。

（张金华　路志红　赵高峰）

参考文献

［1］陈华德．常用非艾灸法临床运用概述［R］//．中国针灸学会针灸器材专业委员会第十三届学术研讨会论文集．浙江杭州，2011．

［2］左晓琳，孟繁洁，靳英辉，等．胃肠手术后早期灸法促进胃肠功能恢复效果的系统评价［J］．中国循证医学杂志，2016，16（7）：828-834．

第五节　隔物灸技术

隔物灸治疗又称间接灸治疗，是指在艾炷（或其他施灸材料）和施灸穴位之间垫上各种有利于治疗的物品进行灸疗，艾火通过所隔物体将热力传入皮肤内，以调动穴位或经络的作用，从而使疾病得到治疗的施灸方法。隔物灸首载于晋代葛洪的《肘后备急方》，对针灸发展产生了深远的影响。孙思邈在其基础上又有新的发展，他提出在艾绒等灸材中添加一些特定药物，进而发展出诸多类别的隔物灸法，将灸法推上了一个历史高峰。隔物灸疗法联合了艾草、药物和施灸处腧穴经络的 3 方面功效，疗效甚佳，加之火力温和，患者易于接受，使用方法也较易掌握，较直接灸法常用，成为灸法中的一种主要方法。历代医籍中所载述的间接灸有 40 余种，主要包括隔姜灸、隔附子饼灸、隔吴茱萸灸、隔白芥子灸，以及马钱子灸等。隔物灸既可以发挥艾灸温阳散寒、通经活络的功效，亦可以发挥药物的功效，因此治疗功效各不相同。隔姜灸主要功效是散寒，对外感风寒的效果较好。隔姜灸大椎可治疗感冒，灸中脘治疗由脾胃受风寒引起的感冒型胃肠炎，或寒性的腹痛腹泻。隔附子灸中附子补阳气作用效果强，通常用来补阳气，所以隔附子灸会选择肚脐（神阙），或肾俞、命门穴，以加强补肾阳的效果。隔白芥子灸常将白芥子做成饼，主要有通经活络、祛痰湿（尤其是顽痰）的功效，因此隔白芥子灸通常用于寒湿病证。

灸疗具有提高机体免疫力，改善循环系统功能，调节神经功能，促进与调整内分泌、呼吸、消化、生殖等系统功能的作用，适用于各种慢性疾病的治疗。温热刺激在隔物灸中起举足轻重的作用，除温热效应之外，艾灸与穴位红外共振辐射可能是其发挥疗效的基础。现代科技和医药学的发展进步，使许多外科疾病通过西药、手术等得到了迅速有效的治疗处理，但仍然有许多外科术后并发症需要借助古老的隔物灸外治方法。

一、灸炷与间隔物的制备和施灸前准备

（一）灸炷制备

把采集的陈艾叶经过反复晒杵，筛拣干净，除去杂质，令软细如棉，即称为艾绒。取适量的艾绒，用示指、中指和拇指捏成圆柱状即艾炷，艾绒捏压越实越好。艾炷可制成拇指大小、蚕豆大小和麦粒大小 3 种，称为大、中、小艾炷，艾

炷每燃烧一枚，称为一壮艾炷，多以圆锥形为主，底部直径大小约 1 cm，但也不是一成不变的，可因人、因病、因穴不同而有所变动，常用豆、米麦、枣等相比喻。

（二）间隔物制备

在间隔艾灸时，常常需要选用不同的间隔物，根据所隔物品的不同，可分为数十种，其所隔物品大多为药物，既有单味药物又有复方药物，如鲜姜片、蒜片、蒜泥、药饼等。间隔物的质地、大小、厚薄、含水量的多少等，均会影响传热特性，造成隔物灸温热特性的变化。间隔物的制备方法：取鲜姜、蒜洗净后，切成厚 2～3 mm 的薄片，并在姜片、蒜片中间用毫针或细针刺成筛孔状，以利灸治时导热通气；蒜泥、姜泥等均应洗净后捣烂成泥备用；药饼则应选出相应药物捣碎碾轧成粉末后，用黄酒、姜汁或蜂蜜等调和后塑成薄饼状，也需在中间刺出筛孔后应用。

（三）施灸前准备

（1）准备材料：艾绒、生姜片（或药饼、盐等）、打火机或火柴、磁盘等应预先备齐。

（2）对初诊患者做好解释工作，消除思想顾虑，取得配合，以便获得较好的治疗效果。

（3）为了便于取穴，须指导患者采取适当体位，以舒适、自然为原则，体位平直易于施灸。

（4）施灸标准应根据病情、体质、年龄和部位而定，凡初病，体质强者，艾炷宜多。

二、隔物灸技术的操作方法

（一）操作步骤

（1）备齐用物，携至床旁，评估患者，排空二便，做好解释，取得患者配合。

（2）协助取合适体位，暴露施灸部位，注意保暖。

（3）步骤如下。

1）隔姜灸：取新鲜生姜一块，切成厚约 0.3 cm 的姜片。用针在姜片上穿通数孔，放在施灸的穴位上，上置艾炷点燃施灸。如在施灸过程中感觉局部有热痛时，可将姜片连同艾炷向上略提起，稍停放下再灸，以灸至局部皮肤潮红湿润为度，一般施灸3～5壮，可根据病情反复施灸。

2）隔蒜灸：取新鲜独头大蒜，切成厚0.1～0.3 cm的蒜片，用针在蒜片中间刺数孔，放于穴区，上置艾炷施灸，每灸3～4壮后换去蒜片，继续灸治；或以新鲜大蒜适量，捣如泥膏状，制成厚0.2～0.4 cm的圆饼，大小按病灶而定，置于选定之穴区按上法灸之，但中间不必更换。

3）隔盐灸：取纯正干燥的食盐适量研细炒热，纳入脐中，使与脐平，上置艾炷施灸。如患者稍感灼痛，即可更换灸炷，也有于盐上放置姜片再施灸的，以避免食盐受火爆起导致烫伤，临床上一般施灸3～9壮，对于急性病证可根据病情适当增加施灸次数。

4）隔附子饼灸：将附子研成粉末，以黄酒调和，做成直径约3 cm、厚约0.8 cm的附子饼，中间留一小孔或用针刺数孔，放在应灸腧穴，上面再放艾炷施灸，直到灸完所规定壮数为止。

（4）艾炷燃烧时，应认真观察，防止艾灰脱落，以免灼伤皮肤或烧坏衣物等。

（5）施灸完毕，清洁局部皮肤，协助患者着衣，嘱患者注意施灸部位保暖，多饮温开水，4 h内避免吹冷风、洗冷水澡。整理床单位，安置舒适体位，酌情通风。

（6）清理用物，归还原处。

（二）注意事项

（1）凡实证、热证、阴虚发热及面部、大血管附近，孕妇胸腹部和腰骶部，均不宜施灸。

（2）艾绒团必须捻紧，防止艾灰脱落烫伤皮肤或烧坏衣物。

（3）施灸后局部皮肤出现微红灼热，属于正常现象。如灸后出现小水疱，无须处理，可自行吸收。如水疱较大，可用无菌注射器抽去疱内液体，覆盖消毒纱布，保持干燥，防止感染。

（4）熄灭后的艾炷，应装入小口瓶内，以防复燃，发生火灾。

（三）禁忌证

1. 禁灸部位　部分在头面部或重要脏器、大血管附近的穴位，则应尽量避免施灸或选择适宜的灸法，特别不宜用艾炷直接灸。另外，孕妇腹部及腰骶部不宜施灸。

2. 禁忌病证　凡高热、大量吐血、中风闭证及肝阳上亢头痛证，一般不适宜用灸法。

3. 禁忌体质 对于过饱、过劳、过饥、醉酒、大渴、大惊、大恐、大怒者，慎用灸法。

隔物灸的操作规程见图 3–5–1。

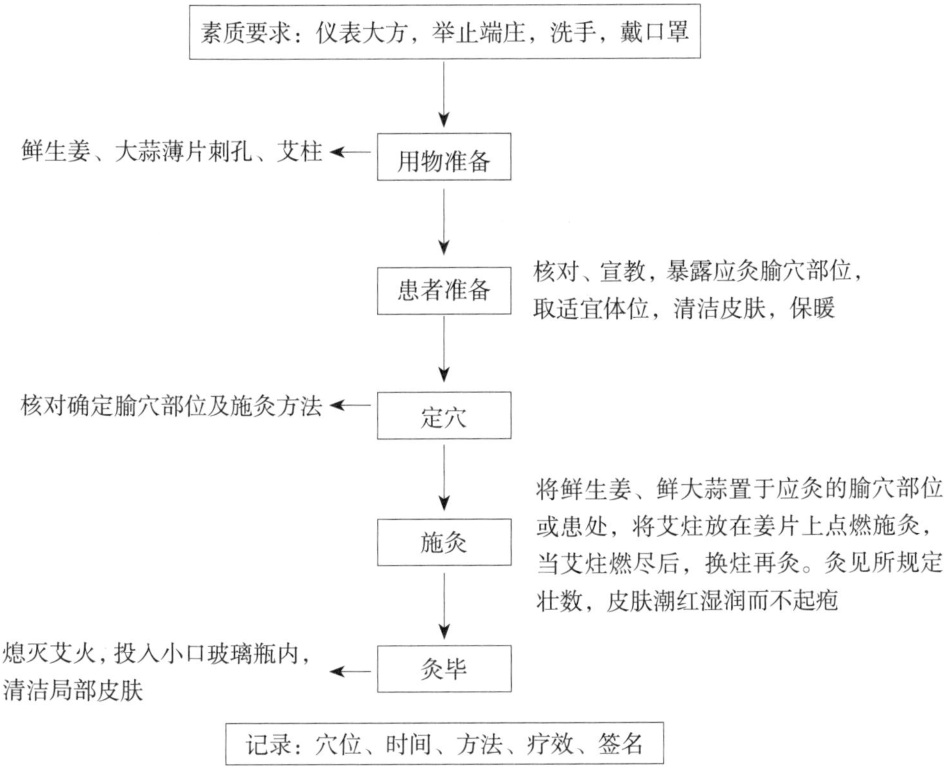

图 3–5–1 隔物灸操作规程

三、隔物灸技术在围手术期的临床应用

（一）减轻术中术后疼痛

目前临床常采用口服止痛药物、静滴药物等方法治疗骨折后肿痛，可较好地缓解病证，但长期用药会造成一系列不良反应，治疗效果欠佳。中医外治法历史悠久，在骨折治疗中优势显著，其认为骨折肿痛是由身体遭受创伤使经脉受损，导致血流受阻塞，气血不畅，进而出现肿胀、疼痛。以现代中医外治法的隔物灸法治疗，药方组成包括川乌、草乌、天南星、法半夏、蟾蜍、川椒、肉桂、川芎、当归、白芥子、细辛、白芷、马钱子、两面针、乳香、没药、蜈蚣。配合祛风通痹、消肿止痛、活血化瘀的传统中药痹痛散，具有无创性，且简便快捷，无须口服或静滴药物，不良反应小，可有效促进血管舒张，有利于机体血液循环，

对缓解肢体肿胀、疼痛等症状效果较好。现代药理研究证实，川芎可舒张血管，缓解血液高凝状态，提高血液流动速度，改善肢体血液循环，有效消除肿胀、疼痛；当归含有阿魏酸、多糖、挥发油等成分，可增强机体造血功能，有效抗炎、阻碍血小板集聚，消除患肢肿痛。

（二）治疗术后消化系统症状

蔡阳阳等以神阙穴隔盐灸联合脐贴预防非霍奇金淋巴瘤化疗后消化道的不良反应，治疗后患者便秘、恶心呕吐、食欲不振发生率明显低于常规护理组，疗效确切。同时，神阙穴隔盐灸配合生大黄贴敷对预防术后便秘也有一定效果。

（三）治疗术后泌尿系统症状

多个研究指出神阙穴隔盐隔姜灸治疗中风后及肛肠术后尿潴留疗效显著、无不良反应，其疗效明显优于毫针刺。在治疗泌尿系统疾病方面，神阙穴隔盐灸既能治疗尿潴留又能治疗尿失禁，表现出明显的良性双向调节作用，这与其能够促进膀胱的恢复、改善膀胱功能紧密相关。

（四）预防术后认知功能障碍

有临床证实运用腹针配合神阙穴隔姜灸，能改善失眠患者匹兹堡睡眠质量指数，缩短睡眠潜伏期、提高睡眠效率及减少睡眠药物，优于单用腹针组。还有的学者发现临床运用隔姜灸治疗中风后抑郁症的疗效优于基础治疗组。

四、隔物灸技术在围手术期应用的案例分析

（一）神阙穴隔盐灸治疗骨折卧床患者便秘

患者，女性，80岁。因“跌伤致左髋部肿痛，活动受限6 h”收住入院，诊断为“左股骨粗隆粉碎性骨折”。患者入院第3天，左下肢皮肤牵引，左髋部疼痛活动受限，肠鸣音减弱，排便困难，大便艰涩，腹胀隐痛。床边腹部计算机体层成像（computed tomography，CT）显示上腹部大量气体潴留。为促进肠功能恢复，采用以药物与灼艾结合的隔盐灸治疗功能性便秘。

【取穴原则】

（1）诊断标准：符合慢性功能性便秘的西医诊断标准者；符合阳虚型便秘中医辨证诊断者。

（2）排除标准：其他疾病引起的器质性便秘者；服用其他导泻药者；合并严重的心脑血管疾病或精神疾病者；治疗过程出现意外未能完成治疗者；处于妊娠

或哺乳期妇女；过敏性体质者；腹背部皮肤有破损者。

（3）神阙穴位于脐中。采用神阙穴隔盐灸，使药物透过皮肤吸收的同时刺激穴位，以起到通经活络、温阳通便的作用，是一种中医外治法。

【治疗方法】选精制甲级艾绒 250 g 与中药粉（生附子 50 g，丹参 50 g，大黄 40 g，甘草 15 g）混匀，将药艾制成底部直径为 2.5 cm，高 2 cm，重 1.5～2 g 的艾炷。嘱患者排空小便约 10 min 后，取仰卧位，神阙穴位常规消毒后，铺上 0.2 cm 厚炒热（约 40℃）的晶盐，将艾炷置于晶盐中央，用檀香点燃，待其全部燃尽一般连续灸 3～9 壮，以患者耐受为度，每天 1 次，每次 15 min。艾灸后患者静卧 30 min，洗澡时不可搓擦施灸部位。万一脐部被灼伤，可涂上龙胆紫，并用无菌敷贴覆盖。围手术期连续施灸 5 天，患者肠蠕动改善，大便易解（图 3-5-2）。

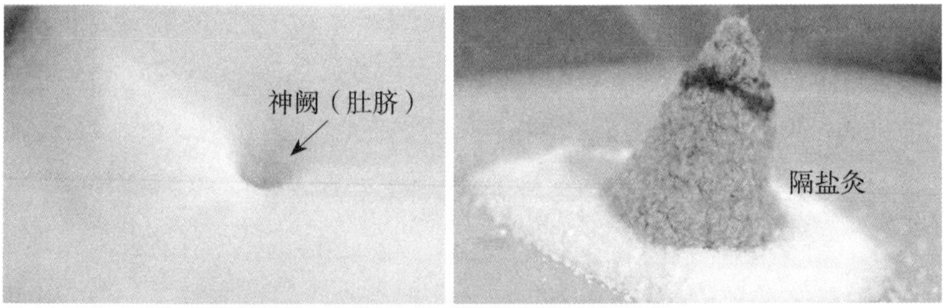

图 3-5-2　隔盐灸治疗骨折卧床患者便秘

（二）隔物灸治疗术后尿潴留

患者，女性，29 岁，因“停经 38+6 周，腹痛伴阴道流血 4 小时余”以“胎盘早剥”收住入院，急诊在腰硬联合麻醉下行子宫下段剖宫产术，并使用硬膜外镇痛泵。术后第 2 天，患者拔除导尿管后，不能自解小便。为改善排尿功能，以姜片、精盐与艾草合用于灸疗，治疗术后尿潴留。

【取穴原则】

（1）诊断标准：参照《手术并发症学》中术后尿潴留诊断标准，并结合临床症状：剖宫产手术后 8 h 膀胱内尿量＞ 600 ml（经 B 超测得），不能自行排尿。

（2）排除标准：既往有泌尿系统疾患者；危重症患者；妊娠期妇女、哺乳期妇女；难以对本疗程积极配合者；伤口部位超过距脐周 3.5 cm 的病例；对生姜、艾条过敏者；腹背部皮肤有破损者。

（3）神阙穴位于脐中。神阙穴隔盐、隔姜灸有良好的双向调节作用，其利用药力和热力刺激神阙穴，能温经散寒，通阳利尿，改善膀胱气化功能，解除尿道括约肌痉挛。

【治疗方法】患者仰卧于床上，暴露腹部皮肤，清洁脐部皮肤，取纯净食盐填敷于神阙穴，上盖圆形新鲜姜片（厚度0.2～0.3 cm，直径约3 cm，中央处用针穿刺数孔，姜片面积大于艾炷底面），将甲级艾绒捏成底面直径约3 cm、高约3 cm的圆锥体，置于姜片上点燃艾绒，待其全部燃尽，连续灸3～5壮。

【注意事项】在选择生姜时应用新鲜老姜，最好现切现用。用食盐填敷神阙穴时远离手术伤口，避免伤口感染与疼痛。施灸时密切观察患者反应，艾炷与患者皮肤保持适当距离以免灼伤皮肤。施灸后局部皮肤出现微红、灼热属正常现象。患者灸后60 min即有排尿（图3-5-3）。

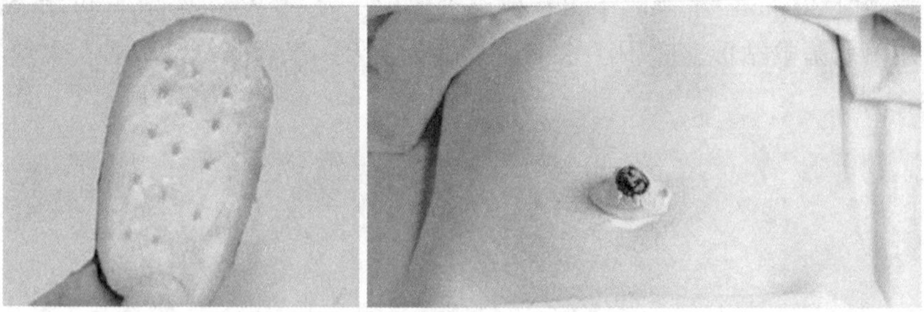

图3-5-3　隔物灸治疗术后尿潴留

（许旭东　赵高峰）

参考文献

［1］杨华元，刘堂义. 艾灸疗法的生物物理机制初探［J］. 中国针灸，1996（10）：17-18.

［2］许建国，许鑫，邓银桂. 中药膏药外敷治疗四肢骨折损伤疗效观察［J］. 陕西中医，2017，38（1）：80-81.

［3］何天毅. 中药通痹止痛散熏敷治疗膝骨性关节炎的疗效观察［J］. 中国中医药科技，2017，24（5）：671-673.

［4］杨歆丽. 隔盐隔姜灸神阙穴预防肛肠术后尿潴留效果观察［J］. 医学信息（下旬刊），2011，24（6）：197.

［5］单宁. 艾灸六神穴配合心理干预治疗脑卒中后抑郁的疗效观察［J］. 四川中医，2017，35（2）：180-182.

第六节　悬灸技术

悬灸技术是在灸法中温和灸的基础上发展起来的，其核心操作是左手按穴，右手持艾在皮肤穴位的上面悬空而灸。

一、悬灸灸材的选择和悬灸前准备

（一）悬灸灸材的选择

施灸的材料古今皆以艾叶为主，我国各地均产，灸用部分为叶。每年3～5月，采集新鲜艾叶，放在日光下晒干，然后放在石臼中捣碎，筛除梗及泥沙，再晒再捣，反复多次就变成淡黄色柔软的艾绒。艾绒以陈久为好，悬灸主要是用陈艾制成的艾绒，通常情况下若用直接灸可以用细艾绒，间接灸可以采用粗艾绒，然后根据不同体质配以不同中药材制成的艾条。

艾条的型号有1.8 cm × 20 cm、3.0 cm × 20 cm、4.0 cm × 20 cm、5.0 cm × 20 cm、7.0 cm × 20 cm等。根据需要艾灸的不同部位选择不同型号、大小合适的艾条。原则是既不能烫伤患者，又要达到最好的疗效。艾条分陈艾条和新艾条，尽量选择陈艾条。有时也可考虑不同地域的艾条。

（二）悬灸前的准备

1. 体位的准备　不同的病证采取不同的体位进行悬灸。原则上在不影响病情的情况下，在患者能配合艾灸的前提下，选择患者最舒适的体位，比如腹部手术可以选择仰卧位或者半坐卧位，头部手术可以选择仰卧位等。

2. 物品的准备　艾条（各种不同型号的艾条都准备一根）、打火机（最好选择专门点艾条的打火机）、灭火工具等。

3. 术前沟通　告知患者不要紧张，悬灸时会有温热的感觉。在悬灸过程中注意询问是否出现其他各种不适，以便及时处理。

二、悬灸技术的分类和操作方法

（一）温和灸

选好穴位，将艾条的一端点燃，对准应灸的腧穴或者患处，距离皮肤

2～3 cm 处进行施灸，使患者局部有温热感，而无灼痛为宜。一般每穴灸 10～15 min，至皮肤出现红晕为度。如果是局部知觉减退或小儿患者，医者可将示、中二指置于施灸部位两侧，通过医者的手指测知患者局部受热程度，以便随时调节施灸的时间和距离，防止发生烫伤。

（二）雀啄灸

选好穴位，将艾条点燃的一端对准施灸部位，像鸟雀啄食一样，一上一下施灸，以一个变量的刺激在局部施灸，一般每穴灸 10～15 min，至皮肤出现红晕为度。

（三）回旋灸

选好穴位，将艾条点燃的一端与施灸部位的皮肤保持一定的距离，左右移动或反复旋转地施灸。每穴施灸 10～15 min。

三、悬灸技术在围手术期的临床应用

悬灸技术在围手术期，尤其是在术后有一定的应用，比如治疗术后疼痛、尿潴留、术后胃痛和术后腹胀等。但由于中西医理念的不同，悬灸技术在围手术期的应用受到一定限制。病例的纳入、操作手法及流程、疗效的观察等还缺乏统一的标准。但在国家大力倡导发展中医药的背景下，围手术期中医适宜技术一定会得到空前发展和长足进步。

（一）治疗术后腹胀

【治法】温和灸脐疗法。

【选穴】神阙。

【操作】取艾条 1 根，点燃，对准神阙（脐中），距离 2～3 cm，可用手放于脐周测试温度，注意勿烫伤皮肤，温和灸 5～10 min（或以局部发红为度），每日 1 次，3 次为 1 个疗程。

（二）治疗术后恶心呕吐

【治法】温和灸法。

【选穴】合谷、内关、中脘。

【操作】取艾条 1 根，点燃，对准合谷、内关、中脘，距离 3～4 cm，术者左手中指和示指放于被灸的穴位两旁，温和施灸 5～10 min（或以局部发红为度），每日 1 次，灸 1～3 次。

（三）治疗术后便秘

【**治法**】温和灸法。

【**选穴**】天枢、足三里。

【**操作**】取艾条 1 根，点燃，对准天枢穴、足三里，距离 3～4 cm，术者左手中指和示指放于被灸的穴位两旁，温和施灸 5～10 min（或以局部发红为度），每日 1 次，3 次为 1 个疗程。

（四）治疗术后疼痛

【**治法**】温和灸法、回旋灸法。

【**选穴**】合谷、太冲。

【**操作**】①温和灸法：取艾条 1 根，点燃，对准合谷、太冲，距离 3～4 cm，术者左手中、示二指放于被灸的穴位两旁，温和灸 5～10 min（或以局部发红为度），每日 1 次，3 次为 1 个疗程。②回旋灸法：取艾条一根，点燃，对准患处，缓慢做上、下、左、右或回旋之移动，使温热连续刺激。

（五）治疗术后谵妄

【**治法**】温和灸法、回旋灸法。

【**操作**】①温和灸法：取艾条 1 根，点燃，对准神门、内关、膻中、印堂，距离 3～4 cm，术者左手中指和示指放于被灸的穴位两旁，温和施灸 5～10 min（或以局部发红为度），每日 1 次，3 次为 1 个疗程。②回旋灸法：取艾条 1 根，点燃，对准患处，缓慢做上、下、左、右或回旋之移动，使温热连续刺激。

（六）缓解术前焦虑

【**治法**】温和灸法。

【**操作**】取艾条 1 根，点燃，对准神门、合谷，距离 3～4 cm，术者左手中、示二指放于被灸的穴位两旁，温和灸 5～10 min（或以局部发红为度），每日 1 次，3 次为 1 个疗程。

四、悬灸技术在围手术期应用的案例分析

（一）悬灸治疗术后疼痛

患者，女性，27 岁，因“停经 38 周 2 天，腹痛 5 h”入院，入院后完善各

项相关检查，均无异常，评估无明显阴道分娩禁忌，阴道分娩试产过程中因“急性胎儿宫内窘迫”行产钳助产一男活婴。产后侧切口中重度疼痛，影响睡眠及活动。

【治法】温和灸法、回旋灸法。

【操作】①温和灸法：取艾条1根，点燃，对准八髎、合谷、关元，距离2～3 cm，术者左手中、示二指放于被灸的穴位两旁，温和灸5～10 min（或以局部发红为度），每日1次，3次为1个疗程。②回旋灸法：取艾条1根，点燃，对准阿是穴，缓慢做上、下、左、右或回旋之移动，使温热连续刺激。每次5～10 min。每日1次，3次为1个疗程。

【效果评价】第一次灸后，患者疼痛明显减轻。第二次灸后，各种疼痛症状基本消失，睡眠好转。第三次行巩固治疗。

（二）温和灸法治疗术后尿管刺激

患者，男性，68岁，因排尿困难2月，检查发现膀胱结石1月余，于2022年8月14日入院治疗。既往肾结石病史40年，口服过排石药物。完善术前准备，在全身麻醉下行经尿道膀胱镜碎石术。术后患者因尿管刺激疼痛难受，躁动不安。

【治法】温和灸法。

【操作】取艾条1根，点燃，对准三阴交、关元，距离2～3 cm，术者左手中、示二指放于被灸的穴位两旁，温和灸5～10 min，至局部皮肤发红，每日1次，3次为1个疗程。

【效果评价】第一次灸后，尿管刺激症状明显减轻，患者安静。第二次灸后，疼痛基本消失。

（三）温和灸法治疗术后腹胀

患者，女性，42岁，右腹隐痛3个月余，检查后诊断为结肠癌。完善各项术前准备后在全身麻醉下行右半结肠根治性切除术。术后患者出现腹胀。

【治法】温和灸法、回旋灸法。

【操作】①温和灸法：取艾条1根，点燃，对准足三里穴，距离2～3 cm，术者左手中、示二指放于被灸的穴位两旁，温和灸5～10 min，灸至局部皮肤发红，每日1次，3次为1个疗程。②回旋灸法：取艾条1根，点燃，对准神阙穴，缓慢做上、下、左、右或回旋之移动，使温热连续刺激。每次5～10 min。每日1次，3次为1个疗程。

【效果评价】第一次灸后，腹胀明显减轻，第2天早上肠道通畅。第二次灸后，腹胀基本解除。第三次巩固效果。

（四）温和灸法治疗肺癌根治术后伤口疼痛

患者，女性，74 岁，体检发现肺结节 2 年余，既往有高血压史 10 年余，完善各项术前准备，在全身麻醉下行“机器人胸腔镜下右下肺癌根治术”。手术后精神很差，而且伤口疼痛。

【治法】温和灸法。

【操作】①温和灸法：取艾条 1 根，点燃，对准足三里、膻中、关元，距离 2～3 cm，术者左手中、示二指放于被灸的穴位两旁，温和灸 5～10 min（或以局部发红为度），每日 1 次，3～5 次为 1 个疗程。

【效果评价】第一次灸后，疼痛明显减轻。1 个疗程之后，患者精神明显好转，伤口愈合快，下床活动不受影响。

（五）温和灸法治疗全髋关节置换术后疼痛

患者，男性，62 岁，左髋疼痛 4 年，加重 1 年。当地医院就诊，建议保守治疗，保守治疗效果不佳，为求进一步诊治，患者来我院就诊。门诊以“左股骨头无菌性坏死”收治入院。既往诊断腰椎间盘突出，腰椎骨质增生。完善术前准备，在全身麻醉下行左侧全髋关节置换术。术后中重度疼痛，影响睡眠。

【治法】温和灸法、雀啄灸法。

【操作】①温和灸法：取艾条 1 根，点燃，对准合谷、太冲，距离 2～3 cm，术者左手中、示二指放于被灸的穴位两旁，温和灸 5～10 min（或以局部发红为度），每日 1 次，3 次为 1 个疗程。②雀啄灸：将艾条点燃的一端与对准伤口，像鸟雀啄食一样，一上一下施灸，给施灸局部一个变量的刺激，一般每次灸 5～10 min，每日 1 次，3 次为 1 个疗程。

【效果评价】第一次灸后，患者疼痛明显减轻，晚上入睡很好。第二次灸后，疼痛基本上缓解。第三次巩固治疗。

（六）温和灸法治疗前列腺电切术后腹痛腹胀

患者，男性，84 岁。因排尿痛伴排尿困难 20 天入院。诊断为“前列腺增生”，行经尿道前列腺激光气化电切术。术后进行排尿训练时患者尿道口疼痛难忍，腹痛腹胀明显，VAS 评分为 7 分。

【治法】温和灸法。

【操作】①取艾条 1 根，点燃，对准气海、关元、中极、下脘、三阴交（双侧）、肾腧（双侧）。距离 2～3 cm，术者左手中、示二指放于被灸的穴位两旁，温和灸5～10 min（或以局部发红为度），及时调节艾条高度，防止烫伤。施灸每日1次，3次为1个疗程。

【效果评价】施灸后当日患者腹痛腹胀缓解，恢复肛门排气，VAS评分3分。

（七）温和灸法治疗膀胱造瘘术后排尿疼痛

患者，男性，73岁。因排尿痛伴排尿困难20天入院，行耻骨上膀胱穿刺造瘘术。术后进行膀胱排尿训练时患者疼痛难忍，VAS评分为8分。

【治法】温和灸法。

【操作】①取艾条1根，点燃，对准气海、关元、中极、石门、足三里（双侧）。距离2～3 cm，使患者局部有温热感而无灼痛为宜。一般每处灸10～15 min，至皮肤红晕为度。医者将示、中两指分开置于施灸部位两侧，以医者手指感知患者局部受热程度，以便及时调节艾条高度，防止烫伤。施灸每日1次，3次为1个疗程。

【效果评价】施灸后患者即感觉疼痛缓解，施灸40 min后疼痛明显缓解，VAS评分4分。

（夏宋伶　王保华　王锷　赵高峰）

参考文献

［1］梁繁荣．针灸学［M］．上海：上海科学技术出版社，2006：43.

第七节　温针灸技术

温针灸技术历史悠久，最早见于东汉时张仲景所著的《伤寒论》，是针刺与艾灸相结合的一种方法，具备针与灸的双重特点。温针灸在留针过程中，将艾绒搓团捻裹于针柄上点燃，通过针体将热力传入穴位，促进局部气血运行，起到温通经络、行气活血、祛湿逐寒、消肿散结、回阳救逆的作用，从而达到治病和保健的目的。《千金翼方》云："凡病皆由气血壅滞，不得宣通；针以开导之，灸以温通之。"本法兴盛于明代，杨继洲的《针灸大成》中记载："其法针穴上，以香白芷作圆饼，套针上，以艾灸之，多以取效。然古者针则不灸，灸则不针。夫针而加灸，灸而且针，此后人俗法。此法行于山野贫贱之人，经络受风寒致病者，或有效，只是温针通气而已……惟灸得穴，有益无害，允宜行之。近风衰弱之人，针灸并用，亦无妨。”西医学认为，温针灸有益于改善局部微循环、血流动力学及多数连接组织的延伸性，温针灸所产生的刺激，可对疼痛所致的蛋白多糖和组胺等化学物质的释放产生抑制作用，同时能让机体改善甚至消除某些化学性炎症，从而可有效地消炎镇痛，在围手术期值得推广和应用。

一、毫针与灸材的选择和操作前准备

（一）毫针与灸材的选择

毫针是针灸针的一种，根据其长度不同，可分为0.5寸（13 mm）、1寸（25 mm）、1.5寸（40 mm）、2寸（50 mm）、3寸（75 mm）和4寸（100 mm）6种；根据其粗细不同，可分为26号（0.45 mm）、28号（0.40 mm）、29号（0.35 mm）、30号（0.30 mm）、32号（0.25 mm）、34号（0.22 mm）和36号（0.20 mm）7种。温针灸技术选用毫针的规格一般长度以1.5寸及以上、粗细为30号及以下为宜。

灸材一般选择长度适宜的艾柱或艾团。

（二）温针灸技术的操作前准备

1. 物品准备　治疗盘、艾柱或艾绒、打火机、75%乙醇、无菌干棉球、棉签、镊子、无菌毫针、弯盘、5 cm × 3 cm的硬纸片数张。

2. 医师准备　①检查所有准备的物品是否齐全、功能是否完备、是否在保质期内、毫针是否受损、针柄是否牢固；②医师手消毒；③患者预实施的穴位消毒；④向患者或家属说明温针灸技术的相关注意事项，获得知情同意并安慰鼓励患者，减轻紧张焦虑情绪。

3. 患者准备　①选择舒适、持久、防止移动的体位；②充分暴露预实施的穴位；③放松心态，充分配合医师。

二、温针灸技术的操作方法

（一）基本操作方法

（1）温针灸的主要刺激区为体穴、阿是穴。先取长度在1.5寸及以上的毫针，刺入穴位得气后，在留针过程中，将约2 cm长艾柱套在针柄之上或针柄裹以纯艾绒的艾团，无论是艾柱还是艾团，均应距皮肤3 cm以上，再从其下端点燃施灸。

（2）在燃烧过程中，将一块约5 cm × 3 cm的硬纸片剪开置于该穴区，以稍减火力和预防灼伤患者。每次如用艾柱则只需2～3壮，艾团可灸3～4壮。

（3）还可采用帽状艾炷行温针灸。帽状艾炷的主要成分为艾叶炭，类似无烟灸条，但其长度为 2 cm，直径 1 cm，一端有小孔，点燃后可插于针柄上，燃烧时间为 30 min。因其外形像小帽，可戴于毫针上，故又称帽炷灸。帽炷温针灸，既无烟，作用时间又长，是一种较理想的温针灸法。

（4）待艾柱或艾团燃尽无热度后除去灰烬，艾灸结束，先将艾绒灰烬轻轻掸入专用器皿中，然后将针取出，并用无菌棉球按压针孔。

（二）操作要点

1. 放置艾柱 可在艾柱中间先用针柄钻孔，然后安装在针柄上。

2. 放置艾团 取纯净陈年艾绒，用拇指、示指、中指，搓成枣核大小，中间捏一痕，贴于针柄上，围绕一搓，即紧缠于针柄之上。艾团要求光滑紧实，切忌松散，以防脱落。

三、温针灸异常情况的预防与处理

（一）晕针

1. 原因 由患者精神紧张、体质虚弱、饥饿疲劳、大汗大泄大出血后，或体位不当，或医者手法过重而致脑部暂时缺血。

2. 处理 首先将针全部取出，使患者平卧，头部稍低，注意保暖，轻者在饮温开水或糖水后即可恢复正常；重者在上述处理的基础上，可指掐或针刺人中、素髎、内关、足三里，灸百会、气海、关元等穴，必要时应配合其他急救措施。

3. 预防 对于初次接受针刺治疗和精神紧张者，应先做好思想工作，消除顾虑；正确选择舒适持久的体位（尽可能采取卧位），取穴不宜太多，手法不宜过重；对于过度饥饿、疲劳者，不予针刺。留针过程中，操作者应随时注意观察患者的神色，询问其感觉，一旦出现晕针先兆，可及早采取处理措施。

（二）滞针

1. 原因 患者精神紧张；针刺入后，局部肌肉强烈收缩，或因毫针刺入肌腱，行针时捻转角度过大或连续进行单向捻转而使肌纤维缠绕针身。

2. 处理 嘱患者消除紧张状态，使局部肌肉放松；因单向捻转而致者，需反向捻转；如属肌肉一时性紧张，可留针一段时间，再行捻转出针；也可以按揉局部，或在附近部位加刺一针，转移患者注意力，随之将针取出。

3. 预防 对精神紧张者，先做好解释工作，消除紧张顾虑；进针应避开肌腱，行针时捻转角度不宜过大，更不可单向连续捻转。

（三）弯针

1. 原因　操作者进针手法不熟练，用力过猛，或碰到坚硬组织；留针中患者改变体位；针柄受到外物的压迫和碰撞及滞针未得到及时正确的处理。

2. 处理　如系轻微弯曲，不能再行提插捻转，应慢慢将针退出；弯曲角度过大时，应顺着弯曲方向将针退出；如因患者改变体位而致，应嘱患者恢复原体位，使局部肌肉放松，再行退针，切忌强行拔针。

3. 预防　操作者进针手法要熟练，指力要轻巧；患者体位要舒适，留针时不得随意改动体位；针刺部位和针柄不能受外物碰撞和压迫。

（四）断针

1. 原因　针具质量欠佳，针身或针根有剥蚀损坏；针刺时，针身全部刺入；行针时，强力捻转提插，肌肉强烈收缩或患者改变体位；滞针和弯针现象未及时正确处理。

2. 处理　嘱患者不要紧张，不要乱动，以防断端向肌肉深层陷入；如断端还在体外，可用手指或镊子取出；如断端与皮肤相平，可挤压针孔两旁，使断端露出体外，用镊子取出；如针身完全陷入肌肉，应在 X 线下定位，通过外科手术取出。

3. 预防　认真检查针具，对不符合质量要求的应剔出不用；针刺时，不要将针身全部刺入，应留一部分在体外；进针时，如发生弯针，应立即出针，不可强行刺入；对于滞针和弯针，应及时正确处理，不可强行拔出。

（五）血肿

1. 原因　针尖弯曲带钩，使皮肉受损或针刺时误伤血管。

2. 处理　微量出血或针孔局部小块青紫，是由小血管受损引起，一般不必处理，可自行消退；如局部青紫较重或活动不便者，在先行冷敷止血后再行热敷，或按揉局部，以促使局部瘀血消散。

3. 预防　仔细检查针具；熟悉解剖部位，避开血管针刺。

（六）烫伤

1. 原因　患者配合欠佳；患者情绪不稳；操作者操作不规范，缺乏专业培训；温针灸使用的物品质量不合格。

2. 处理　第一时间安抚患者，消除患者及家属的担心和焦虑情绪。如烫伤不严重，仅有轻微发红，无须特殊处理；如有小水疱，可用单层纱布轻轻覆盖观察；如水疱较大，先用无菌的针灸针挑破，再用无菌棉球将里面的液体排放出来，涂抹烧伤膏，最后用单层纱布覆盖，保持局部清凉、透气、干燥，不能着水，观察；如水疱弄破后出现了化脓，应清洁消毒，并进行抗炎治疗；烫伤严重者，请外科协助进行专业处理。

3. 预防 温针灸前尽量给患者做好讲解及说明工作，争取患者的全力配合；操作者加强规范化培训和学习；操作前检查物品的质量；尽量少选用新艾，禁用质量不过关的艾条、艾柱或艾绒；温针时先把艾绒固定在针柄上，防止艾绒脱落；温针灸的环境要保证合适的温度和湿度。

四、温针灸技术在围手术期的临床应用

（一）用于术前患者

1. 目的 培元固本、补益气血，优化患者术前生理及心理状态，有效抵御手术和麻醉带来的应激。

2. 实施场所 带有床位且符合排烟及消防规定的麻醉门诊。

3. 推荐穴位 气海、关元、足三里。

（二）治疗术后恶心呕吐

1. 中医病机 胃失和降，气逆于上所引起，术后恶心呕吐属于外邪侵扰，引起脏腑气机紊乱导致胃气上逆、三焦气化升降失常，胃气逆于上则嗳气欲吐。

2. 推荐穴位 内关、中脘、足三里、三阴交。

3. 要点 内关穴是目前普遍公认的用于治疗术后恶心呕吐的标准穴位，再配伍其他穴位，可根据不同手术类型进行穴位选择及配伍。但内关穴不适合行温针灸技术。因此，建议在其他穴位温针灸的基础上复合内关穴经皮穴位电刺激，可取得较满意效果。

（三）治疗术后疼痛

1. 中医病机 气滞血瘀，经络不畅；阳失温煦，阴失濡润；气机逆乱，阴阳失衡。

2. 推荐穴位 合谷、外关、足三里。

3. 要点 合谷穴不适合行温针灸技术。因此，建议在其他穴位温针灸的基础上复合合谷穴经皮穴位电刺激，可取得良好效果。

（四）治疗术后尿潴留

1. 中医病机　由膀胱不利，气化失权，水道不通所致，与肺脾肾及三焦关系密切。多因肾气亏虚，命门火衰，阳气无以化阴，致膀胱气化功能失司而发。

2. 推荐穴位　关元、水道、中极、足三里、阴陵泉。

3. 要点　用强刺激持续 1 min（泻法），再予以艾柱温针灸留针 20 min 左右，每日 1～2 次。

（五）治疗术后胃肠功能紊乱

1. 中医病机　脏腑失调，脾胃失和。手术耗伤人体正气，影响脏腑正常生理功能所致。

2. 推荐穴位　中脘、天枢、足三里。

五、温针灸技术在围手术期应用的案例分析

温针灸治疗腰椎患者术后胃肠功能紊乱

患者，男性，51 岁。因“右下肢麻木疼痛发凉 5 年，加重 4 天”，诊断为“1. 腰椎间盘突出症 L5/S1，2. 腰椎滑脱症（L4）”。在气管插管全身麻醉下实施“腰椎间盘突出症 L5/S1 右侧全椎板切除椎管减压髓核摘除椎间植骨融合内固定术”。至术后第 2 天，患者仍未排气。术后第 3 天，患者自觉腹胀加重，在家属陪同下，于麻醉门诊麻醉医师为患者实施温针灸技术。

【选穴】中脘、天枢（双侧）、足三里（双侧）。

【操作方法】患者取仰卧位，针刺局部以 75% 乙醇消毒后，采用 1.5 寸毫针，在中脘、天枢（双侧）和足三里（双侧）施针。如果在针刺过程中引起刺痛，要重新调整进针角度。成功留针后，将约 2 cm 长艾柱稳定套牢在针柄，使艾柱离皮肤在 3 cm 以上。在每个穴位留针处置入剪好的硬纸片，以防灰烬掉落烫伤皮肤。然后用打火机在艾柱低端点燃施灸。待艾柱燃尽无热度后去除灰烬，再更换新的艾柱。每个穴位温针灸 3～4 壮。如图 3-7-1 所示。

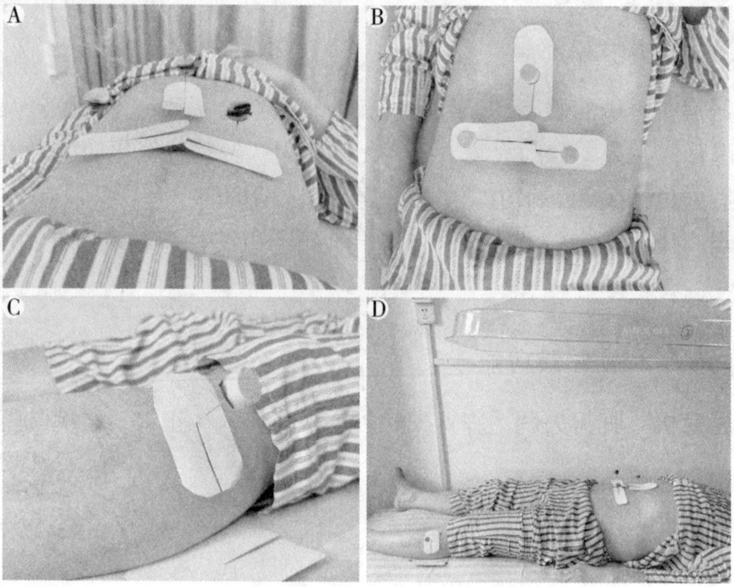

图 3-7-1 温针灸技术治疗腰椎患者术后胃肠功能紊乱

注：A. 温针灸中脘＋双侧天枢（从脚向头观）；B. 温针灸中脘＋双侧天枢（上面观）；C. 温针灸双侧足三里；D. 整体。

（季加富　张明生　赵高峰）

参考文献

［1］唐勇，付红娟，陈致尧，等．温针灸临床应用概况［J］．湖南中医杂志，2019，35（7）：179-181.

［2］靳新悦，高崚，王茜娜，等．浅谈温针灸技术的演变历程［J］．中华中医药杂志，2021，36（11）：6651-6653.

［3］苗瑞恒，蔡立，姜敏．针灸对胃癌手术、放化疗后胃肠功能紊乱的临床治疗研究进展［J］．中医肿瘤学杂志，2021，3（6）：107-112.

［4］WU F，HUANG M，ZENG L，et al. Needle-warming moxibustion plus multirehabilitation training to improve quality of life and functional mobility of patients with rheumatoid arthritis after medication［J］. Evid-Based Compl Alt，2022，2022：5833280.

［5］ZHU Y，ZHU X，CHEN Z，et al. The efficacy of needle-warming moxibustion combined with hyperbaric oxygen therapy for ischemic stroke and its effect on neurological function［J］. Comput Math Methods Med，2022，2022：2204981.

第八节　雷火灸技术

一、灸材的选择和操作前准备

（一）灸材的选择

雷火灸灸材的药物组成：沉香、木香、乳香、茵陈、羌活、干姜、穿山甲各 9 g，麝香少许，共研细末，再取纯净艾绒 28 g，加入药粉 8 g 研制而成。

（二）操作前准备

（1）查对医嘱及患者，评估患者的一般情形、相关病情、既往病史、发病部位、有无怀孕、治疗部位皮肤的情形等。

（2）操作前讲解，告诉患者操作的目标和合作要点，取得合作。

（3）确认病室温度，环境是否合适，是否需要遮挡患者。

（4）操作人员衣帽整洁，洗手，戴口罩。

（5）治疗盘内放雷火灸、打火机、弯盘、手柄、干净纱布，需要时备屏风，毛毯。

（6）患者操作前排尿，体位舒适，做好预备。

（7）协助患者取恰当体位。

（8）定穴：依据病证选择腧穴或施灸部位。

二、雷火灸技术的基本操作方法

（一）雷火神针操作方法

选定施灸穴位，用特制药艾条（雷火神针）点燃一端。一种方法是在所灸穴位上，覆盖 10 层棉纸或 5～7 层棉布，紧按在穴位上，稍留 2～5 秒即提起，然后再按，若艾火熄灭可重新点燃，如此反复施灸；最好点燃两支艾条，交替按压，使药气透入机体；每穴按灸 10 次左右。另一种方法是将点燃的一端，以 7 层棉布包裹，紧按压穴位上，如患者感觉太烫，可将艾条略提起，等热减再按灸，如此反复；如火熄、冷却，则重新点燃灸之；每穴位可按灸 5～7 次。垫物会烧焦黄，但不要让它烧着起火。如此反复数次之后，穴位上即出现大面积的温热和红晕现象，热力深入，久久不消。此法优点是灸得快、省时间、面积大。

（二）代雷火灸灸疗操作方法

（1）雀啄法：雷火灸火头对准应对灸处，采用像鸡啄米、雀啄食似的上下移动的方法，多用于泄邪气时，在患部和腧穴上使用。

（2）小回旋法：火头对准应灸的部位或穴位，做固定的小回旋转，此种方法可采用顺时针方向旋转，多用于泻法；若采用反时针方法，多用于补法。

（3）螺旋形灸法：火头对准应灸部位中心点，逐渐由小而大，可旋至碗口大，反复使用由小而大的操作方法，按顺时针螺旋形方法旋转，多用于泻法；若按反时针方向进行螺旋形反复旋转，多用于补法。

（4）横行灸法：超越病灶部位，灸时移动方向，左右摆动，距离皮肤1～2 cm，多用于泻法；距离皮肤 3～5 cm，多用于补法。

（5）纵行灸法：超越病灶部位，灸时上下移动火头，距离皮肤 1～2 cm，多用于泻法；距离皮肤 3～5 cm，多用于补法。

（6）斜向灸法：超越病灶部位，灸条火头斜形移动，距离皮肤 1～2 cm，多用于泻法；距离皮肤 3～5 cm，多用于补法。在治疗鼻炎等多种疾病时常用。例如，印堂穴移至鼻翼的两侧迎香穴，必须采用斜向灸法。

（7）拉辣式灸法：医者用左手 3 指（示指、中指和无名指）平压躯干软组织，向中心线外侧移动，雷火灸距离皮肤 2 cm，保持红火，随着医者的手在患者皮肤上熏烤。在躯干部医者平压肢体软组织向远端移动，雷火灸也必须距离皮肤 2 cm，保持红火，随着医者的手在患者皮肤上熏烤；每个方位每次拉动距离不少于 10 cm，拉动次数以 3～5 遍为佳。比为雷火灸自创新的手法。

（8）泻法：以上的补法超过了半小时，药量增大，渗透加深，就会起到泻法的作用，尤其是超过 1 h 的温灸法就会变成泻法。

（9）摆阵法：用一孔式或两孔式温灸斗，根据病情可以摆横阵、竖阵、斜阵、平行阵、丁字阵等。

每天治疗 1 次，每次灸 25 min，每疗程治疗 21 天。

三、雷火灸异常情况的预防与处理

（一）雷火灸治疗注意事项

（1）对体质虚弱、神经衰弱的患者，治疗时火力宜小，神经紧张的患者应先消除其思想顾虑，饥饿的患者应先进食。

（2）治疗过程中注意对患者其他暴露部位保暖。

（3）治疗时，随时注意患者表情，以患者能耐受为度，避免灼伤。

（4）灸治中，出现晕灸者罕见。若一旦发生晕灸，则应按晕针处理方法而行急救。

（5）应根据患者的体质和病证施灸，取穴要准，灸穴勿过多，热力应充足，火力宜均匀，切勿乱灸暴灸。

（二）雷火灸治疗异常情况的处理

若一旦发生晕灸，则应按晕针处理方法而行急救。如治疗中遇到急性烫伤，如有皮肤烫灼伤，可用 75% 乙醇消毒降温或用紫草油涂抹烫伤处。

（三）雷火灸治疗的临床禁忌证

（1）禁灸病证：无论外感或阴虚内热证，凡脉象数疾者禁灸；高热、抽搐或极度衰竭、形瘦骨弱者，亦不宜灸治。

（2）禁灸部位：心脏虚里处、大血管处、皮薄肌少筋肉积聚部位。妊娠期妇女下腹部以及腰骶部，睾丸、乳头、阴部不可灸。

四、雷火灸技术在围手术期的临床应用

（一）术前作用

镇痛、镇静、抗焦虑　研究发现，术前雷火灸可有效减轻颈肩腰腿痛、肘劳、肩周炎、强直性脊柱炎、肌筋膜炎、三叉神经痛、肋胁痛、腹痛、头痛等术前疼痛。术前雷火灸亦可有效提高失眠患者的睡眠质量，缓解患者术前睡眠障碍症状，减轻炎症反应，起到术前镇静、抗焦虑作用。

如颈椎病术前颈肩痛可选择大椎—风府、风池—肩井。操作方法：嘱患者坐立位，点燃 1～2 支雷火灸条，注意去灰，保持火头红火。首先灸颈椎 1～7（距离皮肤 2~3 cm）；再用雀啄法（距离皮肤 1 cm）灸颈椎横突两侧、风池、风府、颈椎压痛处阿是穴、大椎、双侧肩井；若疼痛麻木延伸至手，加灸患侧肩俞、曲池、合谷、中冲；若头昏，加灸百会，每雀啄灸 8 次为 1 壮，每壮之间用手压一下，每穴各灸 8 壮。

如膝关节骨性关节炎术前关节痛可选择血海、内外膝眼、阳陵泉、足三里。操作方法：嘱患者平卧伸膝，全身放轻松。对准患侧膝关节处悬灸（距离皮肤 2～3 cm），直至局部皮肤发红，深部组织发热为宜。点刺血海、内外膝眼、阳陵泉、足三里各 21 次（距离皮肤 1 cm），注意避免烫伤。

如手术患者术前镇静、抗焦虑可选择晴明、上星、迎香、印堂和素髎。操作方法：患者仰卧，首先点燃顶端，靠近穴位，保持 2～3 cm 的高度，皮肤发红停

止，每次 15 min，每天 1 次。

（二）术后作用

1. 预防恶心呕吐 术后恶心呕吐是手术麻醉后最常见的不良反应之一，在高危人群中其发生率可高达 80%。穴位可选用内关、足三里、中脘等穴位。

2. 调节胃肠功能 胃肠功能紊乱与手术创伤、失血、麻醉方法关系密切，是术后常见的并发症，表现为腹部疼痛、饱胀、反酸、嗳气等。雷火灸对胃肠功能的调节与胃肠道神经系统、内分泌系统作用机制紧密相关。通过刺激不同穴位可促进胃肠道动力的恢复和黏膜组织的修复。穴位可选择双侧足三里、上巨虚、下巨虚。

3. 治疗术后尿潴留 尿潴留是指膀胱内充满尿液而不能正常排出的症状。如术后 8 h 患者不能排尿而膀胱尿量达到 600 ml，或者患者不能自行有效排空膀胱，或残余尿量＞ 100 ml 即可诊断为术后尿潴留。取百会、中极、关元、气海、阿是穴等，每天 1 次，每次 20 min。

五、雷火灸技术在围手术期应用的案例分析

雷火灸治疗颈椎病术前颈肩痛

患者，女性，48 岁，以受寒后双肩部疼痛不适 2 周，加重 3 天为主诉入院，诊断为“颈椎椎间盘突出伴颈椎轻度滑脱”，拟在全麻下行颈椎椎间盘摘除并植骨融合内固定术。患者入院后评估双肩及手臂冷痛，诉夜晚常痛醒 2～3 次，平时易疲劳，畏寒。舌淡苔薄白，脉弦细。辨证考虑阳虚受寒，VAS 评分为 7 分。为缓解患者术前疼痛予雷火灸灸疗，患者双肩部冷痛明显缓解，自觉一股热流自肩部传到手指。第 2 天术前查房诉夜晚无疼痛。

【选穴及操作方法】

（1）用灸量：2 个半支。

（2）部位：大椎—风府，风池—肩井；双耳分为两大段，共四大段。

（3）手法：纵向灸、旋转灸、雀啄灸。

【操作要领】

（1）充分暴露颈肩部，从颈部中间开始分两段，先灸大椎，再灸风府；然后颈部两侧各分两段，先灸一侧风池—肩井（对侧相同）；手法先打横向灸，再打圈，熏至皮肤发红发热。

（2）灸耳部，先灸耳郭至温热发红，再用压力棒点压和按揉耳穴颈椎、肩、颈、神门，也可用拇、示指同时在耳郭前后相对切掐耳穴。

（3）完成以上两项后再重复第一项一遍，然后分别用雀啄法（距离皮肤1cm）灸风池、风府、颈椎压痛处阿是穴、大椎、双侧肩井。每雀啄灸8次为1壮，每壮之间用手压一下，每穴各灸8壮。如图3-8-1所示。

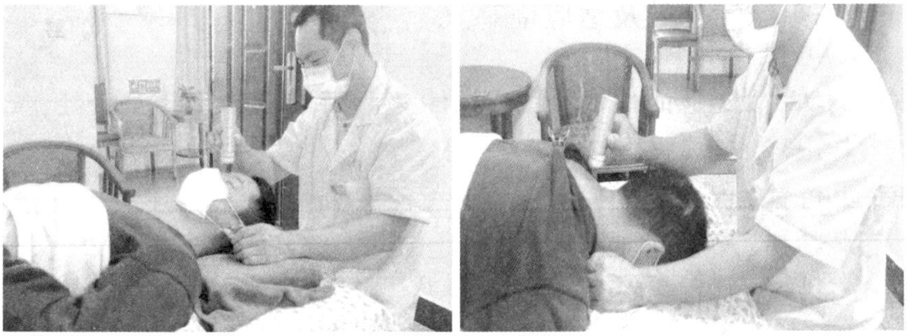

图3-8-1　雷火灸临床操作演示

（曹兴华　林群　赵高峰）

参考文献

［1］张彦，洪灿，张鹏，等. 雷火灸定点回旋透热技术治疗膝骨关节炎急性期的疗效观察［J］. 中国中医急症，2022，31（3）：440-443.

［2］吴沛冉，何瑞建，邵瑞萌，等. 基于文献数据挖掘艾灸治疗膝骨关节炎的选穴规律［J］. 云南中医学院学报，2020，43（6）：62-68.

［3］叶煜婉，方园园. 雷火灸联合经络疏通对失眠患者睡眠状况与炎性因子的影响［J］. 现代医学与健康研究（电子版），2021，5（11）：34-36.

［4］梁敏青. 雷火灸中脘穴辅助治疗脾胃虚寒型胃脘痛疗效观察［J］. 深圳中西医结合杂志，2017，27（16）：93-95.

［5］陈填瑶，陈育忠，陈琦，等. 雷火灸联合中药治疗对大肠癌术后胃肠功能恢复的疗效观察［J］. 广州中医药大学学报，2022，39（6）：1342-1347.

第九节　脐疗法

脐，中医穴位又称“神阙”。它与人体十二经脉相连、五脏六腑相通，中医认为，肚脐是心肾交通的“门户”。所谓脐疗，就是把药物直接贴敷或用艾灸、热敷等方法施治于患者脐部，激发经络之气，疏通气血，调理脏腑，用于预防和治疗疾病的一种外治疗法。

脐疗的方法主要有药物敷脐、贴脐、填脐、熨脐、熏脐、灸脐等。

一、脐疗法的功效及适应证

脐疗的功效及适应证非常广泛，对消化、呼吸、泌尿、生殖、神经、心血管系统均有作用，并能增强机体免疫力，可广泛用于内、外、妇、儿、皮肤、五官科疾病，并可养生保健。具体如下。

1. **强壮祛病，养生延年** 脐为先天之命蒂，后天之气舍，是强壮保健的要穴。脐疗可增强人体抗病能力，具有补脾肾、益精气之功。用于虚劳诸疾、神经衰弱、不寐少眠、多梦烦躁等症。

2. **通调三焦，利水消肿** 脐疗能激发三焦的气化功能，使气机畅通，经络隧道疏通。可治疗小便不利、腹水、水肿、黄疸等病。

3. **调理冲任，温补下元** 冲为血海，任主胞胎，冲任督带四脉与生殖及妇人的经带、胎、产息息相关，故药物温脐可调理冲任，固经安胎。临床用于阳痿、遗精、早泄及妇女月经不调、痛经、崩漏、带下、滑胎、不孕等症。

4. **通经活络，行气止痛** 脐通百脉，温热药贴脐后，能够通经活络，理气活血，达到“通则不痛”。适用于痹证，手足麻木及诸酸痛证。

5. **敛汗固表，涩精止带** 脐疗能收敛人体的精、气、神、津，调整脏腑阴阳平衡，使气血调畅，营卫通利。临床常用于治疗自汗、盗汗、梦遗、滑精、久泄、带下、惊悸、失眠等。

6. **健脾和胃，生清降浊** 脐疗可增强脾胃机能，使清阳得升，浊阴下降，以健脾止泻，和胃降逆。用于胃痛、痞满、反胃、呕吐、泄泻、痢疾、呃逆等。

二、脐疗法的操作方法

（一）基本操作

将所选药物研成极细末，或做散剂用，或做膏剂用。如用新鲜药物，可直接捣如泥，做膏剂用。先将患者脐部洗净擦干，然后将配制好的药粉或药膏置入脐中，再用胶布或纱布敷盖固定。根据病情需要，每1～2天换药1次，或3～5天换药1次。

（二）注意事项

（1）治疗前先用75%乙醇棉球对脐及周围皮肤常规消毒，以免发生感染，皮肤有破损者，最好不要使用脐疗方法。

（2）取仰卧位，充分显露脐部，用药后外敷纱布或胶布贴紧，也可用宽布带固定，覆盖于脐部，或将药直接放入布袋内，以防药物脱落。

（3）脐部皮肤娇嫩，如药物刺激性较强，或隔药灸脐次数较多时，宜在用药或治疗前先在脐部涂一层凡士林，小儿尤应注意。

（4）由于脐疗药物吸收较快，故用药开始几天个别患者（尤其用走窜或寒凉药时）会出现腹部不适或隐痛感，一般几天后可自行消失。

（5）用药后宜用消毒纱布、蜡纸、宽布带盖脐，外以胶布或伤湿止痛膏固封，个别患者会对胶布等过敏，可暂停用药，外涂肤轻松软膏，待脱敏后继续。

（6）本法宜在室内进行，注意保暖，以免患者受凉，体虚者、老年人、小儿尤应注意。

（7）本法用于小儿时应妥善护理，嘱其不能用手搔抓或擦拭，以防敷药脱落。同时小儿肌肤娇嫩，不宜使用剧性药物，贴药时间也不宜过久。

三、脐疗法在围手术期的临床应用

围手术期患者可能出现很多临床症状，在排除器质性原因后，可以考虑用脐疗治疗，提高围手术期治疗质量，减轻患者痛苦。下面介绍几种脐疗治疗方案。

（一）呕吐

方案1

【药物】吴茱萸适量。

【制法】烘干，研为细末，用醋调成膏。

【用法】敷神阙穴。

【出处】《中医外治集要》。

方案2

【药物】大黄、丁香、甘草各等份。

【制法】混合粉碎为末，过筛，撒于一张黑膏药中间。

【用法】敷神阙穴，每日一换。用于胃中有热，食后即呕吐者。

【出处】《穴位贴敷疗法》。

方案3

【药物】生姜、半夏各适量。

【制法】半夏研细末，与生姜共捣烂，或半夏末用生姜汁调成膏。

【用法】敷脐。用于寒性呕吐。

【出处】《上海中医药杂志》1990 年第 10 期第 25 页。

方案 4

【药物】吴萸、姜半夏各 30 g。

【用法】研末，每用适量，姜汁调膏贴脐，胶布固定，每日一换。尤宜内耳眩晕引起的呕吐。

【出处】高树中教授经验方。

（二）呃逆（膈肌痉挛）

方案：三味止呃散

【药物】芒硝、朱砂、胡椒各适量。

【制法】共研细末，分装备用。

【用法】外敷于肚脐。

【出处】《山东中医杂志》1987 年第 4 期第 32 页。

（三）胃痛

方案 1

【药物】艾叶适量。

【制法】揉碎成艾绒，连同碎末，用酒炒热。

【用法】纱布包裹，敷神阙穴，直至痛缓为止（外加暖水袋熨之更妙）。用于胃痛偏寒者。

【出处】《中医外治集要》。

方案 2

【药物】仙人掌适量。

【制法】去刺捣烂，纱布包裹。

【用法】敷神阙穴，胶布固定。适用于热性胃痛。

方案 3

【药物】艾条 1 支，生姜 1 片。

【制法】将生姜片上插数孔。

【用法】用艾条悬起灸之。每日 1 次，每次 30 min。最好于每天上午 9 时左右灸之。

【出处】高树中教授经验方。

（四）腹痛

方案 1

【药物】荜茇。

【制法】研细末，酒水各半煎干，搓成饼数个。

【用法】外敷神阙穴。用于虚寒性腹痛。

【出处】《湖北中医杂志》1985 年第 6 期第 32 页。

方案 2

【药物】白芷 60 g，小麦面 15 g。

【制法】白芷研为细末，过筛；和白面调均匀，用醋调成膏，纱布包裹。

【用法】敷神阙穴。用于绕脐腹绞痛。

【出处】《中医外治集要》。

方案 3

【药物】艾绒、生食盐各适量。

【制法】把艾绒与食盐炒透热。

【用法】填满脐眼，外加纱布包扎固定，每日 2 次。用于一切风寒所致的腹中冷疼等。

【出处】《痧症民间疗法》。

方案 4

【药物】风油精。

【用法】将风油精数滴滴入肚脐眼，外用伤湿止痛膏或胶布固定。用于受凉饮冷引起的寒性腹痛及胃痛，效果极佳。

【出处】《大众中医药》1988 年第 3 期第 29 页。

（五）腹胀

方案 1

【药物】厚积散：厚朴、枳壳各 1 g。

【制法】研为细末（或用姜汁、黄酒调）。

【用法】敷脐，每周换药 1 次。用于各种腹胀。

【出处】《辽宁中医杂志》1982 年第 2 期封四。

【备注】肝胃不和者加香附 0.5 g；脾胃虚寒者加用生姜汁调膏；寒邪腹胀加用生姜汁、葱汁调膏；郁证腹胀加柴胡 0.5 g；痰饮腹胀加香附、半夏、茯苓各 0.5 g，生姜汁调膏。

方案 2

【药物】芒硝 10～20 g，小茴香 1.5～3 g。

【制法】共研为细末，过筛，纱布包裹。

【用法】敷神阙穴，胶布固定。待大肠通便，腹胀即减或消失。

【出处】《中医外治集要》。

方案 3

【药物】枳实 30 g，厚朴 30 g，生大黄 10 g，芒硝 10 g，冰片 10 g。

【制法】研细末。

【用法】姜汁或酒调膏贴脐。还可选择蒸脐法、脐疗袋。

【出处】高树中教授经验方。

（六）腹泻

方案 1：伤湿止痛膏贴脐法

【药物】伤湿止痛膏 1 贴（或用麝香虎骨膏）。

【用法】贴脐部，12～24 h 更换 1 次。用于腹泻。

【出处】《四川中医》1989 年第 8 期第 25 页。

方案 2

【药物】白胡椒 5 g，五倍子 10 g。

【用法】研末，白酒或姜汁调膏，两日一换。

【出处】吴震西经验方。

方案 3

【药物】久泻膏：生黄芪、炒白术、补骨脂、五倍子、乌梅肉各 30 g，木香、黄连、肉桂、米壳、冰片各 10 g。

【用法】研末，姜汁调膏贴脐。用于慢性腹泻（过敏性结肠炎属脾虚者尤宜）。

【出处】高树中教授经验方。

方案 4：针脐中四边穴法

【用法】脐中四边穴即脐之上下左右各开 1 寸处，共 4 穴，患者平卧，选用 28 号或 30 号针，以四穴上下左右为序进针，成人一般针 3～5 分深，小儿针 2～3 分深，不留针。急性泄泻每日针 1 次，慢性泄泻隔日 1 次。

【出处】《江苏中医》1961 年第 9 期第 29 页。

方案 5：肾泻散

【药物】肾泻散：吴茱萸、补骨脂、五味子、生硫黄各 30 g，带根须葱白 10 根。

【制法】葱白切碎，余药共为粗末。

【用法】将上药放铁锅内，加黄酒适量，纱布包裹，热熨神阙穴，每次30 min，每日 1～2 次，1 剂药可用 3 天。用于五更泻属脾肾阳虚者。

【出处】高树中教授经验方。

（七）便秘

方案 1

【药物】肉苁蓉适量。

【制法】制成粗末，炒热，布包。

【用法】敷脐。用于虚秘。

【出处】《理瀹骈文》。

方案 2

【药物】杏仁、葱白、盐各适量。

【制法】研成膏状。

【用法】涂脐上，并涂手心。用于大便不通。

【出处】《药治通义》。

方案 3

【药物】芒硝 60 g、川大黄 30 g、枳实 20 g、厚朴 20 g、牙皂角 20 g、冰片 10 g。

【制法】研细末。

【用法】①蜜调膏贴脐，胶布固定，两日一换。②蒸脐法（熏脐法），每周1～2 次。③制成脐疗袋，1～2 个月换药 1 次。

【出处】高树中教授经验方。

方案 4

【药物】大戟 3 g，大枣 3～5 个。

【制法】大戟研为细末，大枣煮熟，去皮核，共捣成膏，纱布包裹。

【用法】敷神阙穴，外用胶布固定。用于冷秘。

【出处】《中医外治集要》。

方案 5

【药物】皮硝 6 g，皂角 1.5 g。

【制法】将皮硝用水化开，入皂角碎末共捣烂成饼状。

【用法】敷脐。用于热秘。

【出处】《理瀹骈文》。

（八）大小便不通

方案 1

【药物】葱白适量。

【制法】和饭，捣成饼状。

【用法】敷于脐中。用于大小便不通。

【出处】《常见病验方研究参考资料》。

方案 2

【药物】食盐适量。

【制法】放锅内炒热，分装在两个布袋内。

【用法】轮换敷脐部，冷则再炒再熨，每日 2～3 次，每次 15～20 min，连熨 2～3 日。用于大小便不通。

【出处】《常见病民间传统外治法》。

（九）癃闭（尿潴留）

方案 1

【药物】白矾、食盐各 5 g。

【制法】研末。

【用法】先用牛皮纸圈成筒状（高 3～5 cm），放肚脐上，将药填入，用冷水滴入药中，觉冷透腹内，小便即通。

【出处】《中医杂志》1983 年第 1 期第 78 页。

方案 2

【药物】麝香 1 g，葱白 10 根。

【制法】将葱白切碎捣烂如泥状。

【用法】先将麝香放脐内，再敷上葱白，再加艾灸或热敷效果更好。

【出处】高树中教授经验方。

方案 3

【药物】鲜青蒿 250 g。

【制法】捣烂（注意勿让汁水流掉）。

【用法】旋即敷于脐部，外盖 25 cm × 30 cm 薄膜，胶布固定，一般多在 1 h 内排尿。

【出处】《中医杂志》1982 年第 4 期第 64 页。

方案 4

【药物】肉桂、车前子各适量。

【制法】研为细末。

【用法】敷脐中。用于小便不通属寒者。

【出处】《理瀹骈文》。

方案 5

【药物】大蒜 1 枚，山栀 8 个。

【制法】共捣烂。

【用法】敷脐上。用于外伤后尿潴留。

【出处】《大众中医药》1991 年第 2 期第 84 页。

方案 6

【药物】葱白半斤。

【制法】切碎，炒热，布包。

【用法】熨脐部。用于产后或妊娠合并尿潴留者。

【出处】《浙江中医药》1978 年第 3 期封三。

（十）尿路感染

方案 1

【药物】葱白（带须，去土，勿洗）5 根，萹蓄 3 g，大黄 2 g，木通 2 g，瞿麦 6 g。

【制法】共捣烂如膏，备用。

【用法】取药膏如枣大一块，放于脐上，上盖纱布，再用胶布固定，每日一换。用于尿路感染。

【出处】《穴位贴敷疗法》。

方案 2

【药物】白酒、明矾各适量。

【制法】选透明的明矾 1 块，放在酒杯里研磨 5 min。

【用法】用时以手指蘸矾酒，在患者脐部研约 15 min，用于尿道炎小便不利，使用 30 多年有效。

【出处】《常见药用食物》。

（十一）泌尿系结石

方案 1

【药物】大葱白 1 斤，食盐少许。

【制法】混合捣融，纱布包裹。

【用法】敷神阙，并敷小肠俞、膀胱俞。

【出处】《中医外治集要》。

方案 2

【药物】滑石、硝石、生乳香、琥珀、小茴香各 30 g，冰片 15 g。

【制法】共研细末，瓶储备用。

【用法】每用 3 g，温开水调成稠膏状，外敷脐部，用麝香壮骨膏固定，上加艾条悬灸 30 min，每天 1 次，2 天换药 1 次。

【出处】高树中教授经验方。

（十二）腰痛

方案 1

【用法】于神阙穴上，放一穿孔的鲜姜片，然后放置黄豆大小艾炷灸之，连续 50～90 壮，隔日 1 次。用于急性腰痛。

【出处】《上海针灸杂志》1988 年第 4 期第 45 页。

方案 2

【药物】生姜 500 g（捣取汁），水胶 30 g。

【制法】共煎成膏，厚纸摊。

【用法】贴脐眼，甚效。

【出处】《串雅内编》。

（十三）高血压病

方案

【药物】吴茱萸 、川芎各等份。

【制法】混合研为细面，密贮备用。

【用法】将神阙穴用 75% 乙醇棉球擦干净，取药粉 5～10 g 纳入脐中，上盖用麝香壮骨膏固定，3 天换敷 1 次，1 个月为一疗程。

【出处】《中国针灸》1990 年第 2 期第 15 页。

（十四）自汗、盗汗

方案 1

【药物】五倍子适量。

【制法】研为细末，或用水调成膏状。

【用法】敷脐中，1 次用药 2～5 g，1～2 日换药一次。用于自汗、盗汗。

【出处】此法在《万病回春》《本草纲目》《种福堂公选良方》《急救广生集》《理瀹骈文》《医学实在易》等书籍中均有记载。

方案 2

【药物】五倍子 2 份，五味子 1 份。

【制法】共研细末。

【用法】取末 10 g，温开水调成小饼状，外敷脐窝部，用布包好固定，连敷 3～4 次。用于虚汗症。

【出处】《江西中医药》1988 年第 5 期第 34 页。

方案 3

【药物】煅龙牡、五倍子各 10 g，朱砂 2 g。

【用法】研末，醋调贴脐。

【出处】高树中教授经验方。

（十五）高热

方案 1

【药物】五倍子、首乌、白矾各 3 g。

【制法】共为末。

【用法】包脐眼。

【出处】《贵州民间方药集》。

方案 2

【药物】黄连、牛黄各适量。

【制法】研细末，调湿。

【用法】敷脐。用于各种急性感染性疾病引起的高热，有较好的退热效果。

【出处】《大众中医药》1987 年第 4 期第 25 页。

（十六）肠梗阻

方案 1

【药物】麝香 1 g。

【用法】放脐内，胶布或麝香壮骨膏固定，再加艾条灸之。

【出处】《陕西中医》1984 年第 5 期第 39 页。

方案 2

【药物】丁香 30～60 g。

【制法】研成细末，加 75% 乙醇调和，对乙醇过敏者，可用开水调和。

【用法】敷于脐及脐周，直径 6～8 cm，纱布用塑料薄膜覆盖，周围胶布固定，以减少乙醇挥发，对胶布过敏者可用绷带固定。用于麻痹型肠梗阻。

【出处】《中医杂志》1988 年第 11 期第 52 页。

方案3

【药物】大葱、胡椒、枯矾。

【制法】共捣烂。

【用法】热敷脐腹部。用于单纯性肠梗阻。

【出处】《穴敷疗法聚方镜》。

（张春霞　张加强　赵高峰）

参考文献

[1] 魏振装，中医脐疗［M］. 1版. 北京：中国人民解放军出版社，1992.

[2] 贾红玲，中医脐疗的文献研究［D］. 山东中医药大学，2010.

[3] 朱玲，脐疗中医特色疗法［C］// 首届兰茂中医院发展学术论坛暨云南中医院界2014学术年会论文汇编，2014.

[4] 高树中，中医脐疗大全［M］. 修订版. 济南：济南出版社，2009.

[5] 张明庆，基于古今文献的脐疗法应用规律及操作规范研究［D］. 山东中医药大学，2009.

[6] 吴尚先. 理瀹骈文［M］. 北京：中国中医药出版社，2018.

[7] 丹波元简. 药治通义［M］. 北京：学苑出版社，2008.

[8] 中医研究院. 常见病验方研究参考资料［M］. 北京：人民卫生出版社，1970.

[9] 孙簿泉. 常见药用食物［M］. 西安：陕西人民出版社，1979.

[10] 杨济秋，杨济中. 贵州民间方药集［M］. 贵阳：贵州人民出版社，1999.

[11] 莫文丹. 穴敷疗法聚方镜［M］. 南宁：广西民族出版社，1988.

[12] 王富春. 中医外治集要［M］. 北京：人民卫生出版社，1994.

[13] 高树中. 穴位贴敷疗法［M］. 北京：中国中医药出版社，2004.

[14] 黄贤忠. 痧症民间疗法［M］. 南宁：广西人民出版社，2005.

第十节　壮医药线点灸疗法

壮医药线点灸疗法，是在壮医理论的指导下，采用经过多种壮药制备液浸泡过的直径约为0.7 mm的苎麻线，取出后将一端在灯火上点燃，使之形成圆珠状炭火，然后将此炭火迅速而敏捷地直接灼灸在人体体表一定穴位或部位，用于预防和治疗疾病的一种独特医疗保健方法（图 3-10-1）。2011 年 5 月 23 日，壮医药（壮医药线点灸疗法）被列入第三批国家级非物质文化遗产名录（图 3-10-2）。

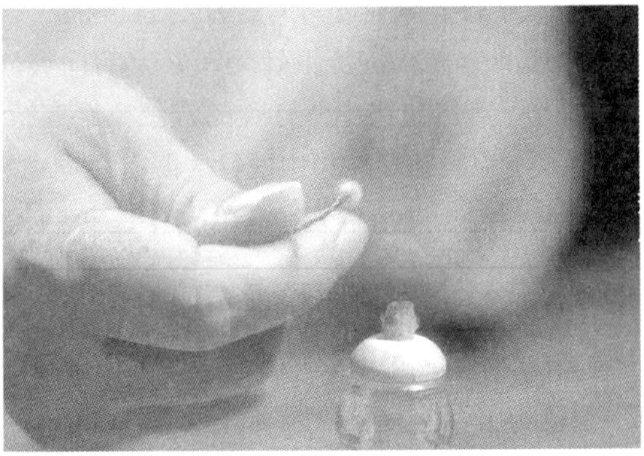

图 3-10-1　壮医药线点灸疗法

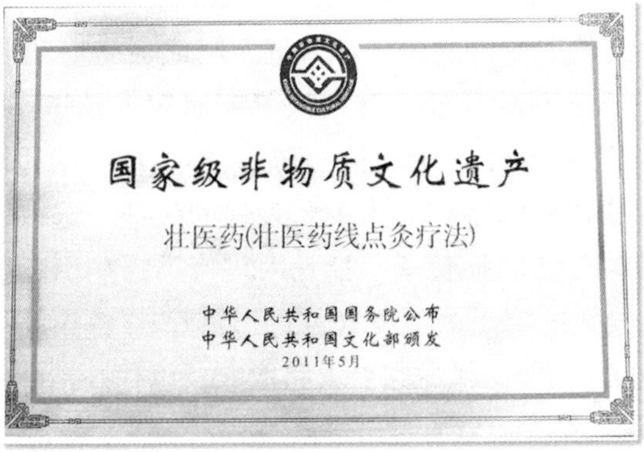
国家级非物质文化遗产
壮医药(壮医药线点灸疗法)
中华人民共和国国务院公布
中华人民共和国文化部颁发
2011年5月

图 3-10-2　国家级非物质文化遗产牌匾

壮医认为，“疾患并非无中生，乃系气血不均衡”，因此，调整气血、平衡气血就成了壮医治疗疾病的关键。气血的调畅和平衡又依赖三道两路的畅通，尤其是两路即龙路和火路的畅通和功能正常。壮医药线点灸治疗疾病，其原理是以温热和药效对三道两路在体表的穴位的刺激，通过龙路、火路的传导，畅通三道两路，调整气血恢复平衡，使人体各部恢复正常的功能，使天、地、人三部之气复归同步，促使疾病转归和人体正气康复。

壮医药线点灸疗法具有祛风、湿、痧、瘴、水、痰等毒，止血活血祛瘀毒，调气安神，补虚强体等作用。临床运用于内科、外科、妇科、儿科、五官科、皮肤科等科的常见病、多发病等。主要适应证有带状疱疹、带状疱疹后遗神经痛、湿疹、发热、上呼吸道感染、肿块、疼痛、痹病、麻木不仁、头痛等。

一、壮医药线点灸疗法的选穴方法

人体有361个经穴，有数十个经外奇穴，还有众多的壮医特定穴。这些穴位各有其功能和作用，选准选好穴位是正确配穴处方的前提，是确保疗效的关键。壮医针灸选穴时，既可直接使用中医针灸的穴位（经穴、奇穴等），又可使用自己的特定穴位，但用穴原则和规律与中医针灸既有相同点又有区别：①直接使用中医穴位，主治病证相同；②所取穴位位置与中医相同，但主治病证不同；③壮医自己使用的特殊穴位。

壮医定穴位或部位，以治疗疾病取穴具有一定规律性，壮医药线点灸取穴原则为："寒手热背肿在梅，痿肌痛沿麻络央，唯有痒疾抓长子，各疾施治不离乡。""寒手"是指以畏寒发冷症状为主要表现病证，宜选取手部穴位为主穴进行治疗；"热背"是指以发热、体温升高症状为主要表现的病证，应选取背部穴位为主穴进行治疗；"肿在梅"是指以肿块或皮肤损害为主要表现的病证，应沿肿块或皮损边缘及中央选取一组穴位，常由五穴组成，呈梅花形分布；"痿肌"指凡以肌肉萎缩为主要表现的病证，宜在该萎缩肌肉上选取主要穴位组成处方；"痛沿"是指以疼痛为主要表现的病证，宜沿其疼痛部位的边沿选取主要穴位组成处方；"麻络央"指以麻木不仁等为主要表现的病证，选取该部位一段经络或道路的中央点为主要穴位；"抓长子"指凡因皮疹类疾病引起皮肤瘙痒者，选取首先出现的疹子或最大的疹子为主要穴位进行治疗；"各疾施治不离乡"是指每一种疾病还需根据实际需要，循龙路、火路取穴，以提高治疗效果。

二、壮医药线点灸疗法的操作前准备和操作方法

（一）操作前准备

1. 环境要求　治疗室内清洁、安静，光线明亮，温度适宜，避免吹风受凉。

2. 用物准备

（1）药线：苎麻线，大号直径约1 mm、中号直径约0.7 mm、小号直径约0.25 mm。

（2）生理盐水、消毒棉签、一次性无菌手套、酒精灯、打火机、镊子、剪刀。

3. 操作前护理　说明壮医药线点灸治疗的意义和注意事项，取得患者同意，进行精神安慰与鼓励，消除患者的紧张、恐惧情绪，使患者能积极主动配合操作。

（二）操作方法

1. 体位选择　常取坐位、俯卧位、仰卧位、侧卧位等，根据病情确定体位，以患者舒适及便于施术者操作为宜，避免用强迫体位。

2. 定穴　根据病证选取相应治疗部位，取穴原则："寒手热背肿在梅，痿肌痛沿麻络央，唯有痒疾抓长子，各疾施灸不离乡。"

3. 医师准备　洗手，戴口罩、医用帽子及一次性无菌手套（非常规手法者）。

4. 清洁　用生理盐水清洁将要施灸的皮肤。

5. 施术方法

（1）取线：用镊子从药液中取出药线，用剪刀剪取需要的长度（图3-10-3）。

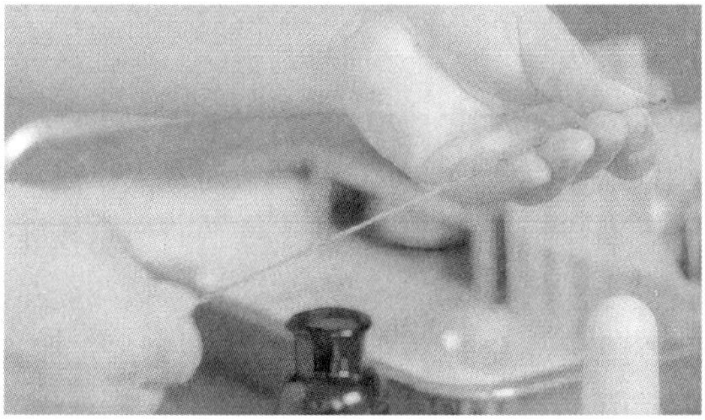

图 3-10-3　取线

（2）整线：因药线经药液浸泡后常已松散，故取出后需把药线拉直搓紧，具体方法是用两手的拇指和示指分别固定药线的两端，再以相反方向把药线拧紧、拉直。

（3）持线：常规手法，右手示指和拇指指尖相对，持药线的一端，露出线头1～2 cm，药线另一端可卷入掌心。非常规手法，像针刺持针一样的方法持药线的一端，露出线头2～5 cm，药线另一端可卷入掌心（图3-10-4）。

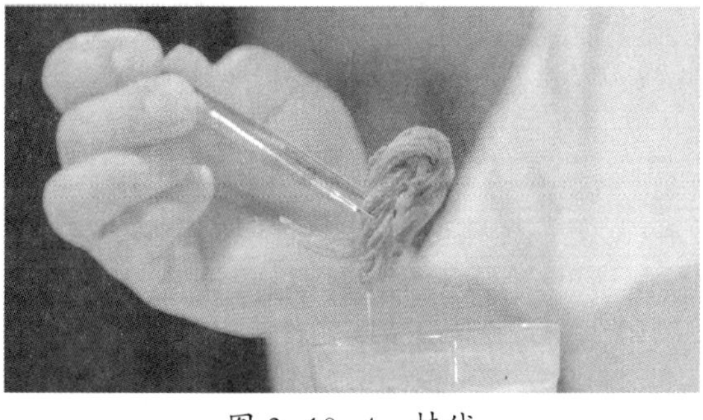

图 3-10-4　持线

（4）点火：将露出的线端在灯火上点燃，如有火焰必须扑灭，只需线头留有圆珠状炭火星（珠火）即可，凡明火、条火、径火均不宜使用操作施灸。

壮医药线点燃后，按燃烧时间的长短，一般可出现明火、条火、珠火、径火等多种火候，但只有珠火可以使用。临床必须严格掌握火候，抓住点灸时机及时施灸，确保疗效。

壮医药线点灸的4种火候：①珠火，即药线点火端只有一颗饱满的炭火星，状如圆珠，不带火焰。线端珠火星最旺时为点灸良机，此时应立即施灸，以留在穴位上的药线炭灰呈灰白色为效果最好。②明火，即带有火焰。药线点火后，若带有火焰，必须将其吹灭。若使用明火点灸，极易烧伤皮肤，出现水疱，所以明火不宜使用。③条火，即火焰熄灭后留下一条较长的药线炭火星。若出现条火，必须把条火去掉，再行点火。若使用条火施灸，将很难对准穴位，并且容易灼伤皮肤，所以条火不宜使用。④径火，即点灸良机错失，珠火停留过久，逐渐变小，只有半边或微弱炭火星。此时，应重新点火，确保珠火点灸。使用径火施灸，药效及热量均不足，效果欠佳。所以径火也不宜使用。

（5）施灸：常规手法，将药线的炭火星线端对准穴位或者治疗部位，顺应手腕和拇指的屈曲动作，拇指指腹迅速将珠火的线头直接点按在穴位上。一按火珠灭即起为1壮。非常规手法，将线端圆珠状炭火星直接刺灸在穴位上，无拇指点按动作，火珠灭即起为1壮。常规和非常规手法一般每穴都是点灸1～3壮，每天点灸1～3次（图3-10-5）。

6. 施术后事项

（1）整理患者衣物及操作物品。

（2）交代患者治疗后注意事项等。

（3）手并记录治疗情况。

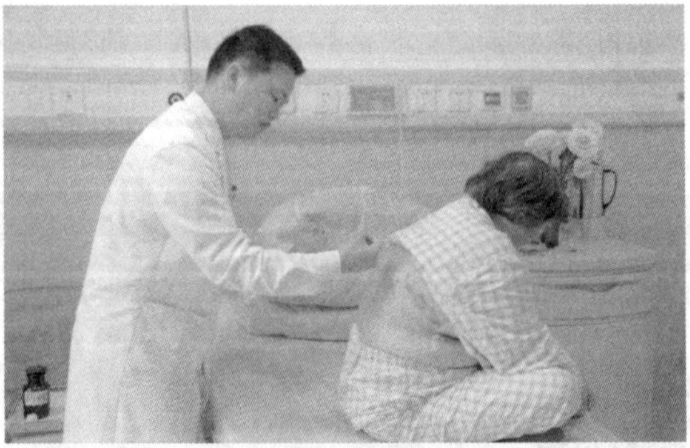

图3-10-5　医务人员给患者施灸

（三）注意事项

（1）患者情绪紧张或过度饥饿时不能操作。暴露治疗部位时，应注意保护患者隐私及保暖。

（2）一般情况下应用常规操作手法进行点灸治疗，但点灸口腔部位，局部有破溃、渗液部位，或传染性皮肤病患者，医者必须戴一次性无菌手套，使用非常规操作手法，不可直接接触患处，避免交叉感染。

（3）注意手法轻重，施灸时，珠火接触穴位时间短，点灸壮数少者为轻手法，适用于面部穴位及少年儿童；珠火接触穴位或治疗部位时间较长，点灸壮数较多者为重手法，适用于癣类疾病、足底穴位或急救时。珠火接触穴位时间及点灸的壮数介于轻手法和重手法之间为中手法，适用于一般疾病。

（4）点火时，如有火苗应轻柔抖灭，不可用嘴巴吹灭。

（5）药线点燃以后，只有珠火适用，以线端火星最旺时为点灸良机，以在点灸部位留下药线白色炭灰效果最佳。

（6）点灸外眼区及面部靠近眼睛的穴位时，嘱患者闭目，避免火花飘入眼内引起烧伤。

（7）施灸过程中随时观察局部皮肤及病情，随时询问患者对点灸的耐受程度。

（8）操作后交代患者，局部会出现浅表的灼伤痕迹，停止点灸1～2周可自行消失。若施灸部位有瘙痒或轻度灼伤，属正常的治疗反应；避免用手抓，以免引起感染；若不小心抓破施灸处皮肤，不必惊慌，注意保持清洁，或用碘伏消毒即可。

（9）治疗后在饮食上应注意忌口（如各种皮肤病，在点灸治疗期间忌食牛肉、公鸡、鲤鱼等发物），以清淡饮食为主。

在进行点灸操作时局部会有蚁咬样灼热感，有时上述感觉可沿龙路、火路传导。点灸的技术关键是顺应拇指的屈曲动作，拇指指腹稳重而又迅速敏捷地将炭火星扣压向下触碰到穴位表面即行熄灭。点灸体穴时，不能像扎针一样拿着药线将线端炭火星刺向穴位，也不能将药线炭火端平压于穴位上，点按角度应控制在30°～60°作用。因为90°直刺不但容易烧伤皮肤，而且特别疼痛；平压（180°）则不能令珠火集中刺激穴位，无法达到预期效果。点灸耳穴时，由于耳穴特殊的解剖特点，需应用特殊点灸方法，即将药线拉直，像扎针一样拿着药线将线端炭火星点灸在穴位上。

三、壮医药线点灸疗法在围手术期的临床应用

（一）带状疱疹后遗神经痛

1. 取穴 局部阿是穴。局部与循经辨证相结合，如急躁易怒、咽干、口苦、目赤者加太冲、行间、风池、曲池；心情抑郁、善太息加膻中、内关、太冲、血海；心神不宁、神疲、健忘、失眠者加合谷、神门、三阴交、四神聪。

2. 具体操作 根据带状疱疹所在部位选取合适体位，充分暴露患处，常规清洁后，根据壮医药线点灸疗法的取穴原则及施术方法（取线、整线、持线、点火、施灸5个步骤）进行操作施灸。

3. 疗程 一般每穴点灸1～3壮，每天灸1次，5～7天为1个疗程。

（二）术后焦虑

1. 取穴 内关、膻中、太冲、三阴交。

2. 具体操作 患者仰卧位，充分暴露所选取的穴位，常规清洁后，根据壮医药线点灸疗法的取穴原则及施术方法（取线、整线、持线、点火、施灸5个步骤）进行操作施灸。

3. 疗程 一般每穴点灸1～3壮，每天灸1次，5～7天为1个疗程。

四、壮医药线点灸疗法在围手术期应用案例分析

（一）壮医药线点灸治疗带状疱疹伴疼痛

患者，男性，因“左侧腹部、胁肋部疱疹伴疼痛半年余”来我院就诊，明确诊断为“带状疱疹后神经痛”。患者半年前无明显诱因出现左侧腹部疱疹，逐渐向后延伸至左侧胁肋部，疱疹逐渐增大，伴局部疼痛，自行外涂“阿昔洛韦乳膏”及外院治疗后疱疹结痂，疼痛未见明显好转，遂来我院就诊，现症见：左侧腹部、胁肋部疱疹伴疼痛，疱疹已结痂，局部疼痛，基底皮肤泛红，平素怕热，心烦易怒，口苦，无发热恶寒，无异常汗出，无口渴咽干，无头痛头晕、心慌心悸、胸闷胸痛、恶心呕吐、腹痛腹胀等不适，纳可，夜寐欠佳，大便每日一行，质硬量少，稍难解，小便尚调。舌质暗红，苔薄黄，舌下脉络迂曲，脉弦细滑。

【选穴原则】“寒手热背肿在梅，痿肌痛沿麻络央，唯有痒疾抓长子，各疾施治不离乡。”选取疼痛部位即左侧腹部、胁肋部施灸。局部与循经辨证相结合，肝胆湿热配伍太冲、行间、风池、曲池进行施灸。

【操作方法】根据带状疱疹所在部位，充分暴露患者左侧腹部、胁肋部皮

肤，常规清洁后，根据壮医药线点灸取线、整线、持线、点火、施灸5个步骤进行操作。每穴点灸1～3壮，每天灸1次，施灸3次后患者疼痛症状较前缓解。

（二）壮医药线点灸治疗术后焦虑

患者，女性，因“发现甲状腺肿物1个月余”来我院就诊，患者1个月前无明显诱因下发现双侧甲状腺肿大，质硬，行甲状腺彩超提示甲状腺结节4类，于我院住院治疗，在全身麻醉下行甲状腺肿物切除术。术后患者易烦躁，焦虑，时有心慌心悸，情绪反复波动，无发热恶寒，无咳嗽咳痰，无口干口苦，无头痛头晕、胸闷胸痛、恶心呕吐、腹痛腹胀等不适，纳差，入睡困难，睡后易醒，醒后难入睡，二便尚调。舌质淡红，苔薄白，脉弦细。予壮医药线点灸治疗，取安眠三穴、百会、内关、膻中、太冲、三阴交等穴。

【操作方法】根据壮医药线点灸取线、整线、持线、点火、施灸5个步骤进行操作。每穴点灸1～3壮，每天灸1次，施灸后患者焦虑症状较前缓解，夜间睡眠较前好转。

（潘明甫　何并文　秦祖杰　赵高峰）

参考文献

［1］黄瑾明，黄汉儒，黄鼎坚．壮医药线点灸疗法［M］．南宁：广西人民出版社，1986.

［2］黄瑾明，宋宁，黄凯．中国壮医针灸学［M］．南宁：广西民族出版社，2010.

［3］黄汉儒．中国壮医学［M］．南宁：广西民族出版社，2000.

［4］潘明甫，黄国东，贺诗寓．壮医特色技法操作规范［M］．南宁：广西科学技术出版社，2022.

第十一节　壮医神龙灸

壮医神龙灸疗法是一种壮医特色灸疗法，是在壮医理论的指导下，通过在人体背部或胸腹上施灸，将艾绒、姜疗、火疗与经络、腧穴结合在一起，通过艾绒燃烧与姜的融合将温热药力更好地导入体内，激发人体一身之阳气，通调龙路、火路，使气血运行畅通、协调平衡以治疗和预防疾病的独特壮医特色外治疗法

（图 3-11-1）。

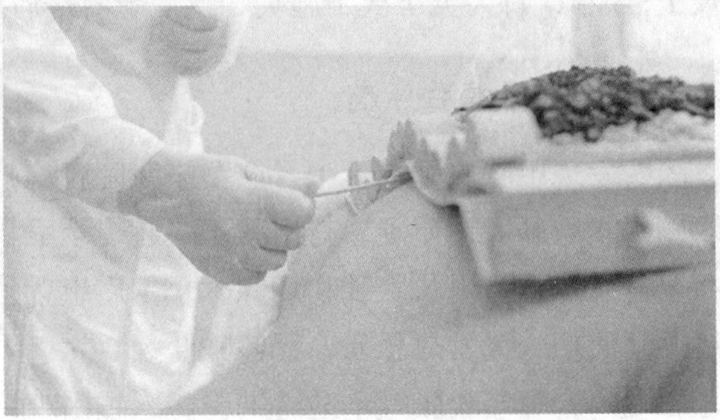

图 3-11-1 壮医神龙灸疗法

一、壮医神龙灸的理论基础及治疗原理

（一）理论基础

壮医以阴阳理论、三气同步理论、道路理论、毒虚致病理论、气血理论为基础。

1. 阴阳理论 是研究阴阳的内涵及其运动变化规律，并用以解释宇宙万物的发生、发展和变化的一种哲学理论。壮医治疗疾病时强调一个“衡”字，即平衡、均衡。壮医认为，阴和阳是两个对立面，阴阳平衡时，人体才会处于健康状态，一旦人体内阴阳失去这种衡态，出现阳偏胜或阴偏胜，临床上就会出现阴盛阳衰、阳盛阴衰或阴盛阳盛证候。

2. 三气同步理论 是研究自然界天、地、人三部之气与人体内天、地、人三部之气的内涵、相互关系及其运动变化规律的理论，是壮医用以解释人体生理病理现象的一种理论工具，是古代壮医朴素的天人自然观，属中国古代唯物论和辩证法范畴。三气同步学说认为，天、地、人三部之气是息息相通、同步运行和制约化生的，只有达到三气同步，人体气血才会调畅平衡，功能才会正常，人才能处于健康状态。

3. 道路理论 主要是研究人体三道两路即谷道、水道、气道、龙路、火路五条重要道路的内涵及其运动变化规律。道路理论是壮医理论体系的内核，壮医借助道路理论来阐释人体的生理功能、病理变化及其相互关系。

4. 毒虚致病理论 壮医认为毒虚致百病，毒和虚是导致疾病发生的两大因素，一切疾病皆由毒引起，毒是外因，虚是内因，两者相因而为病。

5. 气血理论 壮医气血理论认为，气是构成人体的本原，血由气所生，气血一阴一阳，是构成人体、涵养生命和维持人体生命活动的最基本物质，气血平衡调畅，则道路（三道两路）通畅，人体内部的天、地、人三部之气就能同步协调运行，并能与大自然的天气、地气保持同步运行，化生不息，人体处于健康状态。气血失衡则道路阻滞，天、地、人三部之气就不能同步协调运行，从而疾病丛生。气血平衡是壮医对人体生理状态的重要认识，气血失衡则是壮医重要的病机理论。

（二）治疗原理

壮医神龙灸疗法治疗疾病通过以下 3 个方面来作用实现。

1. 温热作用　壮医神龙灸疗法在施灸时依靠艾绒燃烧时的热量，刺激人体龙路、火路的气血聚集部位（穴位）或者谷道、水道、气道在任督二脉的反应点（穴位），产生温热刺激。温热本身可以温通道路，畅通气血，加之对穴位的刺激，又可发挥穴位的治疗作用，并通过两路的传导而起治疗作用。

2. 药物作用　壮医神龙灸疗法在施灸艾绒燃烧时，使艾叶和生姜的药物药力从穴位渗透到龙路、火路的网络分支内，再经两路的传导而起治疗作用，或药力直接渗透病所而起治疗作用。《本草从新》：艾叶苦辛，生温熟热，纯阳之性，能回垂绝之阳，通十二经，走三阴，理气血，逐寒湿，以之灸火，能透诸经而除百病。生姜辛、微温，归肺脾胃经，具有发汗解表、温中止呕、温肺止咳、解鱼蟹毒、解药毒的作用。艾绒燃烧时可以将艾叶和生姜的温热药物药力渗透于人体三道两路之中。

3. 穴位刺激　壮医神龙灸疗法通过施灸任督二脉局部的穴位，产生的刺激作用，再通过三道两路系统调整气血平稳达到治疗目的。人体体表龙路、火路的气血交聚部位很多，谷道、水道、气道的反应点也很多，这些穴位、部位或反应点各有其功能特点，因此，壮医神龙灸疗法不同的穴位就会产生不同的功效。

二、壮医神龙灸的临床适应证及选穴方法

（一）适应证

壮医神龙灸具有祛寒湿、解毒瘀、调气安神、补虚强体、疏通三道两路等作用。临床运用于内科、外科、妇科、五官科、皮肤科等科的常见病、多发病的治疗。临床适应证如下。

1. 虚证　易反复感冒、神疲欲睡、疲软乏力、四肢冰冷。

2. 痹证　类风湿性关节炎、风湿性关节炎、强直性脊柱炎等。

3. 痛证　腰椎、胸椎、颈椎骨质增生、腰肌劳损、腰膝冷痛等。

4. 哮喘　慢性支气管炎、鼻炎、支气管哮喘、肺气肿等。

5. 脾胃病　慢性浅表性胃炎、慢性萎缩性胃炎、胃溃疡、十二指肠球部溃疡、胃肠功能紊乱、功能性消化不良等。

6. 妇科病　女子宫寒不孕、产后恶寒、痛经、月经不调等。

7. 男科病　男子不育症、阳痿早泄等。

（二）选穴方法

1. 背部取背廊穴（包含龙脊穴及夹脊穴）　龙脊穴为壮医颈项腰背部特定穴位，在人体背部脊柱上，从颈椎到尾椎，每椎骨棘突下凹陷中为 1 穴，其中颈龙脊 7 穴，胸龙脊 12 穴，腰龙脊 5 穴，骶龙脊 5 穴，分属天部、地部、人部。夹脊穴位于龙脊穴旁开 1.5 寸、3 寸，左右各两行，近脊者为近夹脊穴，远脊者为远夹脊穴。壮医认为，背廊穴是龙路、火路的主干道，且覆盖气道、水道、谷道。因此，壮医神龙灸疗法通过在人体背廊穴上施灸，运用芳香温通的艾绒温经通络、温通温补之效结合姜泥辛散温通之力以促进三道两路通畅、三气同步，从而激发人体正气，使毒祛正复，气血均衡，起到调气补虚、解毒祛瘀的功效，以达到治疗和预防疾病的作用。

2. 腹部取脐行穴　天突穴至神阙穴等距离分为 10 穴，称上脐行穴（胸脐行穴）；神阙穴至曲骨穴等距离分为 10 穴，称下脐行穴（腹脐行穴）。脐行穴具有通路止痛、调理气血、健运脾胃的作用。脐行穴在任脉穴上，任脉为人体经脉之一，属于奇经八脉，有“阴脉之海”之称。《灵枢》曰：“冲脉、任脉皆起于胞中，上循脊里，为经络之海，其浮而外者，循腹上行，会于咽喉，别而络唇口。”任脉起于胞中，止于下颌，共有关元、气海等 24 腧穴，其循行于腹部正中，腹为阴，因此任脉对一身阴经脉气具有总揽、总任的作用。足三阴经在小腹与任脉相交，手三阴经借足三阴经与任脉相通。因此对阴经气血有调节作用，故有“总任诸阴”之说。任脉总调人之精、血、津液，是人生养之根本。任脉还具有调节月经，促进女子生殖功能的作用，故有“任主胞胎”之说。

三、壮医神龙灸疗法的器材准备和操作方法

（一）操作准备

1. 环境要求　治疗室内通风、清洁、安静，光线明亮，温度适宜，避免吹风受凉。

2. 用物准备　姜渣、艾绒、桑皮纸、灸器、95% 乙醇溶液、95% 乙醇棉球、喷壶、酒精灯、打火机、止血钳、治疗单、毛巾、纱布、压板、一次性无菌手套（图 3–11–2）。

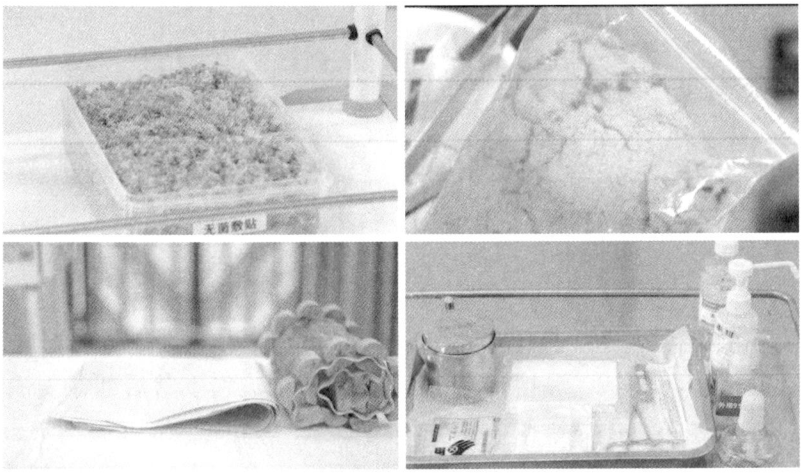

图 3-11-2　神龙灸用物姜渣、艾绒、灸器等

3. 操作前护理　说明治疗的意义和注意事项，取得患者同意，进行精神安慰与鼓励，消除患者的紧张、恐惧情绪，使患者能积极主动配合操作。

（二）操作方法

1. 体位选择　常有俯卧位、仰卧位等，根据病情确定体位，以患者舒适及便于施术者操作为宜，避免用强迫体位。

2. 部位选择　背廊穴（包括龙脊穴、夹脊穴）或脐行线。

3. 医师准备　洗手，戴口罩、医用帽子及一次性无菌手套。

4. 施术方法

（1）放灸器：再次评估施灸部位皮肤情况，将桑皮纸铺在患者施灸部位，灸器放在桑皮纸上（图 3-11-3）。

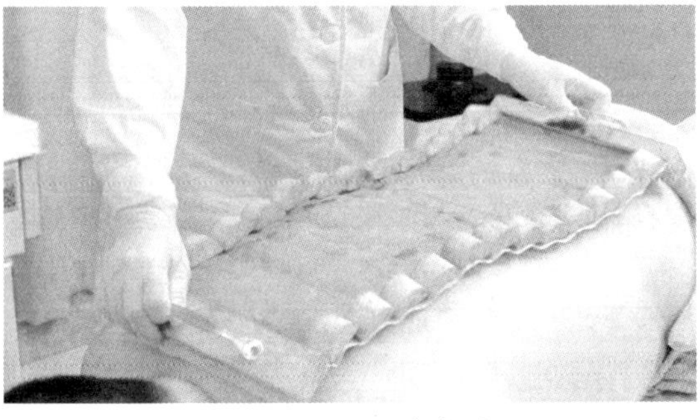

图 3-11-3　放灸器

（2）铺姜：戴手套，将姜渣在手中压紧后放入灸器，铺满，厚度 2～3 cm（图 3-11-4）。

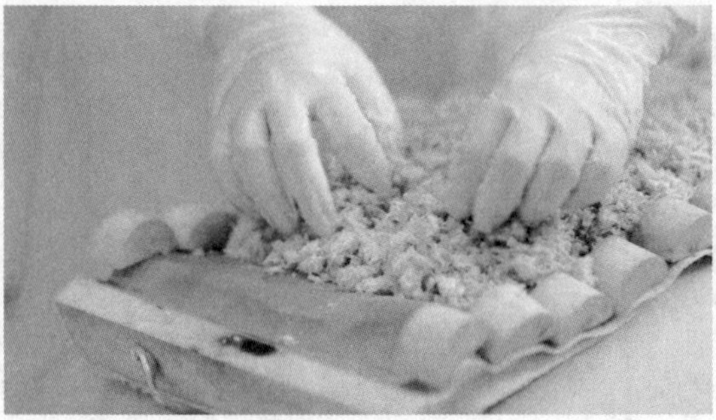

图 3-11-4　铺姜

（3）铺艾：将艾绒，厚度 1～2 cm，在手中压成扁平状后铺在姜渣上（图 3-11-5）。

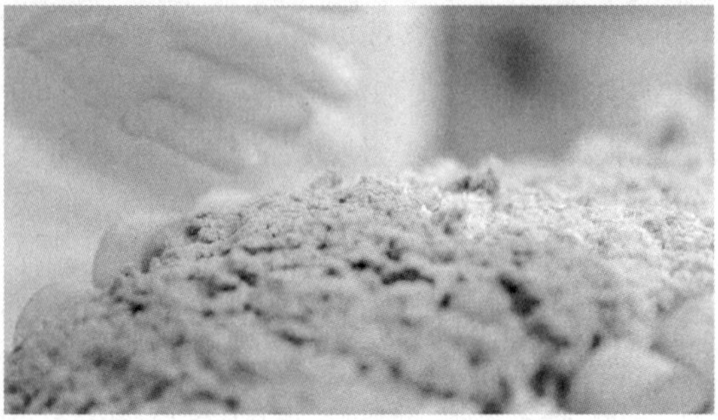

图 3-11-5　铺艾

（4）燃艾：再次核对治疗部位，用喷壶将 95% 乙醇均匀喷洒在艾绒上，点燃艾绒使药力迅速升温通达龙脊，此为 1 壮；待第 1 壮艾绒燃烧至大部分焦黑后，另取艾绒在手中压成扁平状后铺撒在第 1 壮艾绒上，取 95% 乙醇棉球点火沿龙脊自上而下点燃艾绒，每次可灸 2～5 壮，以患者自觉施灸部位温煦发热为宜（图 3-11-6）。

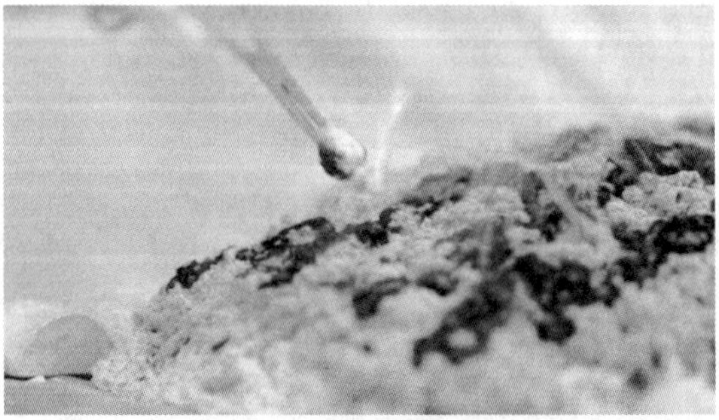

图 3-11-6　燃艾

（5）观察：随时询问患者耐热感受。如患者诉温度过高，可将压舌板插入灸器下平行滑动隔热及散热；或短暂地轻抬灸器，观察患者皮肤情况。

（6）灸毕：确认艾绒燃烧完毕，将灸器抬至治疗车下层，桑皮纸放入医疗垃圾桶。检查患者皮肤，用纱布轻拭施灸部位的水迹，立即给患者覆盖被子予以保暖。

（三）注意事项

（1）患者情绪紧张或过度饥饿时不能进行壮医神龙灸疗法操作。暴露治疗部位时，应注意保护患者隐私及保暖。

（2）灸后注意观察皮肤情况，施灸后皮肤出现微红灼热，或轻微瘙痒，属正常现象，无须处理。

（3）治疗后 4～6 h 内不宜洗澡，注意保暖，避免吹风着凉。

（4）治疗当天避免过量运动，忌食寒凉、热性及酸辣刺激、肥甘厚味、鱼腥等食物。

（四）应急处理

（1）晕灸：如患者在点灸过程中出现气短、面色苍白、出冷汗等晕灸现象，立即停止操作，让患者头低位平卧，亦可加服少量糖水使其恢复；若严重昏迷不醒者，立即行西医急救处理。

（2）烫伤：由于治疗时间过长或操作不当，患者局部烫伤时，用生理盐水清洁创面及浸润无菌纱布湿敷创面直至疼痛明显减轻或者消失，外涂“烧伤膏”或“紫草膏”。如有小水疱，皮肤可自行吸收，保持局部的干燥及水疱皮肤的完整性；如水疱较大，可用无菌针头将水疱戳破，放出疱内渗液，每日用碘伏消毒，外涂“烧伤膏”或“紫草膏”，保持局部干燥及清洁，预防感染。

三、壮医神龙灸疗法在围手术期的临床应用

（一）治疗术后腹胀

1. 取穴　下脐行穴，神阙穴至曲骨穴等距离分为 10 穴，称下脐行穴（腹脐行穴）。

2. 操作方法　选取仰卧位，充分暴露下脐行穴部位，然后根据壮医神龙灸疗法施术方法放灸器、铺姜、铺艾、燃艾、观察、灸毕 6 个步骤进行操作施灸。

3. 疗程　3～7 日 1 次，3～5 次为 1 个疗程。

（二）治疗术后乏力

1. 取穴 取背廊穴（包含龙脊穴及夹脊穴）。

2. 操作方法 选取俯卧位，充分暴露背廊穴（包含龙脊穴及夹脊穴）部位，然后根据壮医神龙灸疗法施术方法（放灸器、铺姜、铺艾、燃艾、观察、灸毕6个步骤）进行操作施灸。

3. 疗程 3～7日1次，3～5次为1个疗程。

四、壮医神龙灸疗法在围手术期应用案例分析

（一）壮医神龙灸疗法治疗阑尾炎切除术后腹胀

患者，男性，35岁，因“右下腹疼痛半年余，加重3天”入院，诊断为“急性化脓性阑尾炎”，予全麻下行阑尾切除术，术后腹胀，恶心，偶有反酸，无腹痛，无发热恶寒，无异常汗出，无口渴咽干，无头痛头晕、心慌心悸、胸闷胸痛、肢体麻木等不适，纳寐欠佳，大便1日未解，小便尚调。舌质暗淡，苔薄白，舌下脉络迂曲，脉弦细滑。予行壮医神龙灸疗法治疗。

【取穴】下脐行穴。

【操作方法及治疗效果】选取仰卧位，充分暴露下脐行穴部位，然后根据壮医神龙灸疗法施术方法（放灸器、铺姜、铺艾、燃艾、观察、灸毕6个步骤）进行操作施灸。壮医神龙灸疗法治疗后患者腹胀症状较前缓解。

（二）壮医神龙灸疗法治疗腰椎骨水泥手术后乏力

患者，女性，67岁，因“腰部疼痛1月余”入院，诊断为“腰椎骨折”，行腰椎骨水泥手术，术后患者乏力，动则易出冷汗，怕风怕冷，腰部酸胀，口淡不喜饮，无发热恶寒，无头痛头晕、心慌心悸、胸闷胸痛、恶心呕吐、腹痛腹胀等不适，纳寐可，二便尚调。舌质淡红，苔薄白，脉沉细缓。予以壮医神龙灸疗法治疗。

【取穴】背廊穴（包含龙脊穴及夹脊穴）。

【操作方法及治疗效果】选取俯卧位，充分暴露背廊穴（包含龙脊穴及夹脊穴）部位，然后根据壮医神龙灸疗法施术方法（放灸器、铺姜、铺艾、燃艾、观察、灸毕6个步骤）进行操作施灸，治疗后患者乏力症状较前好转。

（潘明甫　何并文　秦祖杰　赵高峰）

参考文献

[1] 黄汉儒. 中国壮医学 [M]. 南宁：广西民族出版社，2000.

[2] 黄瑾明，宋宁，黄凯. 中国壮医针灸学 [M]. 南宁：广西民族出版社，2010.

[3] 潘明甫，黄国东，贺诗寓. 壮医特色技法操作规范 [M]. 南宁：广西科学技术出版社，2022.

第四章

手法类中医适宜技术在围手术期的应用

第一节 经穴推拿技术

经穴推拿是指应用推拿手法刺激人体经络、腧穴，激发经穴气血，发挥经穴作用，从而达到预防和治疗疾病目的的推拿治疗方法。经穴推拿所产生的效果，主要由经络腧穴的主治功用决定。而推拿手法操作（如轻重、频率、方向等）对经穴的补泻作用尚存在一定争论，但普遍认为除少数经穴外，当手法操作能够达到刺激量时，便可对该经络腧穴起到平衡调节作用，激发经穴功用，进而产生积极的临床疗效。

一、常用穴位功效及定位

【内关】主治心慌气短、心痛胸闷、胃痛恶心等症状，具有宁心安神、理气止痛等功效。位于前臂前区，腕掌侧远端横纹上 2 寸，掌上肌腱与桡侧腕屈肌腱之间。

【大包】主治气喘、胸闷、胸痛、胸肋痛等，具有疏肝利胁、降气平喘等功效。位于胸外侧区，第 6 肋间隙，腋中线上。

【缺盆】主治咳嗽、气喘，能够宣肺调气等，具有止咳平喘、清热散结等功效。位于颈外侧区，锁骨上大窝，锁骨上缘凹陷处，前正中线旁开 4 寸。

【天突】主治咳嗽、哮喘、胸痛等肺系疾病，具有理肺化痰、宣通肺气等功效。位于颈前区，胸骨上窝中央，前正中线上。

【膻中】主治咳嗽、气喘、胸闷、心痛、气机不畅等，具有宽胸理气、行气解郁等功效。位于胸部，横平第 4 肋间隙，前中线上。

【中脘】主治胃痛、腹胀、呕吐、吞酸等，具有疏肝养胃、和胃健脾等功效。位于上腹部，脐中上 4 寸，前正中线上。

【足三里】主治胃痛、呕吐、腹胀、腹泻、便秘等病证，具有益气养血、调节肠胃功能等功效。位于小腿外侧，犊鼻下 3 寸，胫骨前嵴外 1 横指处。

【关元】主治少腹疼痛、岔气、腹泻等肠腹病证，具有培元补虚、健脾益肾等功效。位于下腹部，脐中下三寸，前正中线上。

【天枢】主治腹痛、腹胀、便秘、腹泻等胃肠病证，具有补益气血、调节肠胃功效。位于腹部，横平脐中，前正中线旁开 2 寸。

【腹结】主治腹痛、腹泻、食积等，具有祛湿健脾、理气调肠等功效。位于下腹部，脐中下 1.3 寸，前正中线旁开 4 寸。

【百会】主治头痛、眩晕、耳鸣，有开窍醒神、安神定志等功效。位于头部，前发际线正中直上 5 寸。

【印堂】主治头痛眩晕等神志病证，具有醒脑、通窍、明目等功效。位于额部，两眉头连线的中点。

【神门】主治心烦、心悸等症状，具有宁心安神、清心调气等功效。位于腕前区，腕掌侧远端横纹尺侧端，尺侧腕屈肌腱的桡侧缘。

【八髎】主治尿频、尿急、小便不利等，具有补肾气、疏通经络等功效。位于腰骶部，正对骶后孔，左右共 8 个穴位。

【神阙】主治虚脱、中风脱证等元阳暴脱，具有回阳固脱、补益元气等功效。位于脐区，脐中央。

【涌泉】主治昏厥、中暑等神志疾病，具有滋阴益肾、醒脑开窍等功效。位于足底，屈足卷趾时足心最凹陷处，约当足底第 2、3 跖趾缝纹头端与足跟连线的前 1/3 与后 2/3 交点上。

【劳宫】主治昏迷中暑等急症，具有醒神开窍、安心神、清心火等功效。位于掌区间，横平第 3 掌指关节近端，第 2、3 掌骨之间偏于第 3 掌骨。

【合谷】主治头痛、目赤肿痛等，有镇定安神等功效。位于手背，第 1、2 掌骨间，第 2 掌骨桡侧的中点处。

【气海】主治虚脱、乏力、小便不利等症状，具有扶正固本、培元补虚等功效。位于下腹部，脐中下 1.5 寸，前正中线上。

【水道】主治小腹胀满、小便不利等症状，具有通调水道、清利下焦湿热等功效。位于脐下 3 寸，距离前中线旁开 2 寸处。

【太阳】主治头痛、目疾等，具有安神、明目等功效。位于头部，眉梢与目外眦之间，向后约一横指处。

【风池】主治中风、头痛、眩晕、耳鸣等，具有清肝明目、安神定志等功效。位于颈后区，枕骨之下，胸锁乳突肌上缘与斜方肌上缘之间的凹陷处。

二、经穴推拿前的准备

经穴推拿治疗前须确认患者一般情况、局部皮肤及皮下组织情况，排除推拿禁忌证，确认患者能够维持推拿操作体位，操作者治疗前与患者沟通操作过程并温暖双手。另外，经穴推拿前需详细了解患者手术情况，通常应避免对手术区域直接实施经穴推拿治疗。如确有必要，应详细与患者主管医师沟通确认后，再行治疗。

三、经穴推拿技术的基本操作方法

（一）一指禅推法

一指禅推法是以拇指着力于治疗部位，通过指间关节的屈伸和腕关节的摆动，使产生的力持续地作用在治疗部位上的治疗手法。在操作时应注意沉肩、垂肘、悬腕、掌虚、指实、紧推、慢移。根据术者手法分为指端一指禅推法、偏锋一指禅推法、蝶推法、螺纹面一指禅推法和跪推法。

指端一指禅推法使用指尖进行操作，力量深透，是刺激穴位“以指代针”的常用手法；偏锋一指禅推法以拇指的桡侧着力于治疗部位，刺激较指端一指禅更柔和，通常用于需要深入肌肉间隙的穴位，同时也可用于头顶等皮下组织少、患者不能耐受疼痛的位置，在前额部两侧同时操作时称为蝶推法；螺纹面一指禅推法是以拇指的螺纹面着力于治疗部位，通常用于肢体、颈部；跪推法是以拇指指间关节的背侧着力于治疗部位的操作方法。

动作要领：①腕关节、指间关节需要松弛灵活；②一指禅推法在穴位操作时，患者应有得气感；③手法要稳定，避免治疗过程中治疗位置的偏移。

（二）揉法

揉法是以指、掌、掌根、小鱼际、四指近侧指间关节背侧突起、前臂尺侧肌群肌腹或肘尖为着力点，在治疗部位带动受术皮肤一起做轻柔缓和的回旋动作，使皮下组织层之间产生内摩擦的手法。

动作要领：①手法需要均匀稳定；②操作过程中与皮肤没有位移；③力度需渗透，带动皮下组织。

（三）按法

按法是指用手指、手掌或肘关节着力于体表治疗部位，逐渐用力下压的治疗方法。通常按压的用力方向垂直于皮肤，向身体深层按压。

动作要领：①治疗时需逐渐加力；②注意手法的稳定，避免按压部位组织突然滑动引起的手法失稳。

（四）推法

推法是用掌、指、肘等肢体部位着力于治疗部位上，进行单方向直线推动的治疗手法。推动时应轻而不浮，重而不滞。双手操作时有分推法，即以两手拇指的桡侧、十指或大鱼际由正中线向两旁分推。

动作要领：①着力部位要紧贴皮肤，压力适中，做到轻而不浮、重而不滞；②推时应手指在前，掌根在后；③应参考经络走行方向及血液运行方向推动；④速度要均匀。

（五）擦法

擦法是在施治部位做往返直线快速擦动的治疗手法。常用有掌擦法、鱼际擦法、侧擦法（前臂尺侧擦法），掌擦法接触面积大，产热低且慢；鱼际擦法接触面积小，产热较快；侧擦法接触面积小，产热高且快。

动作要领：①无论上下擦，还是左右擦，都应沿直线往返操作，不可歪斜；②着力部位要紧贴皮肤，压力要适中；③动作要连续，速度要均匀且快，往返距离尽量拉长。

（六）拨法

拨法是指通过手法对需要治疗的组织进行往返用力推动的治疗手法，治疗过程中，术者通常需要垂直于所治疗组织的走行方向，组织被推按到最远位置后，微微收力并继续维持该方向的推动，使被治疗的组织从手下滑出，回弹至原来位置。通常根据术者使用的手法部位分为拇指拨法、掌指拨法、肘拨法。

拇指拨法常用于肌腱、肌腹、腱鞘、神经干等部位，可以两手拇指重叠进行操作；掌指拨法是以一手拇指指腹置于施治部位，另一手手掌置于该拇指之上，以掌发力，以拇指着力，垂直于肌腱、肌腹、条索往返推动，常用于肌腱、肌腹、腱鞘等部位；肘拨法是以尺骨鹰嘴着力于施治部位，多用于臀部环跳穴及较丰厚的肌肉。

动作要领：①先按后拨；②拨动时应垂直于肌腱、肌腹、条索；③以上肢带动着力部位，掌指关节及指间关节不动；④做拇指拨法时，拇指应做对掌运动。

（七）散法

散法是以微屈的手指、手掌或掌根在治疗部位做前后往返快速滑动的治疗手法。

动作要领：①手法轻而不浮；②频率较快，紧散慢移；③额头部散法需要注意手指幅度，避免触及眼口。

四、经穴推拿技术在围手术期的临床应用

（一）术前应用

1. 理筋正骨 根据患者疾病或手术需求给予理筋和/或正骨推拿手法治疗。操作根据手术区域的不同，选取局部经络腧穴。

骨科手术通常用于术前相关手术部位的推拿手法治疗，通常起到松解局部组织、纠正小关节紊乱、改善关节运动表现的作用。多用于处理非手术责任位点引起的合并症状（如合并于腰椎间盘突出的腰部筋膜炎等）。通过术前的推拿治疗能够更好地判断手术责任位点与病证之间责任关系的紧密程度，疏通局部经络、改善局部气血，更全面地改善局部力学关系，使患者获得更加满意的治疗效果和康复速度。同时，可应用于改善患者因肌骨系统疼痛造成手术体位难以维持的问题，提高患者手术配合度，拓展术区视野，提高操作空间质量。

术前推拿治疗后能够松解组织粘连，便于术中对组织的钝性分离，从而对局部组织起到一定保护作用；能够改善局部静脉回流与淋巴循环，有助于缓解术后局部水肿，加速组织愈合；还能够改善局部张力状态，减轻缝合时伤口两侧组织张力，为伤口愈合提供更加良好的力学环境。

2. 调体

（1）改善心功能：经穴推拿能够降低过快心率，用于改善心脏非结构改变引发的心悸症状，同时能够对部分阵发性心律失常起到改善的作用。推拿处方：弹拨心经、心包经，推肺经；点按内关、极泉、大包、缺盆、天突、膻中。

（2）改善肺功能：经血推拿可以增强呼吸功能、改善咳喘及气道高反应状态。推拿处方：推肺经；点按缺盆、天突、膻中。

（3）改善胃功能：经穴推拿可缓解胃部功能性病证，如胃脘痛、恶心、呕吐、反酸、嗳气等。推拿处方：弹拨胃经；点按中脘、足三里、内关、关元、天枢、腹结。

（4）改善肠道症状：缓解肠道功能性病证，如腹胀腹痛、便秘、腹泻等。推拿处方：弹拨胃经；点按关元、天枢、腹结。

3. 调理情志（紧张、焦虑、失眠） 安神定志，缓解患者术前不良情绪，改善患者因情绪波动造成的失眠问题。推拿处方：弹拨心经、心包经、肝经；点按督脉（头部）；扫散胆经（头部）；点按百会、印堂、神门。

4. 调节体温　扶助阳气，提高拟手术患者核心温度，有助于术中体温平稳下降及预防低体温现象。推拿处方：弹拨肾经；横擦关元、八髎，掌揉神阙。

5. 改善术区皮肤状态　松解术区皮肤及局部软组织（需要时），平衡软组织力学关系，降低术区周围张力，改善局部静脉和淋巴循环。推拿处方：局部经络、穴位。

（二）术后应用

1. 复温（体温恢复）　温阳固本，促进患者麻醉后体温恢复。推拿处方：关元、涌泉、劳宫。

2. 呕吐（术后、麻醉及胃肠功能）　和胃降逆，改善患者术后胃肠道症状，减轻麻醉药物的胃肠道反应。推拿处方：弹拨胃经；点按足三里、合谷、内关。

3. 腹胀（术后排气）　理气通腑，促进术后胃肠蠕动，协助患者排气排便。推拿处方：点按足三里、中脘、天枢。

4. 尿潴留　通利水道，防治术后、移除尿管后出现的尿潴留情况。推拿处方：弹拨肾经、膀胱经下肢部分；点按水道，点按、横擦气海，点按、竖擦八髎。

5. 乏力　益气培元，改善术后肢体乏力，身体虚弱的状态。推拿处方：弹拨脾经、胃经；点按关元、足三里、膻中。

6. 头目不利　清利头目，改善术后昏沉、头重目朦症状。推拿处方：弹拨、扫散胆经（头部）；点按太阳、风池、合谷。

7. 术后寒战　推拿处方：弹拨手足三阳经；点按、横擦涌泉、劳宫，点按百会。

五、经穴推拿技术在围手术期应用的案例分析

经穴推拿治疗剖宫产术后腹胀

患者，女性，31 岁，剖宫产术后 3 天，腹胀，偶有排气，大便未行。产后曾 2 次行开塞露灌肠及针灸治疗未见明显效果。遂请推拿科会诊，查体：腹部胀满，左腹降结肠体表投影处压痛明显，但因腹部触诊时患者诉剖宫产伤口牵扯疼痛，故拒绝揉腹、振腹治疗。遂给予手指点穴及足阳明胃经小腿部分弹拨治疗，取穴足三里、中脘、天枢各穴点按 3 min，其中胃经及其腧穴足三里取较重手法，以患者耐受为度。天枢穴点按过程中尝试配合一指禅推法以加强刺激。患者诉治疗时天枢穴疼痛明显，但点按治疗后疼痛明显缓解，治疗过程中腹内有气在肠内运动的感觉，腹胀轻微加重，但似有排便欲望。治疗后患者尝试排便，能够解出

少量质硬球形粪便，遂使用开塞露1支，可顺利排便排气，腹胀缓解。

（范婷 孙文博 石永勇 舒宽勇）

参考文献

[1] 喻明蕾，王真. 大黄粉贴敷天突穴治疗痰热型咳嗽临床观察［J］. 上海针灸杂志，2019，38（12）：1339-1341.

[2] 张靖，安永康. 中药硬膏贴热贴敷关元治疗脾肾阳虚型功能性便秘临床观察［J］. 中国中医药信息杂志，2017，24（2）：29-32.

[3] 黄玉晓，唐凤元. 印堂穴按摩用于缓解肛肠患者术前焦虑的临床研究［J］. 护理研究：中旬版，2009（5）：1254-1255.

[4] 曾德兰. 按揉合谷穴防控剖宫产患者恶心呕吐的观察［J］. 右江民族医学院学报，2012，34（2）：270-271.

[5] 黄盈，苏红侠，李春梅，等. 中脘穴点按对泌尿外科腹腔镜术后胃肠功能紊乱的治疗效果［J］. 中国内镜杂志，2020，26（7）：47-51.

第二节 脏腑推拿技术

脏腑推拿技术目前尚无确切定义，普遍认为是针对腹部的推拿手法治疗。《厘正按摩要术》中的胸腹常同时出现在脏腑推拿的诊断治疗中，故从操作角度来看，也可以指针对胸腔、腹腔及盆腔脏器的推拿手法治疗，其操作多集中于胸廓和腹部。部分学者从推拿治疗的功能角度出发，认为只要推拿的治疗效果能够改变该脏腑的力学环境状态，即属于脏腑推拿范畴。还有一些学者从所治疗疾病的角度出发，认为脏腑推拿专指通过非经穴推拿手法治疗内科疾病。各流派间同名操作手法根据病证不同，手法细节存在差异，本节拟淡化且兼顾流派间的异同，从临床角度出发，介绍能够对围手术期病证产生良好效果的非经穴推拿手法。相较于经穴推拿，脏腑推拿更偏重脏器局部的手法治疗，平衡脏腑气血，通过改善脏器力学环境、血液循环、神经功能达到治疗脏腑功能性病证的目的。相较于传统经穴推拿，脏腑推拿的原理常将中医理论和现代解剖学、生物力学等客观知识结合，更具中西医结合特色。

一、脏腑推拿技术的基本操作方法

（一）腹部推拿手法

1. 揉腹、揉脐　术者以手掌按于患者腹部或脐部，施加一定向腹内的压力，同时以上臂带动手掌做环转运动。操作时操作者手掌与患者皮肤没有相对位移。揉腹通常根据腹部九分法的区域进行操作，也可根据临床情况选择治疗位置，不同流派间操作手法根据病证不同存在一定差异，可以在一个部位操作结束后更换下一个治疗部位。

2. 摩腹、摩脐　术者以手指、手掌、鱼际或掌根按于患者腹部或脐部，施加轻微向腹内的压力，同时以上臂带动手掌做环转运动。操作时操作者手掌与患者皮肤存在相对位移，通常会使用推拿介质。摩腹多以脐为中心，顺时针（按照升结肠—横结肠—降结肠体表投影）的方向为泻法，反之为补法。

3. 按（探）腹、按脐　患者平卧或侧卧，操作者双手拇指虎口交叠，余四指并拢上下排列，以深部滑行触诊手法缓缓用力，从患者腹部向腹腔探入，腹部着力点宜避开腹直肌。探查指下张力高且患者有明显酸胀的位置，前后触探弹拨，尝试松解局部组织，平衡张力。

（1）上焦探腹手法：探腹过程中手指位置偏于上腹部，施力方向偏向膈肌。

（2）中焦探腹手法：探腹过程中手指位置偏于中腹部，施力方向偏向胃肠。

（3）下焦探腹手法：探腹过程中手指位置偏于下腹部，施力方向偏向盆腔。

4. 振腹　是将手或肢体其他部位置于患者腹部需要治疗的部位，通过肢体肌肉收缩产生均衡持久的振动，通过肢体传递到腹部治疗部位的操作方法。根据发力方法可分为紧振法和松振法。紧振法：通过上臂整体骨骼肌僵直性的收缩产生快速稳定振动的手法，通常持续时间较短，振动频率较难调整。松振法：通过上肢屈肌的自主收缩带动腕关节出现的规律屈伸动作所产生振动的手法，通常持续时间长，振动频率和幅度易于调整。两者可单独使用，亦可穿插使用。振腹流派中以臧氏振腹相对系统，根据病证不同分为上焦、中焦、下焦振腹手法。

（1）上焦振腹手法：主要用于治疗上焦病证，善于升发清气、宜卫固表。

（2）中焦振腹手法：主要用于治疗中焦病证，善于转枢运化、调气和血。

（3）下焦振腹手法：主要用于治疗下焦病证，善于沉降浊气、补肾固元。

5. 抱腹（抱肚）　是小儿推拿中常用的一种推拿方法，也可用于成人。抱肚法常用在能够进行呼吸配合的儿童，通常在呼气末时操作。取坐位，双手从儿童腋下环抱儿童，术者前胸紧贴儿童后背，操作者双手交叠于儿童前胸，按于胸骨处，嘱患儿呼气末暂不马上吸气而是尽可能将气吐干净，待呼气末操作者从矢状方向做手向后的挤按动作，自儿童胸部向腹部快速挤按3～5次。

（二）胸廓推拿手法

1. 开胸阳 以手指或鱼际分别沿身体胸骨中轴线、胸骨左右侧缘（胸肋关节处）自天突穴按揉至剑突下。本法有开宣肺气之功，西医学认为有助于改善胸肋关节活动，以及改善胸式呼吸。

2. 分推胸阴阳 用两手大指沿前正中线，自胸骨中点处向两旁分推。有宽胸利气、止咳平喘、发表解热等作用。西医学认为此法能够改善肋骨活动度，以及改善胸式呼吸。

3. 肃肺法 双掌一前一后夹持住小儿前胸与后背，从上至下，依次推抹、搓揉、叩击。

4. 舒肝经手法 患者侧卧，上臂屈曲至于身前以暴露胁肋部，先以拇指自华佗夹脊穴处助推按至腋后线处，再以手掌按揉胁肋梳理肝经巡行区域，最后操作者坐于患者背后，以髋关节及身体侧面轻抵患者后背，双手拇指按于患者肋弓外侧面，余四指逐渐向肋弓内侧探按，按着实后，配合患者呼吸，在其呼气时轻轻将患者肋骨向身体前、外、上侧提拉。本法能够疏肝理气，西医学认为此法能够改善肋骨活动度，以及改善膈肌张力。

二、脏腑推拿技术在围手术期的临床应用

（一）术前调体

1. 心肺功能 给予开胸阳、舒肝经。气道高反应者加分推胸阴阳、肃肺法，气短加探腹、振腹的上焦和下焦手法。

2. 胃肠功能 给予揉腹、摩腹、振腹。腹胀明显加探腹，便秘或术前备肠加摩腹泻法，便溏加摩腹补法。

3. 术前体温 给予振腹、揉腹。

（二）术后调体

1. 术后寒战、体温偏低 给予振腹手法，以中焦振腹手法和下焦振腹手法为主，以促进气血运化、培本固元。

2. 恶心呕吐 给予舒肝经、探腹中焦手法。探腹手法使用时应由轻到重，由外侧逐渐向中间探按，治疗过程中需要关注患者的恶心呕吐症状，需提前告知患者在治疗过程中可能会有轻微加重恶心的感觉。

3. 腹胀、无排气排便 给予摩腹（泻法），振腹中焦、下焦手法，抱腹法；

腹部触及张力异常时可在局部行揉腹或探腹手法。腹胀排气的推拿治疗效果通常在治疗后 4 h 左右出现，如果治疗后逐渐出现腹中间断攻撑感但仍无排气排便欲望时，可配合开塞露辅助通便。如患者为腹部手术术后患者，需要与主管医师沟通，仅选用振腹手法治疗。

三、脏腑推拿技术在围手术期应用的案例分析

脏腑推拿治疗心脏神经官能症

患者，女性，47 岁，2022 年 3 月来诊，主因肝囊肿拟行手术治疗，患者 5 年前腹部超声提示肝部囊肿，约 3 cm × 3 cm，近期腹部超声提示囊肿增大至 5 cm × 4 cm，拟行手术治疗。患者入院后出现阵发性心慌、多汗症状，24 h 动态心电图提示频发室性早搏，期前收缩总数达 4000 余次。入院一周心慌症状经常出现，多于晨起、饭后及情绪波动时出现，持续时间数分钟至数十分钟。患者逐渐焦虑，并关切自身心脏状态。经心内科会诊，行心脏超声及心脏相关检验检查均未见明显异常，口服倍他乐克后 24 h 期前收缩数降为 1300 余次，但仍诉心慌症状缓解不理想，患者认为心脏症状与早搏并无关系，要求进一步行心脏血管造影检查以明确诊断。考虑患者心脏无明显结构异常，结合患者年龄考虑，更年期合并术前紧张引起的心前区不适症状存在心脏神经官能症可能，经精神卫生科会诊后，患者拒绝精神科相关用药。逐请推拿科会诊，行推拿治疗。给予弹拨心经、心包经，开胸阳，舒肝经手法治疗，考虑患者肝囊肿病史，舒肝经胁肋部手法调整为较轻手法，并延长手法操作时间。治疗后即刻患者诉心中“踏实感”，第 2 天心慌症状明显缓解，仅短暂出现且症状轻微。同时给予患者心理疏导，最终患者心慌症状基本消失，并顺利完成手术。

患者术后未诉明显不适，术后 2 周复诊时诉偶见肝区不适感，4 周再次来诊诉肝区不适感加重，呈牵扯、憋胀、“岔气儿”感，不适感随体位变动加重或减轻，每于坐下后明显减轻，但久坐后加重。坐位到站立变更体位时症状加重，身体侧屈时不适感产生变化，时轻时重。症状明显时感觉胸闷、呼吸不畅。外科及精神卫生科就诊后症状无明显改善，随即转诊至推拿科，经与外科判断患者康复情况后，考虑可能为术后组织愈合导致肝脏力学环境变化引起，给予舒肝经及探腹手法治疗，治疗中患者肝区及肋弓下缘有明显压痛点，伴局部张力增高，给予轻柔手法松解后患者不适感明显改善，后经 5 次推拿治疗症状持续改善，3 个月后随访不适感完全消失。

（范婷　孙文博　李宏　舒宽勇）

参考文献

［1］邢华，姚斐，龚利，等．脏腑推拿的源流及学术特点［J］．辽宁中医杂志，2020，47（3）：76-78.

［2］玄志金，高建辉，曹建明．腹部推拿临床治疗疾病病种的文献研究［J］．中医学报，2012，27（8）：1075-1076.

［3］李晶磊，谢丹丹，沈潜，等．基于“脏腑气机升降”理论探讨振腹推拿治疗慢性功能性便秘［J］．环球中医药，2021，14（12）：2157-2160.

［4］田晓静，黄冰，刘艳丹．九宫揉腹法在癌痛患者阿片类药物相关性便秘中的应用［J］．循证护理，2022，8（19）：2679-2682.

［5］田宏伟，冯艳霞，余捷文，等．振腹疗法对剖宫产术后产妇胃肠功能的影响［J］．河北中医，2013，35（11）：1673-1674.

第三节　壮医经筋疗法

壮医经筋疗法是在继承古典十二经筋理论基础上，结合壮族民间理筋手法，在壮医“三道两路”理论指导下，运用理筋松结、针刺病灶及循筋拔罐等治疗方法，从局部调理机体，进而达到畅通“三道两路”的目的，使人体天、地、人三气同步，用于预防和治疗疾病的一种壮医外治方法。

该疗法提出“筋结致痛”致病机理，遵循“以痛为腧”“以灶为腧”“以节为腧”的取穴原则，采用壮医理筋手法＋壮医经筋针刺＋拔罐，结合壮族民间捏筋、拍筋、拨筋、绞筋等原创手法而形成，是一种综合疗法。壮医经筋理论认为，经筋具有络缀形体，著藏经络、通行气血，沟通上、下、内 外，应天序、护脏腑、联属关节、主司运动的作用。如果肌筋失衡，外感风寒，筋结形成，横络盛加，导致两路不通就会形成经筋病，现代认为经筋的范畴主要包括人体的肌肉、肌腱、韧带、筋膜、皮肤、神经、关节囊、关节盘等软组织，颈肩腰腿痛等痛证疾病皆属于经筋病，故运用壮医经筋疗法治疗该类疾病属于对症治疗，临床应用疗效显著。

临床上经筋病常见症状主要有局部酸麻、胀痛、全身乏力、疲倦、麻木、局部疼痛或活动受限等。除常见症状外，经筋病还有特殊症状，即经筋病变形成筋结病灶点，产生对机体的不良刺激，以及挛缩的筋性病变所产生的累及性、演进性、隐蔽性、牵张性、压迫性等临床症状。

一、壮医经筋疗法在围手术期的临床应用

（一）粘连性肩关节囊炎

粘连性肩关节囊炎过去又称肩周炎、冻结肩，是一种常见肩部疾患，临床上以肩部广泛压痛，肩关节各方向活动受限为特征，其病理表现为肩部周围软组织慢性非特异性炎症，关节囊与周围组织发生广泛粘连，限制了关节正常活动。

1. 临床表现

（1）大多有肩部外伤、劳损，或感受风寒史。

（2）肩部疼痛：初期常感肩部疼痛，疼痛可急性发作，多呈慢性，常因劳累和天气变化后诱发；初期疼痛呈阵发性，后期逐渐发展为持续性，并逐步加重，昼轻夜重，甚至不能安寐；肩部受牵拉或碰撞后，可引起剧烈疼痛；疼痛可向颈部或肘部扩散。

（3）功能障碍：肩关节各向功能均可受限。早期多因疼痛，后期多因广泛粘连。外展、内旋、后伸功能受限明显；出现“扛肩”现象；严重者肘关节功能亦受限，屈肘不能摸及对侧肩部，难以完成梳头、洗脸等动作；后期，肩胛带肌、上臂肌群不同程度废用性萎缩，肩关节活动严重受限，疼痛减轻。

2. 治疗

采用壮医经筋疗法，该疗法分为经筋摸结松结、火针消结、拔罐解结 3 步。

（1）摸结松结

摸结：筋结分点、线、面等形状，以触压疼痛异常敏感、颗粒状、条索状等为特征，触及筋结即手法松解。肩周炎筋结多分布于手三阳经筋：①手阳明经筋手触摸结，可查到患侧喙突（肱二头肌短头、喙肱肌起点）、小结节（大圆肌和肩胛下肌止点）、喙肱韧带、结节间沟（肱二头肌长头）、大结节（冈上肌、胸大肌止点）等处筋结点，压痛明显；②手少阳经筋手触摸结，可查到肩峰下滑囊、三角肌止点、大结节（冈下肌和小圆肌止点）等处筋结，压痛或放射痛；③手太阳经筋手触摸结，可查到冈下窝（冈下肌和小圆肌起点）、肱三头肌长头与冈下肌和小圆肌交叉点等处筋结，压痛明显。

松结：医者两手密切配合，一手着重协助固定诊察部位，另一手根据所检查部位的生理形态、肌筋的厚薄及层次、正常组织的张力、结构形状等情况，分别运用拇指的指尖、指腹及拇指与余四指的指合力或肘尖，对经筋线以切、循、按、摸、弹拨、推按、拨刮、掐掐、揉捏等手法做浅、中、深层次诊察，由浅至深，由轻至重。单次手法操作时间为 30 min。如图 4-3-1（A）所示。

（2）火针消结：在查找的主要筋结点处常规消毒，将3寸的1次性针灸针（规格：0.40 mm×60 mm）针尖在酒精灯上烧红，迅速刺入治疗部位筋结点，得气后迅速出针；针刺深度根据患者病情、体质、年龄、针刺部位肌肉的厚薄及神经、血管的分布而定。

（3）拔罐解结：在主要筋结点拔火罐，8～10 min即可，以拔出淡黄色液体为佳。如图4-3-1（B）所示。

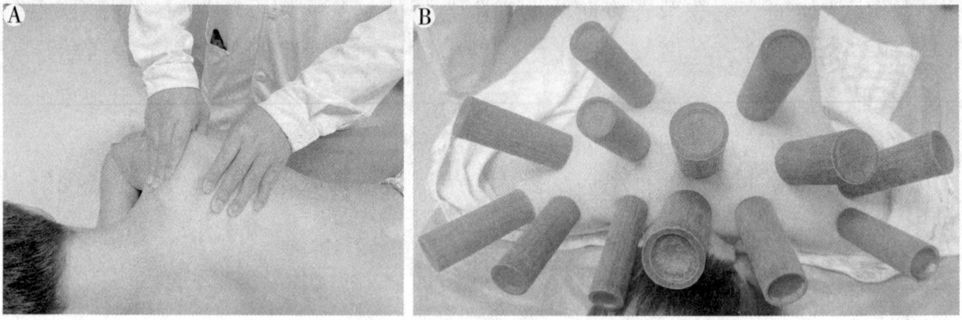

图4-3-1　施术者在行松结手法（A）和筋结点拔罐（B）

（4）嘱患者于早晚缓慢做内旋、外旋、外展、环转、爬墙动作，反复锻炼。

（二）腰椎间盘突出症

腰椎间盘突出症是一种退行性病变，在临床较为常见，患者因腰椎间盘退行性改变和/或外力作用导致腰椎间盘纤维环破裂引起髓核突出，压迫相应部位硬膜囊和/或脊神经根，使得患者腰痛，伴一侧或双侧下肢股神经和/或坐骨神经痛的症状。

1. 临床表现

（1）既往有腰骶部疼痛或明确诊断腰椎间盘突出症。

（2）腰腿部疼痛急性发生时，疼痛区域与相关神经支配区域相对应。

（3）体征：腰椎正常生理曲度变直或侧弯，活动度下降；下肢部分区域出现运动、感觉、神经反射的异常，甚至肌肉废用性萎缩。

（4）影像学：腰椎磁共振成像（magnetic resonance imaging，MRI）、CT检查示：相应病变椎间盘突出。

2. 治疗

（1）手法摸结诊病：按照足三阳经筋走行，从足到全部腰椎肌筋区域，全面摸结查病。①在足太阳经筋可触摸到以下筋结点：足跟筋结、腓肠肌筋结、比目鱼肌筋结、腘肌筋结、腘绳肌筋结、腘窝筋结、股二头肌筋结、半腱肌筋结、半膜肌筋结、臀大肌筋结、臀中肌筋结、骶棘肌筋结、髂肋肌筋结、竖脊肌筋结、华佗夹脊筋区筋结、臀上皮神经筋结。②在足少阳经筋可触摸到以下筋结点：足拇长伸肌筋结、腓骨长肌筋结、腓骨短肌筋结、腓浅神经筋结、腓总神经筋结、股四头外侧肌筋结、缝匠肌筋结、髂筋束筋结、阔筋膜张肌筋结、梨状肌筋结、股外侧皮神经筋结、臀上神经筋结。③在足阳明经筋可触摸到以下筋结点：足背筋结、趾长伸肌筋结、胫骨前肌筋结、股直肌筋结、股中间肌筋结、股内侧肌筋结、腹股沟股神经筋结、股动脉点筋结、腰大肌筋结。引起发病的痛性筋结多呈条索样、颗粒状硬结，触压疼痛异常敏感。如图 4–3–2（A）所示。

（2）壮医经筋推拿：取俯卧位，医者先用肘尖部点按足底部，然后沿着足太阳经筋循行方向，从足到腰，用肘滚法全线松解。然后取侧卧位，医者用拇指指腹点按足拇长伸肌筋，沿足少阳经筋循行方向，结合肘部点按推揉，进行全线松解；然后取仰卧位，医者用拇指和四指合力沿足阳明经筋循行方向，从足背筋结开始点按，进行全线松解；在对足三阳经筋全面松解后，取侧卧位，在上面的下肢屈曲，在下面的患肢伸直。术者立于患者前方，一手向后推肩部，另一手向前压骶髂关节，两手同时向相反方向斜扳，可有“咯嗒”声。如图 4–3–2（B）所示。

（3）壮医火针消结法：针刺原则以结为腧，固结行针，快进快出。采用 0.40 mm × 100 mm 火针，在酒精灯上烧红针尖，选取筋结点进针，快进快出，避免刺伤神经，以针下感觉筋结点松软、消散为治疗目的。

（4）拔罐散结法：采用闪火法，在火针针刺处拔罐，可拔出深黄色液体或暗红色瘀血。如图 4–3–2（C）所示。

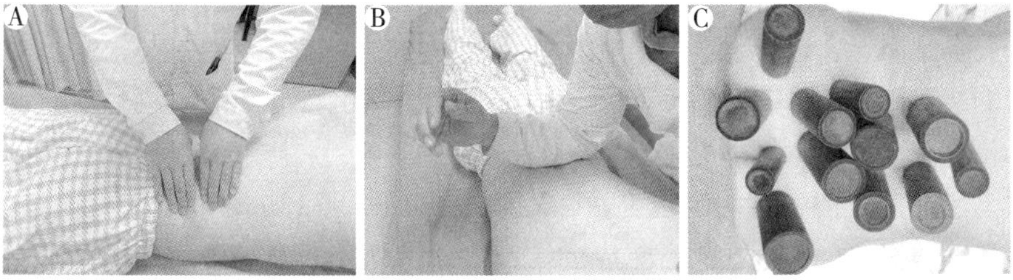

图 4–3–2　施术者在行手法摸结诊病（A）、壮医经筋推拿（B）及拔罐散结（C）

二、壮医经筋疗法在围手术期应用的案例分析

壮医经筋疗法治疗腰椎间盘突出症

患者，女性，42 岁，因“反复腰骶部胀痛 8 月余”入院。

【病史特点及入院时情况】患者自述 8 个多月前务农工作劳累后出现腰骶部疼痛，呈持续性胀痛，久行后胀痛明显，久坐后站起来时疼痛加重，休息后症状可减轻。无间歇性跛行，无下肢放射样疼痛，弯腰及咳嗽时无明显加重，与天气变化无明显关系。曾在当地医院检查腰椎CT提示："L4/5 椎间盘突出，L5/S1 椎间盘膨出"，服用当地医院所开药物（具体不详）后疼痛稍减轻，但停药后疼痛照旧。现为求进一步诊治，到我科住院治疗。

【专科检查】腰曲变浅，腰椎活动度为前屈60°，后伸15°，左侧屈15°，右侧屈15°，腰肌稍紧张，右侧腰肌较左侧丰厚紧张，L4、L5 椎体两旁压痛，右侧第3腰椎横突处压痛明显，右侧梨状肌压痛，直腿拾高试验左50°、右60°，双侧"4"字征（-），双侧膝、跟腱反射均存在。

【诊断】腰椎间盘突出症。

【治疗方法】在左右腰大肌、腰方肌、臀大肌、臀中肌筋结点行壮医经筋手法治疗6次（每周2次，隔2～3天一次），配合拔罐、壮医针刺、冲击波，壮药外敷等。

【治疗效果】患者腰骶尾部疼痛消失，能正常行走，弯腰活动自如出院。

（肖林　韦英才　舒宽勇）

参考文献

［1］林辰，黄敬伟．中国壮医经筋学［M］．南宁：广西科学技术出版社，2014：3.

［2］韦英才．壮医经筋手法理论探讨及临床应用［J］．辽宁中医药大学学报，2012，14（6）：16–17.

［3］王凤德，吕计宝，韦英才，等．壮医经筋疗法治疗腰椎间盘突出症的诊断标准和疗效评价体系研究［J］．中国民族医药杂志，2021，27（10）：55–58.

［4］夏天，梁栋，唐宏亮，等．壮医经筋综合疗法治疗腰椎间盘突出症的临床观察及理论探讨［J］．中华中医药杂志，2019，34（7）：3146–3150.

［5］李仁锋，徐艳青，曾秋潮，等．壮医经筋疗法治疗神经根型颈椎病标准化研究［J］．亚太传统医药，2016，12（17）：12–13.

［6］林辰，陈攀，黎玉宣．中国壮医外治学［M］．1版．南宁：广西科学技术出版社，2015：107.

第五章
外治法中医适宜技术在围手术期的应用

第一节 拔罐技术

拔罐疗法古称角法，又名吸筒疗法、杯吸法，是以罐具为工具，利用燃烧、抽吸、蒸汽等方法排除罐内空气，造成罐内负压，使罐具吸附于患者腧穴或体表施治部位，使局部皮肤充血、瘀血，甚至出血，以产生良性刺激，达到调整机体功能、防治疾病目的的外治方法。

拔罐疗法在民间应用广泛。有资料显示，在我国汉、壮、蒙、藏、维、彝、回、苗、土家、仡佬、鄂伦春、纳西、畲等民族中皆有拔罐疗法流传与应用。对于拔罐疗法的起源，中外学者暂无统一的结论，但能够确定的是，拔罐疗法并非中华民族独创，而是世界不同国家众多民族的智慧结晶。古希腊、古罗马、古印度、古埃及都有关于拔罐疗法的记载。世界各地的拔罐疗法早期用途大同小异，皆是用来除去异物、开放脓肿，或是施行放血疗法。如阿拉伯医学的拔罐疗法深受西方体液论和放血疗法的影响，有干杯吸法、湿杯吸法、口吸法等。而阿拉伯医学传入中国，影响了我国蒙、藏、维、回族的医学。目前拔罐疗法在东亚、东南亚、西亚、非洲、美洲和部分欧洲国家仍有应用和发展。

中医传统疗法中的拔罐疗法是一种成熟而不断发展的治疗手段，与其他地域拔罐疗法的最大不同在于其与中医经络理论有效结合，同时还可与中医针刺、中药方剂理论结合。

一、拔罐疗法的适应证及适用部位

（一）拔罐疗法的适应证

拔罐疗法的适用范围广泛，作用以调和阴阳、疏通经络、祛邪扶正为主。随着医疗实践和拔罐罐具种类的增加及与其他疗法相结合，拔罐疗法由最初治疗外科疮疡（治以吸毒排脓放血），发展到现在可以治疗内、外、妇、儿、五官、骨伤等各科疾患。如感冒、慢性支气管炎、哮喘、失眠、高血压、心悸、胸痹、头痛、三叉神经痛、胃痛、腹痛、糖尿病、中风、类风湿关节炎、便秘、呕吐、慢性肝炎、尿潴留、尿失禁、尿路感染、发热、中暑等内科疾病；如痔疮、脱肛、虫蛇咬伤、荨麻疹、带状疱疹、神经性皮炎、急性淋巴管炎、疖、疔、痈、疽、丹毒等外科疾病；如痛经、闭经、月经不调、更年期综合征、产后病、盆腔炎、乳腺炎、功能性子宫出血等妇科疾病；如小儿疳积、小儿泄泻、厌食、夜啼、遗尿、百日咳等儿科疾病；如青光眼、结膜炎、鼻炎、牙痛、中耳炎、口腔溃疡、慢性咽喉炎等五官科疾病；如落枕、颈椎病、肩周炎、腰肌劳损、腰椎间盘突出症、急性腰损伤等骨伤科疾病。此外，拔罐疗法还具有养生保健、调理亚健康状态、局部美容（多为面部）的作用。

（二）拔罐疗法的适用部位

与针灸、刮痧、推拿等中医传统疗法相比较，拔罐疗法适用部位较为局限。其适用部位多在肌肉丰厚、面积较大的区域，如额、颈、肩、腰、背、臀及下肢外侧部位等，也可选择在四肢近端、腹部等区域。一般选取大椎、关元、三阴交、背俞穴等，作为拔罐养生的常见部位。拔罐疗法多为近端取穴，或者取疼痛的反应点（阿是穴）。其作用力强，刺激层面较深。部位狭小或不能充分暴露皮肤的区域，肌肉薄弱、骨露不平、毛发稠密的部位等皆不适于拔罐疗法施治。而十二经脉中暴露于体表的较大动脉血管处与心脏搏动处，即“脉动应手”处，则禁止拔罐。如太渊、人迎、冲阳、委中、委阳、虚里等部位。五官孔窍、前后二阴、乳头（乳中）、淋巴结聚集、骨骼凸起（或体表肿物）、皮肉松弛与褶皱、瘢痕等处也禁止拔罐。

拔罐疗法的优势病种及适用部位列举如下。

1. 感冒　取背部督脉和足太阳膀胱经腧穴为主（大椎、风门、肺俞、身柱）。

2. 咳嗽　取背部督脉和足太阳膀胱经腧穴为主（定喘、肺俞、大椎、中府）。

3. 腰痛　取背部督脉和足太阳膀胱经腧穴为主（大肠俞、腰眼、肾俞、阿是穴）。

4. 不寐　取背部督脉和足太阳膀胱经腧穴为主（大椎、神道、心俞、脾俞）。

5. 原发性痛经　取下腹部任脉、足少阴肾经、足阳明胃经腧穴，腰骶部督脉、足太阳膀胱经腧穴为主（关元、水道、归来、大赫、腰阳关、腰俞、次髎）。

6. 蛇串疮　局部取穴为主（龙头、龙尾、阿是穴）。

7. 面瘫　局部取穴为主（地仓、颊车、阳白）。

8. 肩凝症　取手阳明大肠经和手太阳小肠经腧穴为主（肩髃、肩贞、颈夹脊、阿是穴）。

二、拔罐技术的分类

（一）拔罐器具的分类

拔罐器具根据材质可分为角罐、竹（木）罐、陶瓷罐、玻璃罐、金属罐、塑料罐、橡胶罐、生物陶瓷火罐等；根据排气方法可分为抽气罐、注射器抽气罐、空气唧筒抽气罐（皮排气球抽气罐、电动抽气罐）、挤气罐、双孔玻璃抽吸罐等；根据功能可分为电罐、磁罐、药物多功能罐、远红外真空罐、刺血罐、灸罐、复合罐具等。

其中竹罐、玻璃罐、抽气罐在临床中应用广泛，陶罐、金属罐较为少见。角罐多用牛角、羊角等加工制成，经久耐用，与紫铜拔火罐同为藏医、蒙医传统的罐具。回医行火罐法用陶罐较多，壮医应用的竹罐大多为金竹罐、楠竹罐。部分玻璃罐不耐高温，只能作为抽气罐使用。橡胶罐不能高温消毒。

（二）拔罐疗法的分类

拔罐疗法根据吸附方法不同可分为火罐法、水罐法、抽气罐法、针罐法、其他罐法；根据操作方法不同可分为单罐法、多罐法、留罐法、走罐法、闪罐法、刺络拔罐法、留针拔罐法、出针拔罐法、药罐法、温罐法、刮痧罐法、指罐法、摇罐法、提罐法、转罐法、灸罐法。

1. 根据吸附方法分类

（1）火罐法：为通过燃烧罐内空气，利用罐内空气冷却时形成负压的拔罐治疗方法。火罐法的功效主要为温热散寒、活血化瘀，可治疗疼痛及虚寒性疾病。临床上常用以下 5 种方法。

1）闪火法：用一手持止血钳，或持针器，或长镊子等夹持工具夹住 95% 乙醇棉球，另一手握住罐体，罐口朝下，将棉球点燃后立即伸入罐中（以罐口与罐底的外 1/3 与内 2/3 处为宜），快速摇晃旋转数圈或一周随即抽出，迅速将罐扣在施治部位的治疗方法。此方法较为安全，各种体位均可。闪火法适用于留罐法、闪罐法、走罐法等施治。

注意：嘱患者在施治过程中保持体位相对固定，不得随意活动；将棉球点燃前应检查棉球的乙醇吸附量，避免吸附过多滴下烫伤皮肤；操作时不要烧灼罐口，且点燃的棉球不可长时间停留于罐口及罐内，以免烫伤患者皮肤。

2）投火法：将易燃软质纸卷（片）或 95% 乙醇棉球点燃后投入罐内，迅速将罐具扣在施治部位的治疗方法。投火法应在患者身体侧面横向拔罐，防止罐内燃烧物落下烫伤皮肤。投火法适用于留罐法、单罐法、排罐法等施治。

3）贴棉法：将直径为1～2 cm的95%乙醇棉片贴于罐内壁，点燃后迅速将罐具扣在施治部位。贴棉法应在患者身体侧面横向拔罐，防止乙醇过多，滴下烫伤皮肤。贴棉法比投火法更为安全。

4）架火法：将直径要小于罐口的不易燃烧传热的物体（胶木瓶盖、酒盅或薄小面饼，或根据病情而选择的相应的中药饮片等）放在施治部位，并在其上放置95%乙醇棉球，点燃后迅速将罐具吸拔于患处。架火法不易烫伤皮肤，适用于肌肉平坦、丰厚的部位。

5）滴酒法：将95%乙醇滴入罐内1～3滴，沿罐内壁摇匀，用火点燃后，迅速将罐扣在施治部位的拔罐治疗方法。一般留罐5～15 min，待拔罐部位充血、瘀血时将罐具取下。应防止乙醇过多，滴下烫伤皮肤。滴酒法应用较少，可用投火法、贴棉法替代。

（2）水罐法：为利用空气热膨胀原理，通过蒸汽、水煮等方法加热罐内空气形成负压的拔罐治疗方法。一般多选用竹罐。水罐法治疗有较强的温热刺激。煮药罐法也属于水罐法。临床上常用以下3种方法。

1）煮罐法：将竹罐倒置于水中或药液中，煮沸2～3 min。用长镊子或止血钳夹住罐底，迅速倒扣于干毛巾上，甩净罐内的水，待罐口冷却至人体能够接受的程度后，趁热迅速扣在施治部位皮肤上，轻按半分钟左右，使罐具吸牢。

2）蒸汽法：将水或药液放在小水壶中（水或药液不能超过壶嘴）煮沸，至水蒸气从壶嘴或套于壶嘴的皮管内大量喷出时，将壶嘴或皮管插入罐内2～3 min后取出，迅速将罐具扣在施治部位，轻按半分钟左右，使罐具吸牢。

3）温水罐法：在罐具内装入1/3～1/2的温度与患者体温接近的温水，闪火法后迅速将罐具扣在施治部位。温水罐法操作难度较高，适用于身体侧面部位或患者侧位拔罐。

（3）抽气罐法：是将抽气罐置于选定部位上，抽出空气，使其产生负压而吸于局部，或用抽气筒套在塑料杯罐的活塞上，将空气抽出，使之吸拔在选定的穴位上的拔罐治疗方法。与火罐法、水罐法比较，抽气罐法更为安全，操作更为简便。抽气罐法不宜行走罐法施治，可适用于留罐法、排罐法等，多应用于肌肉偏少的区域。临床上常用以下2种方法。

1）抽气法：应用手动式真空拔罐器时，操作前应检查罐具的气密性。医者将选好的罐具顶部活塞轻轻提起，以保证通气；待罐具吸附施治部位后，将负压枪口左右轻轻旋动向后退下，轻按罐具活塞以防漏气，施治操作结束后提一下罐顶活塞。

2）挤压法：将罐口固定于施治部位，挤压罐身排出罐内气体而施治的治疗方法。橡胶罐等软质罐具的施治操作皆属于挤压法。

（4）针罐法：为针刺与拔罐相配合的治疗方法。刺络拔罐法、留针拔罐法、出针拔罐法、针药罐法、煮针罐法、八针一罐法都属于针罐法。针罐法先针刺，再拔罐，易于疏通经络、祛邪外出、活血化瘀。注意：嘱患者在施治过程中保持体位相对固定，不得随意活动，防止肌肉收缩发生弯针；选用毫针针柄不宜过长；对胸背部部位操作慎用针罐法。

针药罐法是留针拔罐法和药罐法的结合。煮针罐法是刺络拔罐法和煮药罐法的结合。下面主要介绍八针一罐法：用三棱针浅刺手四穴（双手拇指及中指末端爪甲游离缘桡侧，距爪甲 0.1 寸处）、腹四穴（在腹部，脐中上、下、左、右各开 1 寸处），以见血为度。如果腹四穴不能见血，需用一个较大火罐施治于腹四穴上（根据罐口大小，可适当缩减腹四穴距离），留罐 5～7 min。若此时腹四穴中仍有一穴不见血出，需重新点刺、拔罐，最终保证腹四穴皆出血。若病情较重，八针一罐法未能迅速起效时，可针刺足二里半穴。医者针刺时可以感受到针刺骨膜的声音，针刺深度为 0.5～1 寸。八针一罐法对治疗食物中毒、胃炎、痢疾、消化不良等消化系统疾病有一定优势。

（5）其他罐法：挤气罐、电罐、磁罐、药物多功能罐、远红外真空罐等新兴罐具，应遵从其说明书操作拔罐。

2. 根据操作方法分类

（1）单罐法：为仅用一个罐具的拔罐治疗方法。此方法适用于范围局限、部位明确的疼痛或疮疡脓成时，破溃或切开后吸拔排脓等。一般在患处近端取穴，如选择肩髃穴以治疗冈上肌腱炎，选择阿是穴以治疗局部软组织挫伤，选择太阳穴以治疗头痛，选择中脘穴以治疗胃痛，选择颊车穴以治疗牙痛等。

（2）多罐法：为多个罐具一同使用的拔罐治疗方法。根据罐具距离不同，分为密排法和疏排法。临床上常用以下 2 种方法。

1）排罐法：为吸拔多个罐具沿着某一经脉或某一肌肉、神经的体表位置顺序或成行排列的拔罐治疗方法。拔罐顺序多为先上后下、先外后内，罐具为上小下大。患者身体强健、症状明显，多选择排罐法治疗。

2）散罐法：为零散选择施治部位以吸拔多个罐具的拔罐治疗方法。多为近部、局部取穴，但不局限于某一循行经脉进行拔罐操作治疗。对于平素体弱，症状不明显的患者，多选择散罐法治疗。

（3）留罐法：将吸拔在施治部位上的罐具停留放置一段时间，使局部皮肤潮红，甚至皮下瘀血呈紫黑色后再将罐具从施治部位取下的治疗方法，又称坐罐法。留罐时间为 5～15 min，若患者皮肤娇嫩薄弱或夏季治疗时，可减少留置时间。留罐法（火罐法操作）胜于祛寒，尤适于病位固定局限、久病的患者。

（4）走罐法：又称推罐法、飞罐法、拉罐法、移罐法、滑罐法等，是一种在施治部位反复推拉走行的拔罐治疗方法。通常首先在施治部位涂上润滑剂（如凡士林、医用甘油、液体石蜡、润肤霜等），或涂上温水或中药药液再实施拔罐；还可将罐口涂上润滑油脂。诊疗时用口径较大、罐口平滑厚实的玻璃罐具吸拔后，以一手握住罐体，稍用力将罐具沿着一定路线反复推拉，至走罐部位皮肤红润、充血，甚至紫红时而停止。推罐时应用力均匀，以防止火罐漏气脱落。走罐法适用于肌肉丰厚、面积较大的部位。走罐法活血化瘀通络的作用较强，对于身体平素虚弱的患者，应减少走罐法的刺激，或慎用走罐法。

（5）闪罐法：又称响罐法。用闪火法将罐具吸拔于施治部位，立即取下后再次吸拔取下，反复多次吸拔罐具，直至皮肤潮红的拔罐治疗方法。闪罐法具有较强的祛风作用。它属于充血拔罐法，操作后不易在患处皮肤留瘀斑，适于面部施治，也可以在容易掉罐的位置进行施治。医者应控制罐具温度，罐具不宜过热，以防烫伤皮肤。

（6）刺络拔罐法：是用皮肤针或三棱针、粗毫针等点刺出血，或经三棱针挑治后，再行拔罐、留罐的拔罐治疗方法。留罐时间为 5～15 min，起罐后用 75% 乙醇棉球擦净血迹。挑刺部位应用创可贴或消毒敷料贴护。浅刺出血拔罐适用于局部疼痛的患者，不适于虚寒体质的患者。蒙医学中的拔罐穿刺法与刺络拔罐法基本一致，同时衍生出蒙医学中的拔罐割切法。拔罐割切法将针刺换为用刀割破皮肤，是拔罐疗法与放血疗法结合的一种治疗方法。而阿拉伯医学中的放血拔罐法是在局部消毒后先拔罐再刺血，刺血（放血量大）后再拔罐的治疗方法。

（7）留针拔罐法：用毫针针刺得气后留针，以留针部位为中心进行拔罐操作，留置一定时间后起罐、起针的拔罐治疗方法。通常留置时间为 10～15 min，至患者施治部位皮肤红润充血或瘀血时，起罐拔针。操作时应选择透明的罐具，以方便观察施治部位。选择的针具不宜过长，避免触及罐具底部。留针拔罐法可以增加刺激量，提高针刺、拔罐操作的疗效。

（8）出针拔罐法：一是指在穴位上针刺，得气后立即起针，在针刺处拔罐的治疗方法；二是指在施治部位处先进行梅花针叩刺，再进行拔罐操作的治疗方法。出针拔罐法可以增加刺激量，提高针刺、拔罐操作的疗效，是壮医学中常见的拔罐方法之一。叩刺拔罐适用于丹毒、乳痈等患者。

注意：在吸出少量血液或组织液后起罐，之后需要再用 75% 乙醇棉球擦净。

（9）药罐法：是以中药药液浸泡煮沸的竹罐或在玻璃罐内放入一定量的药液吸拔于相应的施治部位的一种拔罐治疗方法。临床上常用以下 6 种方法。

1）煮药罐法：竹罐需用中药药液浸泡煮沸，基本操作同煮罐法，为药罐法最常见的一种。

2）贮药罐法：在抽气罐中装入 1/2～2/3 的中药药液，基本操作同抽气罐法中的抽气法。或在玻璃罐中装入 1/3～1/2 的中药药液，其余操作同火罐法。

3）药酒罐法：将泡好的药酒滴入罐具内部，其余操作同火罐法。

4）涂药罐法：拔罐操作前后或操作时在施治部位涂敷药液、药酒、药油、药糊、药乳、药膏等的治疗方法。

5）药蒸汽法：将选用的中药药剂放入壶中（壶具材质以陶瓷、搪瓷、砂质最为合适），其余操作同水罐法中蒸汽法。

6）药罐走罐法：以药液、药酒、药油、药糊、药乳、药膏等为润滑剂进行走罐法操作的治疗方法。

附：药罐法古方

《医宗金鉴》煮竹筒方：治阴疮挤脓不受疼之良法也，如阳疮，则不必用此法，恐伤气血，慎之。羌活、独活、紫苏、蕲艾、鲜菖蒲、白芷、甘草各五钱，连须葱二两，水十碗，熬数滚听用（布包煎）。

《外科启玄》煮竹筒方：治痈疽大，脓多。白及、白蔹、艾叶、牙茶、甘草、苍术、厚朴、草乌、白蒺藜、乌柏皮，各等分，咀片。用水三五碗。

（10）温罐法：在罐具留罐的同时，在施治部位加用红外线灯、白炽灯、频谱仪等照射，或用艾条温灸施治部位及罐体四周的治疗方法。温罐法为拔罐与热疗的结合，可防止患者着凉，尤宜于寒证的治疗。

（11）刮痧罐法：是刮痧与拔罐相结合的治疗方法，临床效果基本等同走罐法。

（12）指罐法：先用手指在施治部位处点按或按揉，再进行拔罐操作的治疗方法。

（13）摇罐法：又称旋罐法。在留罐的过程中，手握罐体，对所留之罐均匀而有节奏地摇动的治疗方法。摇罐法可增加刺激量。医者一般可顺时针和逆时针方向各均匀摇动罐体 10～30 次，以力量柔和、动作协调、速度不宜过快为宜。以顺时针摇为补法，逆时针摇为泻法。

（14）提罐法：将罐具吸拔于施治部位后，上提罐具牵拉皮肤，但不脱罐，上提后放松，而上下反复提拉罐具的治疗方法。一般反复提罐 20～30 次。可伴患者呼吸运动而操作。提罐法可增加刺激量，以力量适中、节律均匀、动作协调为宜。多用于腹部穴位的施治。

（15）转罐法：将罐具吸拔于施治部位后，医者手握罐体，慢慢使罐具向左或右水平旋转 90°～180°，之后向反方向水平旋转 90°～180°，进而反复旋转罐具的治疗方法。一个左右转动为 1 次，一般反复旋转 10～20 次。与摇罐法相似，比摇罐法力量更大，刺激性更强。操作时，须在施治部位皮肤上涂抹水剂或润滑剂。以手法轻柔为宜，以患者能够忍受为度，忌用蛮力。转罐法适用于施治部位面积较大的局部疼痛的治疗。

（16）灸罐法：一指先在施治部位进行艾灸治疗，再以此部位进行拔罐操作的治疗方法；二指用灸罐罐具操作的治疗方法。

三、拔罐技术的操作方法

（一）操作前评估及准备

拔罐操作前需全面了解患者身体及精神状态，对患者详细问诊、检查，以保证辨证论治的准确性，并使治疗方案个体化且有针对性。只有患者有相应适应证，且有拔罐治疗的意愿，才可施治，并详细记录相关门诊病历。嘱患者充分暴露施治部位，观察并确认患处是否存在着皮肤破损、溃疡及化脓性皮肤病等影响操作的情况，同时保持患处清洁干燥。患者若出现拔罐疗法的禁忌证，医者应禁止操作。

根据患者年龄、体质、疾病症状和病情、施治部位的不同而选择不同的罐具。保证罐体完整无破裂，罐口内外光滑无毛刺，罐具内壁擦拭干净（抽气罐应检查罐具的气密性）。保证诊室环境清洁卫生，避免污染，环境温度应适宜。患者暴露施治部位时，拔罐操作前后诊室不宜通风换气。拔罐操作前，选择患者舒适、医者便于操作的治疗体位。

（二）消毒

1. 罐具消毒 按照《医疗机构消毒技术规范》（WS/T 367—2012）、《中医医疗技术相关性感染预防与控制指南（试行）》、《消毒管理办法》（2018 年修订）等有关规定执行，应做到“一人一用一清洗一消毒（灭菌）”。

消毒方法：①有条件的医疗机构由消毒供应中心集中处置。方法首选机械清洗、湿热消毒。机械清洗湿热消毒，应符合 90℃ /5 min，或 93℃ /2.5 min，采用经纯化的水，电导率≤ 15 μS/cm（25℃）的要求；清洗完毕干燥后保存备用。②手工清洗：清洗应使用专用水池，不得与洗手池共用；应配备洗罐工具、防护用品。罐内如存有污染物应先去除污染。有污水处理设施并排放达标的医疗机构可直接倒入污水处理系统；无相关设施的医疗机构，应先用吸湿材料吸附去除污染物，再将罐具置于流动水下冲洗后，用医用酶洗液浸泡刷洗、清水冲洗。手工清洗时水温宜 15～30℃。将清洗后的罐具完全浸泡于有效氯 500 mg/L 的含氯消毒液中消毒（血罐的消毒液浓度应为有效氯 2000 mg/L），加盖使其完全浸泡，浸泡时间＞ 30 min，再用清水冲洗干净，干燥保存备用。

2. 施治部位消毒 针罐法或刺络拔罐法操作前的消毒流程：以针刺部位为中

心，由内向外缓慢旋转，逐步涂擦 2 次，消毒面积应≥ 5 cm×5 cm，消毒棉球应一穴一换，不得使用同一个消毒棉球擦拭两个以上部位。皮肤消毒可选用下列任意方法之一：①用浸有碘伏消毒液原液的无菌棉球擦拭 2 遍；②用碘酊原液擦拭 2 遍，作用 1～3 min，稍干后用 75% 乙醇脱碘；③用 75% 乙醇擦拭 2 遍，作用 3 min；④用有效含量≥ 2 g/L 氯己定 -70% 乙醇溶液擦拭 2 遍；⑤对于其他皮肤消毒产品，遵循说明书使用。

刮痧罐法操作前的消毒流程：刮痧部位可使用热毛巾或一次性纸巾或生理盐水棉球或 75% 乙醇棉球，进行清洁或消毒。刮痧后应用清洁的纸巾、毛巾或棉球将施治部位的刮痧介质擦拭干净。

3. 医者消毒　遵循无菌、标准预防原则。操作前、后应分别按照七步洗手法洗手或进行手消毒。接触患者污染物或有感染性的物质时，应戴手套；接触患者黏膜、破损皮肤时，应戴无菌手套。

4. 其他工具消毒　涉及针具的拔罐方法，要求一次性针具应使用符合相关标准要求的产品，一人一用一废弃；可重复使用的针具，应放在防刺的容器内密闭运输，遵照“清洗 — 修针 — 整理 — 灭菌 — 无菌保存”程序处理，严格一人一用一灭菌。

涉及刮痧的拔罐方法（即刮痧罐法），要求操作中使用的医疗器械、器具、介质等应保持清洁，重复使用的刮痧器具应一人一用一清洁一消毒，宜专人专用。遇到污染应及时先清洁，后消毒。

（三）补泻手法

与中医针刺疗法一样，拔罐疗法也有具体的补泻手法。《难经・七十八难》曰：“得气，因推而内之，是谓补，动而伸之，是谓泻”，以此为拔罐疗法补泻的基本原则。表 5-1-1 是拔罐疗法的补泻手法的差异。

表 5-1-1　拔罐疗法的补泻方法

项目	补法	泻法
罐具、罐口规格	小	大
负压（吸拔力）	小（轻）	大（重）
吸拔时间	短	长
动作幅度	小	大
吸拔部位的多少	少	多
拔罐结果	闪罐频拔而局部潮红	多罐久留而局部青紫

续表

项目	补法	泻法
排罐距离	疏排罐	密排罐
火罐法	火弱缓扣，患者自觉暖气透入	火猛快扣，患者自觉气被吸入
走罐法	顺经推罐，动作缓和，润滑剂相对较多，走罐时间长，速度慢	逆经推罐，重按急摩，润滑剂相对较少，走罐时间短，速度快
刺络拔罐法	浅刺，出血量少	深刺，出血量多
摇罐法	顺时针摇	逆时针摇
适用范围	久病、虚证、老人及儿童	新病、实证、身体强壮

（四）起罐方法

起罐，又称启罐、脱罐，在操作时不可施蛮力拉拽或暴力旋转，或者迅速倾斜火罐，医者动作一定要和缓轻柔。若患者在施治过程中感到疼痛剧烈，可提早起罐。起罐顺序一般按拔罐操作的先后顺序而起罐。在背部施治多个部位时，一定按先上后下的顺序起罐，防止头昏脑胀、恶心呕吐等不良反应的发生。

1. 常规起罐　一手握住罐体中下部稍倾斜，另一手拇指或示指按压罐口边缘的皮肤，使罐口与皮肤之间产生空隙，空气进入罐内，即可将罐具取下。

2. 抽气罐　提起抽气罐上方的阀门，使空气进入罐内，即可将罐具取下。

3. 水（药）罐　防止罐具内部有残留液体漏出，若施治部位呈水平面，应先将拔罐部位调整为侧面后再将罐具取下。

（五）拔罐后的善后与处理

起罐后可用 75% 乙醇棉球轻轻擦去施治部位罐印（斑）上的小水珠。如出血应用 75% 乙醇棉球擦净。若出现小水疱，且未擦破，可不必处置，待其自然吸收。若水疱较大，可在局部常规消毒后，用一次性消毒针从疱底刺破放出疱液，或用一次性注射器从疱底刺入并抽吸泡液，再用无菌敷料或创可贴覆盖（但近年来，有学者认为拔罐起疱并非异常情况，以发疱拔罐治疗久病痰湿、痰瘀疾患，疗效显著。因此关于拔罐起疱处理的问题有待商榷）。如出现施治部位皮肤破损，应进行常规消毒，并用无菌敷料或创可贴覆盖。治疗疮痈则于起罐后擦净脓血，并常规处理疮口。

四、拔罐疗法的注意事项及禁忌证

（一）注意事项

（1）患者面部及身体平素虚弱的患者禁用重手法。行拔罐术在脊柱周围循行的督脉、足太阳膀胱经区域，应控制拔罐力度。

（2）拔罐操作时，患者不得移动体位，以防罐具脱落。若前一次拔罐部位的罐印（斑）尚未消散、恢复，后一次拔罐不应在相同部位施治。

（3）佩戴人工耳蜗、心脏起搏器、固定金属义齿等金属物体的患者，禁用电罐、磁罐操作。

（4）拔罐过程中若患者出现头晕眼花、心慌胸闷、恶心欲呕、肢体发软、冷汗淋漓、面色苍白、呼吸急促，甚者瞬间意识丧失等晕罐现象，医者应立刻起罐，使患者呈头低脚高卧位，必要时可让患者饮用温开水或温糖水，按压或掐其水沟穴、合谷穴，针刺十宣穴等。医者应密切观察患者面色、血压、心率等变化，严重者按晕厥处理。患者恢复正常后，必须继续卧床休息 10～20 min 后才可离开诊室。

（5）拔罐操作动作应熟练，以轻、快、稳、准为宜。一般留罐 5～20 min。患者拔罐后 6 h 内不宜洗澡、进食过凉的食物与饮品。

附：小儿拔罐的操作方法及注意事项

小儿拔罐的操作方法及注意事项与上文基本一致。医者拔罐时需操作和缓，避免惊吓到患儿，并减少拔罐罐具数量，缩短留罐时间，拔罐力量不宜过大。需要特别注意的有以下几点。

第一，小儿拔罐疗法适用于学龄前期及以上年龄儿童；幼儿慎用或禁用，尽量不用火罐法、水罐法施治，可用橡胶罐、塑料罐操作；婴儿禁用。根据患儿年龄大小选择规格不同的罐具。

第二，选择适宜体位。幼儿期、学龄前期患儿一般采用卧位，监护人应协助医师防止患儿乱动。患儿体位应舒适，局部宜舒展、松弛，勿随意改变体位，避免罐具脱落。

第三，初次接受拔罐或体质虚弱患儿，拔罐数量应更少，留罐时间应更短。

第四，若选用火罐法、水罐法，操作时要注意温度，不可过热，避免烫伤患儿。电罐、磁罐操作时，应注意询问患儿或监护人，患儿是否带有金属物体（如玩具），若有此情况应取出后再拔罐。

（二）禁忌证

（1）高热、过饥、过饱、过渴、过劳、醉酒、抽搐（癫痫发作等）、惊恐、身体过于虚弱的患者及畏惧拔罐操作或晕罐的患者禁用；精神紧张、不愿合作及有精神疾病的患者禁用。

（2）妊娠期妇女腹部、腰骶部，以及月经期妇女禁用。

（3）凝血功能障碍、出血性或有出血倾向的疾病，如过敏性紫癜、免疫性血小板减少症、白血病及血友病等禁用（服用抗凝血药或抗血小板药的患者慎用）。

（4）接触性传染病、肺结核活动期患者禁用。

（5）皮肤过敏、破损溃烂及皮肤传染性疾病、皮肤恶性肿瘤、瘰疬、疝气等患者禁用。

（6）重度心脏病、心力衰竭、呼吸衰竭、急性重症患者禁用。

（7）急性外伤性骨折、静脉曲张、水肿等患者禁用。

五、拔罐疗法结果的评估

有关拔罐后的临床表现和临床意义（表 5–1–2），可以作为拔罐疗法是否有效的评估依据。通常施治部位在拔罐操作后，出现片状紫红色瘀斑、瘀点，或兼微热痛感，或局部发热，片刻后消失，恢复正常皮色，为拔罐操作的正常反应，一般不进行处理。

表 5–1–2　拔罐疗法的临床表现和临床意义

临床表现	临床意义
拔罐后身痒，罐印（斑）出现皮纹	风邪较重
罐印（斑）显现水疱	湿盛，多为寒湿
水疱水气色黄	湿热
水疱红色或黑色	久病湿盛血瘀
罐印（斑）颜色青紫	瘀血
罐印（斑）紫暗发黑	气滞血瘀
罐印（斑）色深紫黑，触之疼痛，伴有身热	热毒瘀结
罐印（斑）色紫红，有水珠	湿热较重
罐印（斑）颜色新鲜红艳	阴虚火旺

续表

临床表现	临床意义
罐印（斑）无皮色变化，触之不温	虚寒证
罐印（斑）或水疱颜色浅淡	虚证
针罐法：出血颜色深红	热证
针罐法：出血颜色青紫	寒凝血瘀

六、拔罐技术在围手术期应用的案例分析

（一）药罐法治疗椎管内麻醉术后腰痛

患者，男性，52岁。因椎管内麻醉手术后长期卧床，患者自觉腰部疼痛不舒。符合拔罐疗法操作的适应证，无相关禁忌证。为患者实施拔罐操作。

【治疗原理】根据患者腰痛部位及疼痛性质，选择腰背部督脉、膀胱经腧穴及经外奇穴。疼痛多以近端取穴为主，足太阳膀胱经、督脉走行于腰痛范围内，依据中医“以痛为腧”理论施治。如本病例患者可选用两侧肾俞、大肠俞、膈俞、腰眼、腰阳关、局部阿是穴等为主穴。采用煮罐法治疗。

【药罐配方】根据患者腰痛疼痛性质，分析病因为气滞血瘀所引起的腰痛。治法为行气活血，通络止痛。继而辨证论治，配以自拟处方加减，煎水外用。

处方：桂枝30 g、川加皮30 g、红花20 g、当归30 g、醋没药20 g、威灵仙30 g、细辛15 g、王不留行子30 g、忍冬藤30 g、防风20 g、荆芥穗20 g、桑寄生30 g、酒大黄30 g。

【操作方法】嘱患者俯卧位，充分暴露施治部位。将配制好的药物装入布袋内，扎紧袋口，放入锅内浸泡30 min左右，煎煮1 h，将竹罐（直径3～5 cm，长度6～8 cm，用砂纸磨光，罐口光滑平整）倒置投入药液内同煮10 min。用长镊子夹住罐底，迅速倒扣于干毛巾上，甩净罐内的水（10次左右），待罐口冷却至人体能接受的程度后，趁热迅速扣在施治部位皮肤上。在罐上覆盖毛巾被，留罐5～15 min。起罐后擦去血水及组织液。拔罐隔日一次，一般以5次为1个疗程，待患者腰痛明显缓解后停止施治。

【用后处理】竹罐用清水清洗后，用含氯消毒剂浸泡30 min，洗净待干备用。

【注意事项】①在上次拔罐出现的淤血现象仍未消退之前，不宜在原处拔罐；②药罐取出时，一定要甩净水珠，防止烫伤皮肤；③若吸拔部位呈水平面，应先将拔罐部位调整为侧面后再起罐，以防药液漏出；④拔罐后4～6 h内避免

沐浴，并避风、忌房事。

（二）刺络拔罐法治疗乳腺癌术后上肢淋巴水肿

患者，女性，65岁，右侧单纯乳腺癌，3个月内未行放化疗。乳腺癌术后无感染，可观察到患者右侧上肢淋巴水肿，排除术后肿瘤复发转移压迫、上肢残疾或合并其他原因导致上肢水肿、急性淋巴管炎等可能。患者生命体征平稳，符合拔罐疗法操作的适应证，无相关禁忌证。为缓解患者术后疼痛，实施拔罐操作。

【治疗依据】中医认为，乳腺癌术后上肢淋巴水肿是由于手术后气血损耗、脉络损伤，致气虚血瘀，“血不利则为水”，聚化成湿，泛溢于皮下而致患肢水肿，甚或不通则痛。患者患侧肢体的皮下结节为局部气血瘀滞的表现。刺络拔罐法可活血化瘀，通畅局部气血，进而减轻患侧肢体淋巴水肿。

【操作方法】嘱患者侧卧位，充分暴露施治部位，使患者感到舒适，不易受凉。医师在患者右侧肩部及上肢选择手三阴经、手三阳经中任意1～2条经脉，沿此条经络在皮下结节处、最肿胀部位先用75%乙醇棉球消毒，再以无菌梅花针浅（叩）刺出血，在刺血部位拔火罐约10 min。起罐后用75%乙醇棉球擦净血迹，之后放入黄色垃圾袋中。叩刺部位应用创可贴或消毒敷料贴护。之后嘱患者俯卧位，充分暴露施治部位，沿背部双侧足太阳膀胱经闪罐并走罐两遍后（仅拔罐，不点刺），在脾俞、肺俞二穴点刺出血后拔火罐，留罐时间为10 min。拔罐每5天一次，行10次治疗。治疗期间患者需每日坚持30 min的上肢功能锻炼操（包括肌肉拍打、双手枕后交叉、手指压头顶、拍肩搭背、肩部运动、双手拍打、扩胸运动、爬墙运动、步行运动等动作）。待患者患侧上肢淋巴水肿明显缓解后停止施治。

（三）神阙穴抽气罐法改善胸腰椎手术后胃肠功能障碍

患者，男性，45岁，全身麻醉下行胸腰椎前路手术，术后腹胀，恶心呕吐，肛门停止排气排便伴腹痛。虽进行常规治疗，包括禁饮禁食、静脉补液、维持水电解质平衡、抗感染及营养支持等，患者仍感不适。患者无糖尿病、严重心肝肾疾患，无影响腹压的其他疾病，无腹部手术或微创手术史，且脐部皮肤无损伤或感染。患者生命体征平稳，符合拔罐疗法操作的适应证，无相关禁忌证。为缓解患者术后胃肠功能障碍，为患者实施拔罐操作。

【治疗依据】中医认为，术后胃肠功能障碍属于“肠痹”“肠结”范畴。手术虽可以治疗疾病，但同时也耗损正气，而气机不畅，易造成气滞血瘀、脾胃气机失调，腑气不通，因此出现腹胀腹痛、排气排便异常等症状。神阙穴位于脐眼，与脾胃、大小肠距离很近，脐之深部即大肠。神阙穴拔罐，以痛为腧，起到行气活血、固元培本的作用，从而促进胃肠功能的恢复。选用抽气罐法，可避免火罐法烫伤的风险，操作简便，患者易于接受和配合。同时抽气罐法吸拔力较火罐法弱，吸拔神阙穴时拔罐的负压不宜过大。

【操作方法】嘱患者仰卧位，充分暴露施治部位。采用真空拔罐仪，取气罐一枚，抽吸 3～4 次，以能吸附、患者自诉无疼痛能耐受为宜，留罐时间首次 10 min，逐渐延长至 15 min，1 天 1 次。随时观察罐口吸附情况，以局部皮肤紫红为度；同时注意患者全身情况，若患者出现疼痛过紧、无法耐受等情况时及时调整负压大小或停止拔罐。治疗持续至术后第一次肛门排气，经此治疗后患者相关症状有所改善。

（四）火罐法治疗肛肠术后尿潴留

患者，男性，32 岁，痔疮手术后超过 5 h 完全不能排尿，下腹部明显充盈，腹胀明显，有强烈的尿意。排除前列腺肥大、尿道狭窄、泌尿系统结石及肿瘤等疾病。符合拔罐疗法操作的适应证，无相关禁忌证，无过敏史。为缓解患者术后尿潴留，实施拔罐操作。

【治疗依据】中医认为，术后尿潴留属于“癃闭”“淋浊”范畴，多由于肾、膀胱气化失司。尿潴留与膀胱、脾、肾、肺、肝等器官有紧密的联系。手术虽可以治疗疾病，但同时也耗损正气，易造成气滞血瘀、腑气不通，因此出现腹胀、排尿异常等症状。中极穴为膀胱募穴，关元穴为小肠募穴，这两处穴位位置接近膀胱，均与膀胱功能紧密联系，属于任脉经穴。火罐法可温热散寒、活血化瘀，通畅局部气血，帮助膀胱排尿功能恢复正常并解除尿道括约肌痉挛状态。

【操作方法】嘱患者仰卧位，充分暴露施治部位。先闪火，后留罐。闪火法操作：用一手持长镊子夹住 95% 乙醇棉球，另一手握住罐体，罐口朝下，将棉球点燃后立即伸入罐中（以罐口与罐底的外 1/3 与内 2/3 处为宜），快速摇晃旋转数圈或一周随即抽出，迅速将罐扣在施治部位。留罐法操作：将吸拔在施治部位上的罐具留罐 10 min，使局部皮肤皮下瘀血而起罐。每日 1 次，3 次为 1 个疗程，治疗后患者立即排尿 200 ml。连续治疗 2 个疗程，待患者排尿通畅后停止施治。

【注意事项】在拔罐操作过程中，需要注意观察患者的皮肤反应及患者耐受力，以避免对患者造成较大伤害。操作时嘱患者保持体位相对固定，不得随意活动；将棉球点燃前应检查棉球的乙醇吸附量，避免滴下烫伤皮肤；操作时不要烧灼罐口，且点燃的棉球不能长时间停留于罐口及罐内，以免烫伤患者皮肤。

（王铁东　杨建军　陈贵平）

参考文献

［1］李晓亮．拔罐［M］．北京：科学出版社，2014.

［2］刘强．常见病拔罐疗法［M］．郑州：河南科学技术出版社，2019：59-61.

［3］陈向红，陈泽林，陈波，等．浅论拔罐疗法补泻——推而内之是谓补，动而伸之是谓泻［J］．中国针灸，2018，38（3）：243-244.

［4］潘馨莹，陈波，陈泽林，等．浅析走罐补泻的关键因素［J］．上海针灸杂志，2013，32（2）：144-145.

第二节　药罐技术

拔罐技术是以罐为工具，利用燃烧、抽吸、蒸汽等方法造成罐内负压，使罐吸附于腧穴或相应体表部位，进而使局部皮肤充血或瘀血，以达到防治疾病的外治方法。药罐技术是在中药浸煮的竹罐或玻璃罐内放入一定量的药液并吸拔于相应的部位上以治疗疾病的一种方法。

根据用药途径的不同，分为药物煮罐法、涂敷药罐法、刺络药罐法、药罐走罐法、药酒火罐法、药物蒸汽法、贮药罐法。

一、药罐技术器具的选择

1. 竹罐　选用坚固无损的竹子按自然节段截成竹筒，一端留节为底，另一端为罐口，用砂纸打磨，制成长 6～12 cm，粗细口径不等的竹罐。竹罐多适用于药煮罐法。

2. 玻璃罐　为工厂制作的球形罐，亦可以用罐头瓶、药瓶等代替。

3. 陶土罐　用陶土制作而成。

4. 抽气罐　以前常用带橡皮塞的药瓶制作而成，现多为工厂生产的各种规格塑料或玻璃材质的有活塞的抽气罐。

二、药罐技术的操作方法

（一）分类和操作

1. 药物煮罐法　通常亦称“竹罐疗法”。即将选好的药物装入布袋内，放入锅中加水煮半小时左右，根据药物及治疗方式的不同，再将竹罐放在药液内煮沸2～30 min，然后用镊子或筷子将罐口朝下夹出，迅速用毛巾捂住罐口吸去水滴，等罐口温度降至合适温度，趁罐内充满药蒸汽时扣在需要治疗的部位，手持竹罐按住皮肤几十秒，使竹罐吸牢。

2. 涂敷药罐法　将药液、药膏或药糊均匀平敷在穴位或拔罐位置上，然后在其上进行拔罐，可以用火力排气法、抽气排气法、挤压排气法排气。

3. 刺络药罐法　用药物水煮法拔罐之后，在拔罐部位常规消毒，用消毒三棱针在皮肤上浅刺，以局部少量渗血为度，取煮热竹罐在针刺部位再次拔罐，10 min后取下竹罐，用消毒棉球擦净针刺部位的血迹；再用药巾热敷即可。

4. 药罐走罐法　将自制药膏均匀地涂抹在治疗部位，取合适型号的火罐，用闪火拔罐法拔在起始点或特定穴位上，双手紧握罐体沿各经脉自上而下或自左向右缓缓推拉，重点部位行旋转、颠罐、按罐或抖罐等走罐法。

5. 药酒火罐法　是用易燃的药酒代替酒精点燃后投入罐内，迅速将罐扣在事先选好的部位，吸附在皮肤之上。

6. 药物蒸汽法　先将水壶置于旺火上，将壶内的水和药物的混合液煮沸（如硫黄、雄黄等），使药物蒸汽从壶嘴喷出，以竹罐口对准喷汽口1～10 s，随即取出，迅速扣在需拔部位上，即可吸附于皮肤之上。

7. 贮药罐法　可选用玻璃罐、陶罐等，用抽气法排气，也可以用火力排气法、挤压排气法。抽气排气法：在抽气罐内装入1/3罐煮好的药物（放至40～45℃），将药罐压在应拔部位，按抽气罐排气法排气。

（二）药罐疗法注意事项

（1）拔罐时要选择适当体位和肌肉丰满的部位，易于移动或骨骼凹凸不平、毛发较多的部位均不适宜。

（2）拔罐时要根据所拔部位的面积大小而选择大小适宜的罐。操作时必须动作迅速，才能使罐拔紧，吸附有力。

（3）用药罐时应注意掌握罐的温度以免灼伤或烫伤皮肤。

（4）皮肤有过敏、溃疡、水肿和大血管分布部位，不宜拔罐。

（5）昏迷危重、高热抽搐患者，以及孕妇腹部、腰骶部，不宜拔罐。

三、药罐技术在围手术期的临床应用

（一）用于颈椎病术后康复

颈椎病又称颈椎综合征，是由颈部劳损导致颈椎骨质增生，颈椎韧带钙化，颈椎间盘萎缩等退行性改变，主要的症状特点为颈肩臂疼痛、麻木等。此病相当于中医学的颈部“伤筋”的范畴。其病因、病机为积劳成伤，气血阻滞，风寒湿邪乘虚而入，阻于经络。颈椎术后颈肩部疼痛、麻木等症状可能并未完全消失，药罐疗效明显，可加速患者康复。

1. 治法 温经活血通络。取穴以手太阳小肠经、足太阳膀胱经、足少阳胆经及颈夹脊为主。

2. 选穴 主穴：颈夹脊、大椎、颈百劳、肩井；配穴：督脉、足太阳经证加风府；手阳明经证加肩髃、曲池、合谷；手太阳经证加小海、少泽；风寒痹证加风门；瘀阻证加膈俞、内关、合谷；恶心、呕吐加中脘、内关；耳鸣、耳聋加听宫、外关。

3. 中药处方 方选身痛逐瘀方加减，组方如下：香附、羌活、秦艽、五灵脂、川芎各 6 g，地龙、乳香、没药、细辛各 6 g，当归、桃仁、鸡血藤、红花各 18 g，甘草 12 g。

4. 操作方法 将上药加水煎煮 1 h，于治疗前 10～20 min 将竹罐放入煮沸的药水中，再煎煮 10～20 min 备用，将煮好的竹罐（直径为 3～6 cm，高 6～10 cm）倒扣于干毛巾上，并擦除水分，待温度凉至 50～60℃时将其吸附于患者指定穴位处，留罐 5～8 min，1 次 / 天，6 天为 1 个疗程，共治疗 2 个疗程。

（二）治疗术后恶心呕吐

术后恶心呕吐是术后常见并发症之一，轻者出现恶心感，重者可长时间呕吐，甚至引发其他并发症，如脱水、吸入性肺炎及切口裂开等。手术和麻醉等因素可引起胃失和降，胃气上逆，从而导致术后恶心呕吐的发生。恶心呕吐的基本病机为胃气上逆、升降失和，多因外邪犯内、饮食不节、七情所伤及脾胃亏虚而致病。

本病归属中医学的“呕吐”范畴。其病因、病机多为情志不畅，肝气郁滞，横逆犯胃或忧虑伤脾，脾胃失和所致。

1. 治法 理脾和胃，降逆止呕。取穴以手厥阴心包经、足阳明胃经、任脉腧穴及背俞穴主。

2. 选穴 中脘、内关、足三里、神阙、脾俞、胃俞。

3. 处方 生半夏 20 g、生姜 10 g、竹茹 15、砂仁 12 g。

4. 操作方法　采用涂敷药罐法，将上述药物打磨成粉，用蜂蜜调制成膏状涂抹在穴位上。采用闪火法将罐吸附于上述穴位处，留罐 10～15 min，1 次 / 天，共治疗 3 次。

四、药罐技术在围手术期应用的案例分析

（一）药罐治疗颈椎手术后颈肩部僵硬疼痛、麻木

患者，男性，41 岁。因“颈部疼痛伴左上肢麻木疼痛 1 月余”，诊断为“颈椎病”，在全身麻醉下行椎管减压植骨内固定术。术后肩部疼痛、麻木有所缓解，但仍存在肩部疼痛、麻木等症状，为加速患者术后康复，为患者实施药罐治疗。

【选穴】主穴：颈夹脊、大椎、颈百劳、肩井；配穴：肩髃、曲池、合谷、外劳宫。每次选 3～5 穴，每天一次，6 天为 1 个疗程（图 5–2–1）。患者经 1 个疗程煮药罐疗法处理后，颈部僵硬疼痛明显缓解，经第 2 个疗程治疗后患者颈部僵硬疼痛、麻木基本消失。

【分析】颈椎手术术后，颈肩部气滞血瘀，治当行气活血、通络止痛为主。颈夹脊、大椎、肩井、颈百劳为局部选穴，可疏通颈项部气血，通络止痛；肩髃、曲池、合谷远部选穴，体现了“经脉所过，主治所及”的治疗规律。外劳宫为经外奇穴，具有舒筋活络、调节脏腑的功效。诸穴合用，促进改善颈部局部组织微循环，加快局部血流，调节脊神经及交感神经兴奋性。在用药上选用王清任《医林改错》中的身痛逐瘀方加减，组方中香附、五灵脂、乳香、没药、川芎行气活血止痛；细辛、羌活解表散寒、祛风除湿；秦艽、地龙宣痹通络；当归、鸡血藤补血活血；桃仁、红花活血祛瘀止痛；甘草调和诸药。同时将药物直接作用于上述诸穴，加强温经通络、活血止痛之效，且在药罐作用下更有助于药物渗入肌肤腠理，减轻患者僵疼痛、麻木等症状。

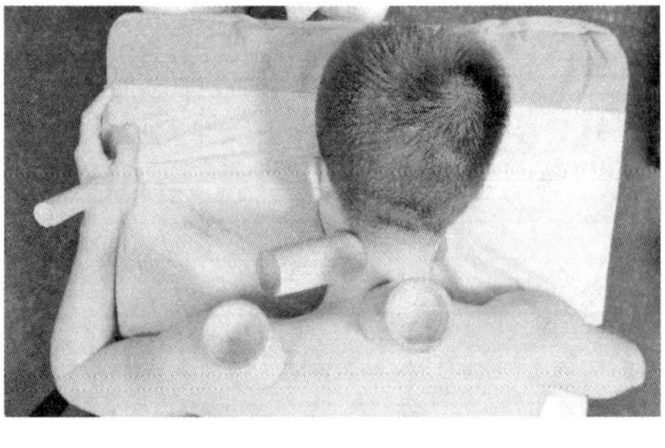

图 5–2–1　药罐技术在颈椎术后的康复治疗

（二）药罐治疗术后恶心呕吐

患者，女性，34 岁，因“子宫肌瘤”在全身麻醉下行“腹腔镜子宫肌瘤剔

除术”，麻醉苏醒后，患者有恶心呕吐症状，麻醉医师即给予涂药拔罐治疗。

【选穴】中脘、内关、足三里、神阙、脾俞、胃俞，每天1次，共治疗3次（图5-2-2）。患者经第一天涂敷药罐法处理后，恶心呕吐症状明显缓解，经3天治疗后患者恶心呕吐症状消失。

【分析】手术术后患者，气血脾胃亏虚，胃气上逆引发呕吐，治当健脾和胃、降逆止呕为主。恶心呕吐为胃失和降，气逆于上所致，取胃之募穴中脘，配伍胃之下合穴足三里，以疏调气机，降逆和胃；内关为手厥阴心包经之络穴，为八脉交会穴，通阴维脉，是止呕之要穴；脾俞、胃俞分别为脾胃的背俞穴，具有宽胸健脾和胃之效；神阙穴具有固元培本的作用，可促进胃肠功能的恢复。诸穴合用使升降有序而止呕吐。在用药上，生半夏燥湿化痰、降逆止呕，生姜可温中散寒止呕，竹茹可除烦止呕，砂仁理气宽中，诸药合用，共奏和胃降逆止呕之效。将药物直接作用于上述诸穴，并在火罐的作用下更有助于药物渗入肌肤腠理，进一步加强和胃降逆止呕之效。

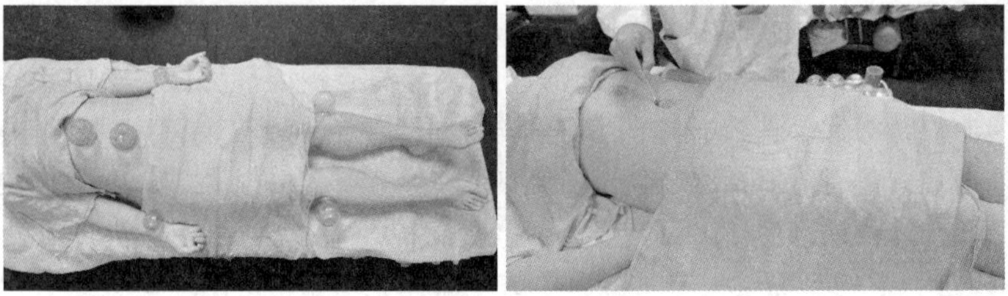

图5-2-2　药罐技术在术后恶心呕吐治疗中的应用

（余奕军　乔辉　陈贵平）

参考文献

［1］刘强. 常见病拔罐疗法［M］. 北京：金盾出版社，1996.
［2］梁繁荣，王华. 针灸学［M］. 北京：中国中医药出版社，2021.

第三节　壮医药物竹罐疗法

壮医药物竹罐疗法是在壮医理论指导下，用煮沸的壮药液加热特制的竹罐，再将竹罐趁热吸拔于患者治疗部位上，利用其负压吸力、药物及温热共同起效，以达防病治病目的的一种独特壮医外治疗法。可以配合壮医刺血疗法、壮医药物热熨疗法以增加疗效。

本法流传于广西壮族聚居地区，历史悠久，适应病证广泛，可治疗临床各科疾病，如发旺（风湿病）关节痛、核嘠尹（腰腿痛）、颈椎病、肩背酸痛等痛证，痧病，甭裆呷（半身不遂），麻抹（麻木），骨折愈后瘀积等病证，尤其对风湿病关节肿痛，消肿止痛疗效显著。无毒性和不良反应。

一、壮医药物竹罐疗法的治疗原理

壮医药物竹罐疗法具有祛风除湿、活血舒筋、散寒止痛、拔毒消肿、通龙路、火路气机等功效。它是通过煮沸的壮药液加热特制的竹罐，再将竹罐趁热吸拔于治疗部位的皮肤上，疏通龙路、火路气机，达到祛风除湿、活血舒筋、散寒止痛、拔毒消肿等治疗效果。从西医学的观点来看，在拔罐时，除负压吸拔的良性刺激外，拔罐部位药气被吸收，加上温热作用，使局部血管扩张，血液循环加速，改善血液流变学状态，调节神经系统、免疫系统功能，清除体内代谢终产物，从而达到治疗的目的。

根据壮医“毒虚致病”理论，壮医认为，“毒”侵袭人体，导致三道两路不通，气血运行不畅，阴阳不能平衡，三气不能同步而致病。壮医药物竹罐疗法通过局部吸拔刺激，加上药力、热力等作用，达到疏通龙路火路、促进气血运行、调节阴阳、祛除邪毒，使邪毒得除，恶血得去，阴阳平衡则疾病得除，机体自安。本疗法集药力、热力、负压于一体，因此，具有祛风毒、除湿毒、化瘀毒、散寒毒作用，尤其是祛瘀疗效更优，消肿痛疗效确切，而且起效快，作用较持久。

二、用物准备和操作方法

（一）用物准备

1. 竹罐　至少 10～20 个（图 5-3-1）。

2. 壮药　根据病证选择相应壮药，常用红杜仲（藤杜仲）、当归藤（藤当归）等（图 5-3-2）。

3. 其他　电磁炉、不锈钢锅或其他锅具、消毒毛巾、长镊子、一次性注射针头、无菌手套、复合碘皮肤消毒液、医用棉签、无菌纱布、无菌棉球、浴巾。

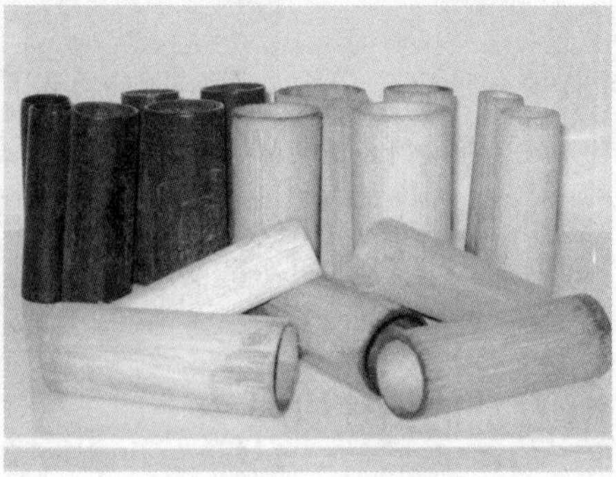

图 5-3-1 竹罐

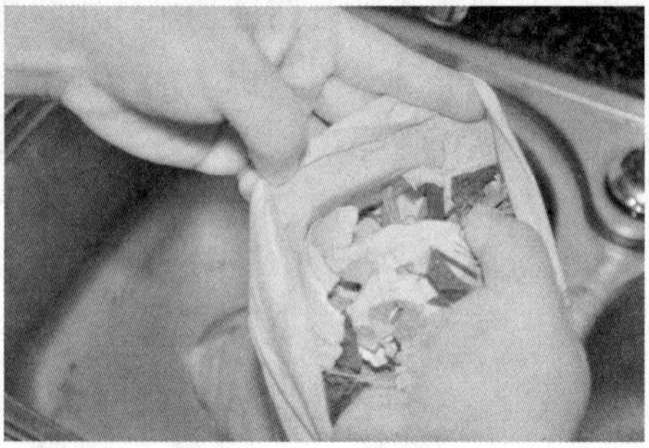

图 5-3-2 壮药

（二）操作流程

1. 药液准备 将药物装入布袋，加水浸药至少 30 min，然后加热煮沸 30 分钟用于浸煮竹罐。

2. 体位选择 根据病情确定体位，常取坐位、卧位，以患者舒适及便于施术者操作为宜，避免用强迫体位。

（1）仰卧位：吸拔前胸、腹部和上下肢的前侧部位时采用的仰卧位。

（2）俯卧位：吸拔腰背部、下肢后侧部位时采用俯卧位。

（3）侧卧位：适用于周身除接触床以外的各个部位。

（4）坐位：吸拔颈部、肩部、上肢及膝部时采用坐位。

3. 部位选择

根据病证选取适当治疗部位或穴位。

常选局部阿是穴为主，可配合邻近部位取穴。壮医认为，大多数穴位可以治疗该穴位所在部位及邻近部位的病证。因此，当某一部位病变，就可以在局部或邻近部位取穴。壮医药物竹罐治疗各部位拔罐数见表 5-3-1。

表 5-3-1　壮医药物竹罐治疗各部位拔罐数

部位	罐数
颈部（包括上背、颈）	≤ 12 罐
背部	≤ 20 罐
腰部	≤ 20 罐
单侧肩关节（包括肩周、肩胛区）	≤ 16 罐
单侧肘关节（包括肘、上臂、前臂）	≤ 10 罐
单侧腕关节（包括腕、手背、前臂）	≤ 6 罐
双侧臀部	≤ 16 罐
单侧膝关节	≤ 10 罐
单侧踝关节	≤ 8 罐
单侧上肢	≤ 12 罐
单侧下肢	≤ 16 罐

4. 消毒

洗手，戴口罩、医用帽子及一次性无菌手套。

5. 操作步骤

（1）患者选择合适的体位，暴露治疗部位。

（2）煮罐：将竹罐投入药液中，煮沸 5 min 备用（图 5-3-3）。

（3）第一次拔罐：根据拔罐部位选定大小合适的竹罐，捞出甩干水珠（也可以迅速用折叠的消毒毛巾捂一下罐口，以便吸去药液，降低罐口的温度和保持罐内的热气），迅速扣拔于选定的部位上，5～10 min 取下竹罐（图 5-3-4）。

（4）可配合做壮医刺血疗法：根据病情及体质情况，如果罐印部位瘀血较重，在罐印部位，可配合做壮医刺血疗法，即常规消毒皮肤，用一次性注射针头在罐印部位皮肤上迅速浅刺（0.1～0.3 cm）1～3 针，以局部少量渗血为度。

（5）第二次拔罐：另取煮热的竹罐在刺血部位再次拔罐，5～10 min 后取下竹罐，用无菌棉球擦净血迹后常规消毒皮肤。

（6）可配合做壮医药熨疗法：用药巾（将消毒毛巾浸于热药液中，捞出拧半干即成）热熨拔罐部位，待热度合适时在拔罐部位热敷 5～10 min。

注：如果病情较轻或一般，或有晕血者，进行第一次拔罐后，接着做壮医药熨疗法即可结束；如病情较重，体质壮实，无晕血，第一次拔罐后拔罐部位瘀血较重者，可配合做壮医刺血疗法，给予第二次拔罐，最后再做壮医药熨疗法。

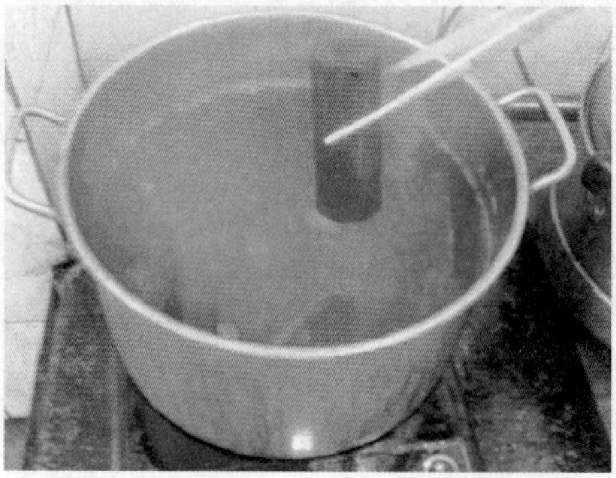

图 5-3-3　煮药、煮罐

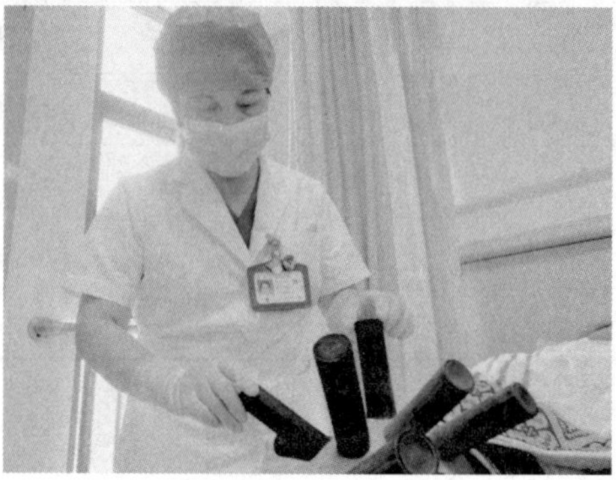

图 5-3-4　拔罐

（三）治疗时间及疗程

拔罐治疗的时间及疗程根据不同的疾病，以及病情的轻重和病程的长短而定。一般来说，每次治疗 40～50 min，急性病每日治疗 1 次，慢性病可每 2～3 天甚至每周治疗 1 次，治疗 5～7 次为 1 个疗程。

（四）注意事项

（1）选择舒适体位，拔罐过程中不可随便移动体位，以免引起疼痛或竹罐脱落，避免晕罐。

（2）选择肌肉丰厚、皮下组织松弛及毛发少的部位为宜，多毛部位则先剃毛。

（3）一般饭后 2 h 进行，避免过度饥饿而导致晕罐。

（4）拔罐时尽量甩干水珠以免烫伤皮肤。

（5）取罐时按压罐边使空气进入，即能取下，不能硬拉药罐。

（6）拔罐后如果皮肤起水疱，小者可用万花油涂擦，几天后即能自愈。大者用一次性针头挑破，排出液体后涂上万花油或烫伤膏即可。

（7）长期使用糖皮质激素导致皮肤萎缩者留罐时间短，约 5 min。

（8）拔罐后饮适量温开水，可加少许食盐，注意保暖、避风寒，局部保持干燥，当天避免接触冷水，以防受寒及感染。

（9）使用过的竹罐、毛巾送至消毒供应中心统一消毒。

（10）有如下病证者忌用或慎用：自发性出血或损伤后不易止血者；局部皮肤溃烂患者；体质虚弱、极度消瘦，皮肤没有弹性者；脑血管、心血管、肝、肾及造血系统等严重原发性疾病患者；精神病患者；孕妇，婴幼儿。

三、壮医药物竹罐疗法在围手术期的临床应用

（一）减轻术后疼痛

术后疼痛主要是手术创伤和手术创伤释放炎症性物质引起的疼痛，或由于气腹术后，血液吸收二氧化碳，引起的碳酸血症，一般会出现肩痛的症状。

1. 治疗原则　祛风除湿、活血舒筋、散寒止痛、拔毒消肿、通龙路、火路气机。

2. 壮药　红杜仲（藤杜仲）、当归藤（藤当归）等。

3. 治疗部位或穴位　根据病证部位选取适当治疗部位或穴位。常选阿是穴为主，可配合邻近部位取穴。壮医认为，大多数穴位可以治疗该穴位所在部位及邻近部位的病证。因此，当某一部位病变，就可以在局部或邻近部位取穴（阿是穴）。比如腰背痛可取腰背部穴位，如腰眼、夹脊穴；肩痛可取肩关节前、后、上三面周围穴位；腰痛可选取肾俞、腰俞、腰阳关、次髎等穴位；上肢痛可选取肩髎、合谷、外关、曲池等穴位；下肢痛可选取环跳、阴市、伏兔、委中、阳陵泉、绝骨等穴位。

4. 具体操作方法及注意事项如前述。

（二）减轻术后腰背酸痛

术后腰背酸痛与手术时环境温度低、体位固定长时间不能活动而血液循环不好、手术创伤、失血、麻醉等关系密切。如果是腰背部的手术，因为术中对腰背部肌肉进行牵拉等操作，对肌肉会有一定损伤；如果是其他部位的手术，手术后需要长时间卧床，而长时间卧床会挤压腰背部的肌肉，也会有一定的损伤；手术床一般较硬，背部受压时间较长时也会出现疼痛；如果是腰麻，一般会出现腰椎穿刺点疼痛。最终表现为腰背酸痛。

1. 治疗原则　祛风除湿、活血舒筋、散寒止痛、拔毒消肿、通龙路、火路

气机。

2. 壮药　红杜仲（藤杜仲）、当归藤（藤当归）、宽筋藤等。

3. 治疗部位或穴位　腰背部酸痛处阿是穴及邻近穴位，如大椎、肺腧、腰眼、夹脊穴。

4. 具体操作方法及注意事项如前述。

（三）减轻术后麻木

术后麻木与手术时环境温度低、体位固定长时间不能活动而血液循环不佳、手术创伤、失血、麻醉等关系密切，表现为肢体、颈背腰部麻木或全身麻木等。

1. 治疗原则　祛风除湿、活血舒筋、散寒止痛、拔毒消肿、通龙路、火路气机。

2. 壮药　红杜仲（藤杜仲）、当归藤（藤当归）、宽筋藤等。

3. 治疗部位或穴位　常选阿是穴为主，可配合邻近部位取穴。比如腰背麻木可取腰背部穴位，如腰眼、夹脊穴；肩麻木可取肩关节前、后、上三面周围穴位；腰麻木可选取肾俞、腰俞、腰阳关、次髎等穴位；上肢麻木可选取肩髎、曲池、外关、合谷等穴位；下肢麻木可选取环跳、阴市、伏兔、委中、阳陵泉、承山等穴位。

具体操作方法及注意事项如前述。

四、壮医药物竹罐疗法在围手术期应用的案例分析

（一）壮医药物竹罐疗法治疗左膝关节置换术后疼痛

患者，男性，78 岁。因“反复左膝疼痛 3 个月，加重疼痛 10 天”，患者原发病诊断为类风湿关节炎，3 个月前在全身麻醉下行“左膝关节置换术”，术后出现四肢关节肿痛复发，VAS 评分为 7 分，为缓解患者术后左膝疼痛，施行壮医药物竹罐疗法治疗。

【治疗部位或穴位选择】壮医外治法以“疏通龙路火路、消肿痛”为原则，选阿是穴为主，可配合邻近部位取穴。因此，取左膝阿是穴、鹤顶穴、阳陵泉、阴陵泉、内膝眼、外膝眼、足三里、血海穴、梁丘穴。

【药罐方】红杜仲（藤杜仲）、当归藤（藤当归）、宽筋藤等。

【操作方法】将相应的壮药用布袋装好，加水煮沸后，投入药罐煮 5 min 左右，可在肿痛严重的相应的罐印处浅刺 1～3 针，再重复在原处拔罐 5～10 min，然后用药巾热敷 1 次，约 5 min，隔日 1 次，14 日为 1 个疗程。

【注意事项】①注意甩干水珠，以免烫伤皮肤，如果出现烫伤，涂万花油即

可；②拔罐部位当天不能洗冷水，以防受寒。

【治疗效果】治疗后患者 VAS 评分 4 分，左膝活动时稍疼痛，但仍行走不利，下蹲困难。

（二）壮医药物竹罐疗法治疗左膝关节置换术后疼痛

患者，女性，64 岁。因“反复四肢多关节肿痛 25 年”入院，诊断“类风湿关节炎”。25 年前出现四肢多关节肿痛，逐渐加重，行走、下蹲困难，2 年多前行左膝关节置换术，术后疼痛不愈，VAS 评分为 7 分，为缓解术后疼痛，改善关节功能，施行壮医药物竹罐疗法治疗。

【治疗部位或穴位选择】壮医外治法以“疏通龙路火路、消肿痛”为原则，选阿是穴为主，可配合邻近部位取穴。取左膝阿是穴、鹤顶穴、阳陵泉、阴陵泉、内膝眼、外膝眼、足三里、血海穴、梁丘穴。

【药罐方】红杜仲（藤杜仲）、当归藤（藤当归）、宽筋藤等。

【操作方法】将相应的壮药用布袋装好，加水煮沸后，投入药罐煮 5 min 左右，取出药罐趁热在痛处及邻近部位或穴位拔罐，5～10 min 取下，可在肿痛严重的相应的罐印处浅刺 1～3 针，再重复在原处拔罐 5～10 min，然后用药巾热敷 1 次，约 5 min，隔日 1 次，14 日为 1 个疗程。

【注意事项】①注意甩干水珠，以免烫伤皮肤，如果出现烫伤，涂万花油即可；②拔罐部位当天不能洗冷水，以防受寒。

【治疗效果】治疗后 VAS 评分 3 分，左膝关节疼痛减轻，活动稍微恢复。

（三）壮医药物竹罐疗法治疗人工全髋关节置换术后疼痛

患者，男性，52 岁。因“颈部、腰部僵硬 28 年，右髋疼痛加重 1 月”入院，患者原发病诊断为“强直性脊柱炎”，因右髋关节强直畸形，半年前行“右侧人工全髋关节置换术”，术后出现右髋关节疼痛，活动受限，局部明显酸胀感，VAS 评分为 7 分，为缓解术后疼痛，施行壮医药物竹罐疗法治疗。

【治疗部位或穴位选择】壮医外治法以“疏通龙路火路、消肿痛”为原则，选阿是穴为主，可配合邻近部位取穴。取右髋阿是穴、环跳穴、秩边穴、风市穴、髀关穴等穴。

【药罐方】红杜仲（藤杜仲）、当归藤（藤当归）、宽筋藤、鸡血藤（勾勒给）等。

【操作方法】将相应的壮药用布袋装好，加水煮沸后，投入药罐煮 5 min 左右，取出药罐趁热在痛处及邻近部位或穴位拔罐，5～10 min 取下，可在肿痛严重的相应的罐印处浅刺 1～3 针，再重复在原处拔罐 5～10 min，然后用药巾热敷

1次，约5 min，隔日1次，14日为1个疗程。

【注意事项】①注意甩干水珠，以免烫伤皮肤，如果出现烫伤，涂万花油即可；②拔罐部位当天不能洗冷水，以防受寒。

【治疗效果】治疗后VAS评分5分，右髋部疼痛缓解，局部关节无明显酸胀，右髋关节活动逐步恢复，右髋关节功能恢复良好。

（四）壮医药物竹罐疗法治疗“胸椎+腰椎体成形术”手术后疼痛

患者，女性，56岁。因“腰痛加重3月”入院。1年前曾因胸、腰椎压缩性骨折致胸、腰部疼痛，在外院行“胸椎+腰椎体成形术”，术后胸、腰部疼痛，并反射性双下肢疼痛，VAS评分为7分，为缓解术后疼痛，施行壮医药物竹罐疗法治疗。既往患“系统性红斑狼疮，间质性肺炎”15年，长期服用糖皮质激素治疗。

【部位选择】壮医外治法以“疏通龙路火路、消肿痛”为原则，治疗部位取阿是穴、命门、腰阳关、双肾俞、双委中穴等共20穴。

【药罐方】红杜仲（藤杜仲）、当归藤（藤当归）、宽筋藤等。

【操作方法】将相应的壮药用布袋装好，加水煮沸后，投入药罐煮5 min左右，取出药罐趁热在痛处及邻近部位或穴位拔罐，5～10 min取下，可在疼痛严重的相应的罐印处浅刺1～3针，再重复在原处拔罐5～10 min，然后用药巾热敷1次，约5 min，隔日1次，14日为一疗程。

【注意事项】①注意甩干水珠，以免烫伤皮肤，如果出现烫伤，涂万花油即可；②拔罐部位当天不能洗冷水，以防受寒。

【治疗效果】治疗后VAS评分4分，腰部疼痛减轻，反射性双下肢疼痛减轻。

（李凤珍　章放香　陈贵平）

参考文献

［1］黄汉儒．中国壮医学［M］．南宁：广西民族出版社，2018.

［2］钟鸣．中国壮医病症诊疗规范［M］．南宁：广西科学技术出版社，2009.

［3］梁启成，钟鸣．中国壮药学［M］．南宁：广西科学技术出版社，2005.

［4］李凤珍，钟丽雁，龙朝阳，等．壮医药物竹罐疗法治疗膝骨性关节炎的技术规范研究［J］．中国民族医药杂志，2017，23（4）：31-33.

［5］李凤珍．壮医药物竹罐疗法治疗强直性脊柱炎技术规范［J］．中医学报，2015，30（4）：533-535.

第四节　壮医药熨疗法

壮医药熨治疗是将壮药煮沸后，用毛巾浸湿药液、拧半干后反复烫熨部位或穴位的一种壮医外治疗法，属于药物热熨疗法的范畴。本法具有祛风毒、散寒毒、除湿毒、化瘀毒、消肿痛、散瘀结、通龙路火路气机等功效，主要用于各种软组织损伤、疼痛及各种关节痛证等的治疗。

一、壮医药熨疗法的基本操作方法

（一）药物组成

根据病种选择壮药，常用大风艾、姜黄等。

（二）操作方法

将上药粉碎后装入布袋中包好，先浸入1500～2000 ml水中30 min，然后加热煮沸15～20 min，滤出药液，用双层厚毛巾趁热浸药液，拧半干后趁热（以能适应的热度为宜）反复熨敷治疗部位或穴位，每次20～30 min。

（三）注意事项

（1）避开手术切口。
（2）注意药液的温度不能过高，以免烫伤皮肤。
（3）严重皮肤化脓感染者，不宜行该疗法。

二、壮医药熨疗法在围手术期的临床应用

（一）治疗术后腹胀、腹痛

腹部手术或其他部位手术导致的腹胀、腹痛在临床上非常常见。比如麻醉药物对肠道平滑肌的限制作用影响肠道蠕动，术后长期卧床，导致胃肠功能蠕动变慢，术后饮食结构不合理或出现肠粘连，这些因素都会引起腹胀、腹痛，可选择壮医药熨疗法治疗。但如果是腹腔感染所引起，比如阑尾炎或胆囊炎手术术后局部残存有部分感染，这时也会出现腹胀，需要继续给予抗生素治疗，此种情况不属于本疗法所能改善的。

【壮药验方】豆豉姜 10 g、大风艾 15 g、姜黄 20 g。

【操作方法】将上药粉碎后装入布袋中包好，先浸入 1500～2000 ml 水中 30 min，然后加热煮沸 15～20 min，滤出药液，用双层厚毛巾趁热浸药液，拧半干后趁热（以能适应的热度为宜）反复熨敷上腹和下腹部，每次 20～30 min。

【注意事项】①避开手术切口；②注意药液的温度不能过高，以免烫伤皮肤；③严重皮肤化脓感染者，不宜行该疗法。

（二）治疗术后久卧致腰痛、术后关节痛证

术后腰痛或关节手术后关节疼痛的原因很多，常见于手术过程中长时间不能活动导致局部血液循环不好，手术本身造成局部软组织创伤，手术过程中血管损伤致血溢脉外形成的瘀血等，或术后身体虚弱，气血不足，气行不畅，从而导致龙路火路不通，最终表现为肢体关节、颈背腰部麻木或疼痛等。

【壮药验方】藤当归 30 g、宽筋藤 30 g、鸡血藤 30 g。

【操作方法】将上药粉碎后装入布袋中包好，先浸入 1500～2000 ml 水中 30 min，然后加热煮沸 15～20 min，滤出药液，用双层厚毛巾趁热浸药液，拧半干后趁热（以能适应的热度为宜）反复熨敷腰部痛处或关节痛处，每次 20～30 min。

【注意事项】①避开手术切口；②注意药液的温度不能过高，以免烫伤皮肤；③关节重度肿胀伴灼热者不宜用此法。

三、壮医药熨疗法在围手术期应用的案例分析

（一）壮医药熨治疗膝关节松解术后疼痛

患者，男性，52 岁。因多关节发作性肿痛 10 余年，诊断为“痛风性关节炎”，在局部麻醉下行左膝关节松解术，术后 5 天患者进行屈膝及下床活动时患者自觉疼痛稍明显，VAS 评分为 6 分。为缓解患者术后疼痛，缩短康复疗程，于患者左膝实施壮医药熨治疗。

【操作方法】将藤当归 30 g、宽筋藤 30 g、红杜仲 30 g 粉碎后装入布袋中包好，先浸入 1500～2000 ml 水中 30 min，然后加热煮沸 15～20 min，滤出药液，患者取仰卧位，双膝伸直，暴露双膝，先用静脉输液贴盖住手术切口，再用双层厚毛巾浸药液，拧半干后趁热（以能适应的热度为宜）反复熨敷左膝关节，每次 15～20 min。2 天后患者自觉左膝屈伸、下床活动均较前轻松，疼痛明显减轻，VAS 评分为 1 分（图 5-4-1）。

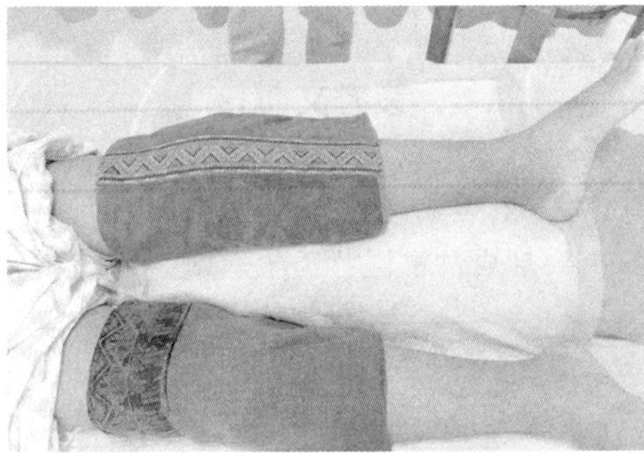

图 5-4-1　壮医药熨疗法治疗左膝关节

（二）治疗壮医药熨治疗术后腰部疼痛

患者，男性，65 岁。因腰部疼痛伴左下肢放射痛 15 年，入院后行 MRI 检查诊断为“L4/L5 腰椎间盘突出伴左侧神经根压迫”，1 周前联合骨脊柱外科会诊并行射频消融微创术，术后 3 天患者自觉下肢放射痛仍明显，不能入睡，VAS 评分为 7 分。为减轻患者术后疼痛，予患者腰部及下肢实施壮医药熨治疗，以疏通腰部龙路火路气机，达到减轻疼痛作用。

【操作方法】将两面针 30 g、藤当归 30 g、藤杜仲 30 粉碎后装入布袋中包好，先浸入 1500～2000 ml 水中 30 min，然后加热煮沸 15～20 min，滤出药液，患者取侧卧位，暴露腰部，先用静脉输液贴盖住手术切口，再用双层厚毛巾浸药液，拧半干后趁热（以能适应的热度为宜）反复熨敷腰部，每次 15～20 min。3 天后患者自觉腰部疼痛明显减轻，VAS 评分为 3 分（图 5-4-2）。

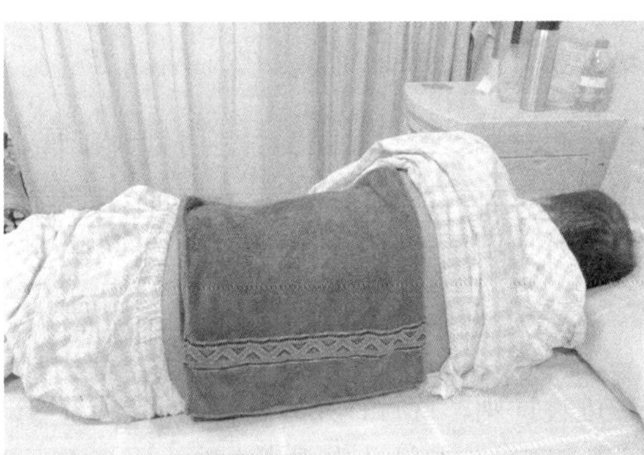

图 5-4-2　壮医药熨疗法治疗腰部

（钟丽雁　李凤珍　陈贵平）

参考文献

[1] 黄汉儒. 中国壮医学 [M]. 南宁：广西民族出版社，2016.

[2] 钟鸣，黄瑞松，梁启成. 中国壮药学 [M]. 南宁：广西科学技术出版社，2016.

[3] 甘霖，钟鸣. 常见病证壮医诊疗规范 [M]. 南宁：广西科学技术出版社，2016.

第五节　针罐技术

针罐技术是根据病情需要，先在患者体表施治的穴位上用针刺入，患者“得气”后，随之在此穴位拔上火罐，是一种同时实施针刺、拔罐的治疗方法，具有针刺与拔罐双重效果，其治疗范围广泛。《素问·皮部论篇》曰：“凡十二经脉者，皮之部也。是故百病之始生也，必先于皮毛。”十二皮部与经络、脏腑联系密切，运用皮肤针叩刺皮部，激发调节脏腑经络功能，以疏通经络，调和气血，促使机体恢复正常，从而达到防治疾病目的。

一、针罐技术的分类

（一）留针拔罐法

即先在选定穴位进行针刺，待行针完毕后，将针留在原处（穴位），再以针刺点为中心留罐即可（针尾、针柄等露出皮肤表面部分均在罐体中），留罐时间 5～10 min。注意针柄、针尾不可触及罐体内壁。胸背部禁用此法。

（二）针后拔罐法

即先在选定穴位进行针刺，待行针完毕起针后，再以针孔为中心进行拔罐，留罐 5～10 min 后起罐。若见皮肤针孔出现小血珠，用消毒干棉球擦净并在针孔处稍做按压即可。

（三）刺络拔罐法

又名刺血拔罐法，是指在刺络（刺血）后再进行拔罐的一种手法。皮肤消毒后，用三棱针、粗毫针或平口小刀浅刺，根据不同的病证，选用不同的刺激量，分为轻刺、中刺、重刺 3 种。轻刺以皮肤红晕为度，中刺以微出血为度，重刺以点状出血为度，然后在刺络（刺血）处拔罐，留罐时间 10～15 min，出血量 5～10 ml 为度，起罐后，用消毒棉球擦干渗血，3～6 天治疗 1 次，5 次为 1 个疗程。适用于病程短、症状较重、表现亢奋，具有红、热、痛、痒等表现的实证型患者。对虚寒体质的患者一般不用此法。

（四）挑痧拔罐法

指拔罐与挑痧配合使用的一种手法。先在选定的部位（经络穴位）拔罐，最好用走罐手法，若留罐，时间应稍长，吸力应稍大，待皮肤上出现紫红或紫黑斑块后起罐，在皮肤出现紫红或紫黑较明显处（一般此处皮下有硬节，可大可小）用消毒针进行挑刺，每个部位挑刺 2～3 下，以皮肤渗血、渗液为度，用消毒棉球拭干，亦可涂 75% 乙醇或碘酒。

（五）皮肤针拔罐法

指皮肤针与拔罐配合使用的一种手法。皮肤针有小锤式的七星针、梅花针及圆筒式的皮肤针，治疗时先在选定的部位（以背部督脉与两侧膀胱经为主要施术部位）进行叩击（每分钟叩击 100 次左右）或滚动。一种是轻手法，以皮肤红晕但不出血为度，主要用于老幼体弱、虚证及久病患者；另一种是重手法，以皮肤轻微出血为度，适用于多种病证，以年轻体壮、新病实证者为佳。行皮肤针后再行拔罐，起罐后，若皮肤上有血迹，可用消毒棉球拭干。

二、针罐技术的操作方法

（一）操作步骤

（1）各种规格的竹罐、玻璃罐、95% 乙醇浸润的棉球、75% 乙醇浸润的消毒棉球、镊子、针、火柴或酒精灯等。

（2）选择部位。

（3）在应拔部位消毒。

（4）进针，并在得气后将针留置穴内。

（5）用镊子夹 1～3 个 95% 乙醇棉球，点燃后在罐内绕 1～3 圈再抽出，并迅速将罐子扣在针刺的部位上，一般留置 5～10 min。

（二）注意事项

（1）该方法一般用于面积较大及肉厚部位，以及容易使用较大罐口的火罐进行拔罐治疗的部位；不能使用于面部等肉薄及影响形象的部位。

（2）要求患者处于正确位置，如俯卧位、正坐位、平卧位等，治疗期间不能活动。

（3）按照针刺要求与进针原则，先在施治穴位上用针刺入，使患者“得气”。迅速将罐扣在针刺穴位上，把针扣在火罐中。留罐时间约 15 min。起罐时，一手持罐，另一手拇指轻按罐口皮肤，使空气进入罐内后，将罐取下。然后快速将针拔出。

（4）中、重度心脏病患者，血友病、出血倾向疾病患者，极速衰弱者，身体过瘦者，小儿、老人、孕妇禁用针罐疗法。

三、针罐技术在围手术期的临床应用

术前及术后镇痛（可以提高痛阈，减轻疼痛）

针罐疗法是针刺和拔罐两种疗法的有机结合，是预防和治疗疾病的一种疗法。针罐疗法作为中医的一项外治方法，不用任何药物，避免了内服和注射带来的不良反应，受到人们越来越多的重视。针灸的作用不同于药物，它往往不直接作用于病原体和患病的组织器官，而是通过针刺，激发人体内固有的调节系统，通过自身调节，提高生活品质。有研究认为通过针刺可以刺激中枢神经系统，激活大脑的控制系统，进而释放内啡肽等物质，引起生理反应从而达到镇痛的效果。有研究认为抗炎是针灸效应原理之一。而对于拔罐现代医学研究多从免疫调节入手，认为拔罐通过负压作用，使施术部位的细小血管破裂，人体自身会对破损的部位产生良性调节，进而加快人体的恢复。金兰通过实验证实拔罐会促进局部的血流变化，但起罐 20 min 后逐渐恢复正常范围。

四、针罐技术在围手术期应用的案例分析

（一）针罐治疗术后尿潴留

患者，女性，58 岁。因左膝关节反复肿胀、疼痛 3 年余，诊断为“原发性膝关节病”，将骨科技术融入加速康复外科（enhanced recovery after surgery，ERAS）流程，在喉罩全麻 + 股神经阻滞下行左膝关节置换术，手术时长 1 h，术中未导尿，2 h 后出恢复室（PACU）安返病房，6 h 出现尿潴留，查体膀胱充盈，

予患者中极穴、水道穴、归来穴、关元穴等穴位留针拔罐法（图 5–5–1）。在选定穴位进行针刺，待行针完毕后，将针留在原处（穴位），再以针刺点为中心行留罐即可（针尾、针柄等露出皮肤表面部分均在罐体中），留罐时间 10 min。注意针柄、针尾不可触及罐体内壁。半小时后自行排尿，排出小便约 900 ml，连续治疗 2 天，后未出现尿潴留情况。

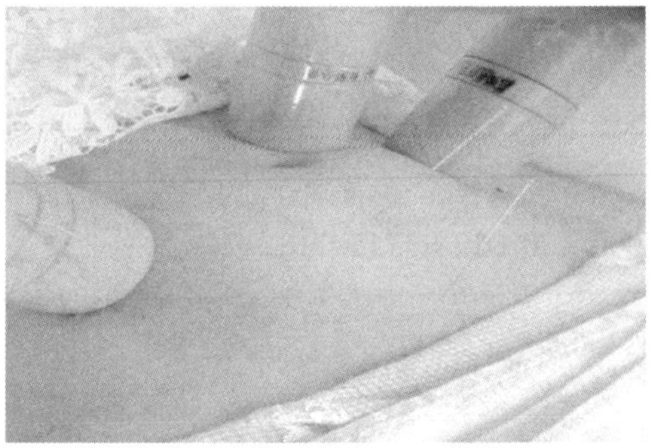

图 5–5–1　留针拔罐法

（二）拔罐治疗剖宫产术后皮肤瘙痒

患者，女性，38 岁，58 kg，身高 162 cm，G2P1，孕 38+5 周，常规腰硬联合麻醉下行剖宫产术，手术时长 41 min，术程顺利，术中出血 200 ml，术后安返病房，常规静脉镇痛，配方：舒芬太尼 80 μg+ 右美托咪啶 80 μg+ 艾司氯胺酮 50 mg+ 托烷司琼 10 mg+0.9% 生理盐水 100 ml，机械泵 2 ml/h 镇痛，术后 6 h 出现全身皮肤瘙痒难耐，腰背部及大腿为主，无明显皮疹及红斑，停镇痛泵予地塞米松 5 mg 观察 2 h 未见好转，给予患者足少阴肾经经络刺血拔罐法（图 5–5–2）。皮肤消毒后，用三棱针重刺，然后在刺络处拔罐，留罐时间 15 min，出血量 5～10 ml，起罐后，用消毒棉球擦干渗血。1.5 h 后瘙痒明显，6 h 后查房未诉瘙痒，至出院期间未再发瘙痒。

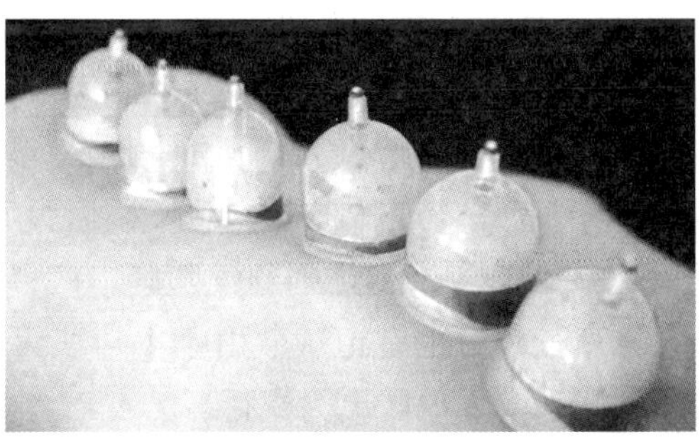

图 5–5–2　刺络拔罐法

（唐松江　王晟　陈贵平）

参考文献

[1] 胡广芹，孟向文. 痧疗与罐疗 [M]. 北京：中国中医药出版社，2016：23.

[2] 陈英. 针罐并用治疗急性腰扭伤90例 [J]. 时珍国医国药，2007，18（7）：1748-1749.

[3] 董刚，田丽芹，失书芳，等. 膀胱经留针拔罐治疗季节受风致腰痛50例疗效观察 [J]. 世界中西医结合杂志，2014，9（12）：1312-1314.

[4] 李建萍，宓轶群. 针罐疗法与牵引法治疗腰椎间盘突出症疗效对比观察 [J]. 中国针灸，2000，20（12）：717-718.

[5] 王建，钱振福，陈光，等. 针刺加拔罐治疗腰椎管狭窄症的临床研究 [J]. 中国医药导报，2013，10（8）：114-116.

第六节　刮痧技术

刮痧是以中医经络腧穴理论为指导，通过特制的刮痧器具如边缘光滑的嫩竹板、瓷器片、小汤匙、铜钱、硬币、玻璃，或头发、苎麻等工具，蘸食油或清水在体表部位进行由上而下、由内向外的反复刮动、摩擦等手法，使皮肤局部出现红色粟粒状，或暗红色出血点等“出痧”变化，从而起到活血透痧的作用。因其简、便、廉、验的特点，临床应用广泛，适合临床医疗及家庭保健。还可配合针灸、拔罐、刺络放血等疗法使用，加强活血化瘀、祛邪排毒的效果。

本疗法是临床常用的一种简易治疗方法，流传甚久。多用于治疗夏秋季时病，如中暑、外感、胃肠道疾病。有学者认为，刮痧是由推拿手法演变而来的。《保赤推拿法》载：“刮者，医指挨儿皮肤，略加力而下也。”元、明时期，有较多的刮痧疗法记载，并称为“夏法”。及至清代，有关刮痧的描述更为详细。郭志邃《痧胀玉衡》曰：“刮痧法，背脊颈骨上下，又胸前胁肋两背肩臂痧，用铜钱蘸香油刮之。”吴尚先《理瀹骈文》载：“阳痧腹痛，莫妙以瓷调羹蘸香油刮背，盖五脏之系，咸在于背，刮之则邪气随降，病自松解。”《串雅外编》《七十二种痧证救治法》等医籍中也有记载。由于本疗法无需药物，见效也快，故现仍在民间广泛应用，我国南方地区更为流行。

一、刮痧常用器具与介质

1. 苎麻　这是较早使用的工具，选取已经成熟的苎麻，去皮和枝叶晒干，用根部较粗的纤维，捏成一团，在冷水里蘸湿即可使用。

2. 头发　取长头发，揉成一团，蘸香油，作工具使用。

3. 小蚌壳　取边缘光滑的蚌壳，多为渔民习用。

4. 铜钱　取边缘较厚而又没有缺损的铜钱。

5. 牛角药匙　以牛角及其他材料制成的药匙。如黄牛角刮痧板、水牛角刮痧板。

6. 瓷碗、瓷酒盅、瓷汤匙、嫩竹片、玻璃棍等　选取边缘光滑而没有破损的即可。为现代所习用的刮痧板。

7. 其他　准备小碗或酒盅一只，盛放少许植物油或清水。

二、刮痧技术的基本操作方法

（一）刮痧疗法刮治部位

1. 常用刮痧部位　患者取侧卧或俯卧位，或伏坐于椅背上。先从第 7 颈椎起，沿着督脉由上而下刮至第 5 腰椎，然后从第 1 胸椎旁开，沿肋间向外侧斜刮。此为最主要和常用的刮痧部位。

2. 头部　取印堂、太阳。

3. 颈部　取项部两侧，双胸锁乳突肌，或喉头两侧。

4. 胸部　取第 2、3、4 肋间，从胸骨向外侧刮。乳房禁刮。

5. 四肢　取臂弯（在肘的屈侧面）、膝弯（腘窝）等处。

（二）刮痧疗法刮治方法

1. 准备　先暴露患者的刮治部位，用干净毛巾蘸肥皂，将刮治部位洗擦干净。

2. 刮治手法　施术者用右手拿取操作工具，蘸植物油或清水后，在确定的体表部位，轻轻向下顺刮或从内向外反复刮动，逐渐加重，刮时要沿同一方向刮，力量要均匀，采用腕力，一般刮 10～20 次，以出现紫红色斑点或斑块为度。

3. 刮治顺序　一般要求先刮颈项部，再刮脊椎两侧部，然后刮胸部及四肢部位。

4. 四肢部位　从大腿开始，向下刮，每次只能刮一个方向，不能像搓澡一样来回刮，静脉曲张者则需由下往上刮。

5. 禁忌　如果有出血性疾病如血小板减小症者，无论头部还是其他部位都不能刮痧。神经衰弱者最好选择在白天进行头部刮痧。

6. 时长　一般刮痧约 20 min，或以患者能耐受为度。

三、刮痧异常情况的预防与处理

（一）刮痧疗法禁忌证

（1）凡危重病证，如急性传染病、重症心脏病、高血压、中风等，应即送医院治疗，禁用本疗法。

（2）凡刮治部位的皮肤有溃烂、损伤、炎症均不能用本疗法，如初愈也不宜采用。

（3）饱食后或饥饿时，以及对刮痧有恐惧者忌用本疗法。

（4）有静脉问题、容易出血等情况的人禁用本疗法，以免加重自身病情，影响身体恢复。

（二）刮痧疗法注意事项

（1）治疗时，室内要保持空气流通，如天气转凉或天冷时应用本疗法要注意避免感受风寒。

（2）不能干刮，工具必须边缘光滑，没有破损。

（3）初刮 3～5 下即见皮肤青紫而患者并不觉痛者，为本疗法适应证。如见皮肤发红患者呼痛，则非本方法适应证，应送医院诊治。

（4）要掌握手法轻重，由上而下顺刮，并随时蘸植物油或水保持润滑，以免刮伤皮肤。

（5）刮痧疗法的体位可根据需要而定，一般有仰卧、俯卧、仰靠、俯靠等，以患者舒适为度。

（6）刮痧的条数多少应视具体情况而定，一般每处刮 2～4 条，每条长 2～3 寸即可。

（7）刮完后应擦干油或水渍，并在青紫处抹少量祛风油，让患者休息片刻。如患者自觉胸中郁闷，心里发热等，可在患者胸前两侧第 3、4 肋间隙处各刮一道，即可平静。

（8）刮痧后患者不宜发怒、烦躁、忧愁、焦虑，应保持情绪平静。同时，忌食生冷瓜果和油腻食品。

（9）如刮痧后，病情反而更加不适者，应立即送医院诊治。

（10）如果前一次刮痧部位的痧斑还没有消退，是不能在原处再次刮痧的，否则会对皮肤造成伤害。

（三）刮痧后异常情况的处理

1. 擦伤和疼痛　刮擦会使皮肤表面的小血管破裂，导致独特的红色或紫色瘀伤，称为“痧子”。注意保护碰伤部位，避免受伤。有严重疼痛的患者可以服用非处方止痛药，或者使用冰袋来缓解疼痛。

2. 皮肤感染　用力过大或操作不当容易导致皮肤破损，皮肤受损后感染风险升高，可能导致炎症或皮肤传染病。建议在正规医院进行刮痧，医师应对治疗过程中使用的工具进行消毒，以确保卫生和无菌操作。一旦出现皮肤感染，应立即就医。

四、刮痧技术在围手术期的临床应用

目前尚处于探索阶段。可尝试用于以下情况。

1. 辅助治疗术后恶心呕吐　取背部脊柱两侧自上而下刮治。

2. 辅助治疗术后发热　取颈部向下至第4腰椎处顺刮，同时刮治肘部、曲池穴。

3. 缩短肠道排气时间　取长强至大椎穴处刮治。

（金梅生　吴镜湘　舒宽勇）

参考文献

［1］王富春等. 刮痧疗法［M］. 北京：人民卫生出版社，2004.
［2］杨继军. 刮痧疗法［M］. 北京：中国中医药出版社，2011.

第七节　砭石治疗技术

一、砭具的选择和治疗前准备

（一）砭具的选择

传统的砭石工具种类繁多，包括刃形、锥形、针形、圆柱形和类圆形等。随着时代的进步，现代砭石疗法在继承传统疗法的基础上，结合了现代科技和泗滨浮石的独特物理属性，创新研发了多种新型砭具，如砭板、砭锥、砭镰、电热砭石仪及砭罐等，以满足按摩、温熨、罐疗等多种不同的治疗需求，在开始砭石治疗前，首先要根据治疗方案准备砭具，其中砭具必须是符合国家一类医疗器械的产品，在使用前需经过消毒处理。

（二）治疗前准备

（1）核对医嘱，了解患者体质及局部皮肤情况。

（2）了解病史，以及当前主要症状、发病部位、对凉热的耐受程度及相关因素。

（3）评估有无治疗禁忌证、患者心理状态等。

（4）评估操作环境，要求安静、光线适宜、室内温度为18～22℃、湿度为50%～60%。

（5）根据治疗需要为患者摆放合适且舒适体位，告知此项操作的作用及注意事项，征得患者同意并取穴。

二、砭石治疗的基本操作方法

（一）温度调节法

1. 温法 通过加热砭石工具，将其直接或间接地放置在人体表面，可以有效达到散寒和促进血液循环的目的。

2. 凉法 通过降温将冷却的砭具置于人体的病患部位或特定穴位上，此方法适用于实热证的治疗。

（二）能量感应法

1. 红外感应 检测发现，泗滨浮石具有显著的远红外线电磁能量。将砭石放置于人体表面，可以发挥其治疗功效。

2. 声音感应 当敲击泗滨浮磬时，除了产生悦耳的音律，还能释放频率在20～2000 kHz的超声波。通过医者或患者自身敲击砭琴或砭磬，产生的悠扬音乐不仅令人愉悦，还能帮助患者放松精神，改善心理状态。这种方法常用于治疗情绪波动、精神压力较大的患者，适用于抑郁症、焦虑症、恐惧症、失眠症、健忘等精神心理疾病的治疗。

（三）操作手法

砭石疗法的操作手法较多，主要分为五大类20余种手法，包括按法、点法、旋法、揉法、摩法、刺法、刮法、擦法、熨法等，不同的手法功效亦有不同，如点法的主要功效为疏通经络、缓解疼痛和消除血瘀。摩法对于脏腑引起的疼痛、食积引起的腹胀，特别是对于调节胃肠功能和治疗便秘展现出显著的效果。刮法能够改善血液循环，达到活血祛瘀、舒筋通络、畅通气机、调畅情志之功效。熨法则通过热力和药力的作用，达到温通经络、行气活血、祛湿散寒止痛之功效。

三、砭石疗法的注意事项、禁忌证及防护措施

（一）注意事项

1. 遵循经络路径　在选取穴位和经络时，应重视经络的整体性，即使穴位选择略有偏差，也不可偏离经络路径。通过疏通一条经络，不仅可以治疗该经络上的穴位疾病，还能有效缓解经络沿线上的各种不适。

2. 砭具的重量与形状的选择　补法一般选用厚重、圆钝的砭具，以温和地刺激身体；泻法多选用轻薄、尖锐的砭具，以进行较为强烈的刺激。

3. 治疗速度的调控　补法操作应缓慢、轻柔，通过缓和的摩擦和刮拭来滋养身体；泻法操作应快速、有力，通过迅速的摩擦和刮拭来排除病邪。

4. 治疗温度的把握　补法宜采用温暖的温度，以促进气血的运行；泻法宜采用清凉的温度，以清热解毒。

5. 治疗顺序的安排　通常先进行泻法，排除体内邪气，再进行补法，以达阴阳平衡，实现阴平阳秘。

6. 治疗方向的确定　补法顺着经络循行方向操作，以增强气血流通；泻法逆着经络循行方向操作，以祛除邪气。

（二）禁忌证

（1）避免在孕妇腹部进行治疗，以防止对胎儿造成不良影响。

（2）在心脏附近和头部区域，禁止使用振动和叩击手法，以免引起不适或危险。

（3）对于年老体弱的患者，不宜使用凉法，治疗时的力度和温度应保持适中。

（4）禁止对有内伤出血症状的患者进行治疗，以免加重病情。

（三）防护措施

（1）治疗时需注意防风保暖，避免治疗后受凉。

（2）不论采用何种治疗方法，治疗后应饮用一杯温水。这是因为砭石治疗会使毛细血管扩张，喝温水有助于保暖，防止风邪侵袭，同时促进利尿排毒。

（3）治疗后应避免立即接触冷风或冷水，以防毛细血管收缩引起不适。

（4）注意观察患者的反应，如出现异常情况，应立即采取相应措施。

四、砭石治疗技术在围手术期的临床应用

关于砭石疗法在围手术期中的应用，目前尚缺乏详尽的临床研究报告和实证研究。基于砭石疗法的理论基础和在其他临床领域的成功应用，它显示出在围手术期管理中的巨大潜力。如术前准备阶段，砭石疗法能够缓解患者的紧张和焦虑，通过调节气血来增强体质，为手术创造有利条件；在术后恢复期，砭石疗法可以加速血液循环，减轻疼痛，减少并发症，并促进伤口愈合。同时，围手术期砭石治疗的时机可灵活选择，术前几日使用可提升患者的手术耐受性，术后可延续使用至恢复期甚至更长时间以支持康复。

（一）温助阳气，养筋荣脉

泗滨浮石具有独特的感应加热效果，同时还具有比较温润的性质，它可以温补人体内的阳气。有研究表明，对糖尿病患者术前采用温法将砭具加热后放在腹部关元、气海、上脘穴，采用刮法刮背部脾俞、肾俞、肺俞穴，可以起到清肺润燥、生津止渴、补养正气的功效，从而加快恢复。

（二）宣导气血，疏通经络

泗滨浮石对气血的运行具有很强的促进作用，在手法力量达到中度或者轻度的条件下，砭石疗法显示出良好的益气活血效果。有研究表明，对于高血压患者，围手术期用砭椎尖端点刺百会、四神聪、太阳、风池、风府、丝竹空、中脘、关元、气海、大椎、合谷、足三里、梁丘、承山、三阴交、内关、神门、委中、涌泉等穴，可起到宣导气血、疏通经络、滋阴潜阳、补肾宁心、开窍醒神之功效。

（三）清热祛寒通便，补虚调肠除秘

《砭经》一书中提出“砭治之效，惟动与热。必使热力直达病处，透脉彻

络、周流通畅。始收砭治之效”。通过砭石对经络的温熨和按摩，可以使体温升高 1~2℃，祛除人体内的寒气、邪气、病气，起到调和阴阳，祛病强身的作用。有研究表明，对于术后胃肠功能障碍的患者，采用以下方法：①刮法：刮腰背部太阳经，尤以大肠俞、肺俞为重；②刺法：针刺商阳、支沟、天枢；③擦法：擦下腹部；④叩法：叩脾俞、大肠俞、肺俞；⑤旋擦法：使用砭砧阔面围神阙，绕胃经双天枢穴顺时针方向做旋擦法等，可以清热祛寒通便，补虚调肠除秘，促进患者胃肠功能恢复。也有研究表明，电热砭石温烫疗法可能改善重症监护病房急性脑卒中患者肠鸣音次数、大便次数和肠内营养耐受性，降低炎性反应，改善患者预后。

（四）温通经络，行气活血，祛瘀止痛

泗滨浮石对红、热、肿、痛等炎症反应及挫伤、碰撞、扭转等均有良好的治疗效果。由于砭石含有天然能量信息，特别是对人体的超声波按摩可以产生 20～200 kHz 的超声波脉冲，穿透率高达 92.8%，可迅速通经络，产生温热效应，加速血液循环。对于实热或瘀热证患者，泗滨浮石可以吸收机体发出的过多热量，并将其转化为对人体有益的远红外辐射。有研究表明，砭石热敷下腹对缓解人工流产术后患者疼痛有明显疗效。

（五）潜阳安神，止悸定惊

泗滨浮石具有石类重镇沉降之性，用于外治可以定惊之效。有研究表明，对于郁症患者，术前采用砭石刮法，可起到疏肝健脾、滋肾清火、宁心安神之功效。选取穴位或经脉：①肩部天宗、肩贞、肩井穴；背部肝俞、胆俞穴；胁肋部期门、日月穴。②督脉、足厥阴肝经、手少阴心经、手厥阴心包经。

（六）健脾和胃，理气疏肝，降逆止呕

古代医家对呕吐的病因理解，主要涉及外感六淫之邪、饮食不当或药毒侵害、情绪内伤、脏腑阴阳失衡等因素，这些均可导致胃气不和，气机上逆而引发呕吐。胃气失和、胃气上逆被视为基本的病理机制，有研究表明，根据患者的实际情况，在肝俞、脾俞、胃俞、肾俞、天突、中脘、内关、神门、足三里、丰隆、公孙及太冲等穴位依次给予不同的刮痧手法，包括边揉法、角揉法及角推法等，每个穴位操作 5～10 min 可有效治疗术后恶心呕吐。

五、砭石治疗技术在围手术期应用的案例分析

砭石治疗腹部胀满

患者，男性，45 岁，近 1 年时感胃脘部胀满不适，饮食较病前减少，体重下降 3 kg，偶感腹部疼痛，无头昏头痛、恶心欲吐、反酸烧心等症状。为明确诊断，遂行无痛胃镜检查，术中给予咪达唑仑注射液、枸橼酸舒芬太尼注射液、丙泊酚。术后自觉咽中有异物感、嗳气、反酸、恶心欲吐、无眩晕头痛、黑矇、呼吸困难、胸闷心悸等症。查体：舌质淡红，苔白腻，舌体胖大，脉滑数。

【辅助检查】胃镜检查示：①消化性溃疡，②慢性非萎缩性胃炎。HP:（–）。

【辨证】患者舌淡红苔白腻，脉滑数，属脾虚湿盛证。患者素体较弱，禀赋不足，常年饮食不节，损伤脾胃，脾气耗损，运化失常，痰湿内生，气机运行不畅，清阳不升，胃不降浊。加之胃镜检查刺激咽喉，遂感恶心欲吐，嗳气，反酸。

【选穴原则】健脾和胃，降逆止呕。

【治法】①合谷穴拍法 2 min；②胃俞点压，然后与脾俞连线刮法 3 min；③予足三里、丰隆点压 20 次（图 5–7–1、图 5–7–2）。

【治疗效果】患者经上述治疗，感恶心欲吐明显减轻，腹部胀满明显缓解。

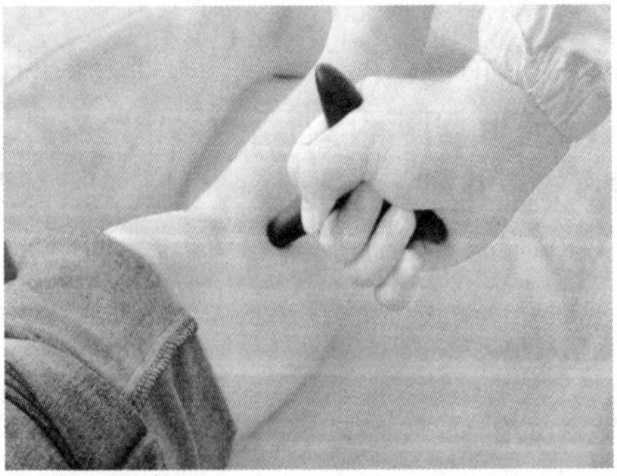

图 5–7–1　脾俞、胃俞刮法治疗

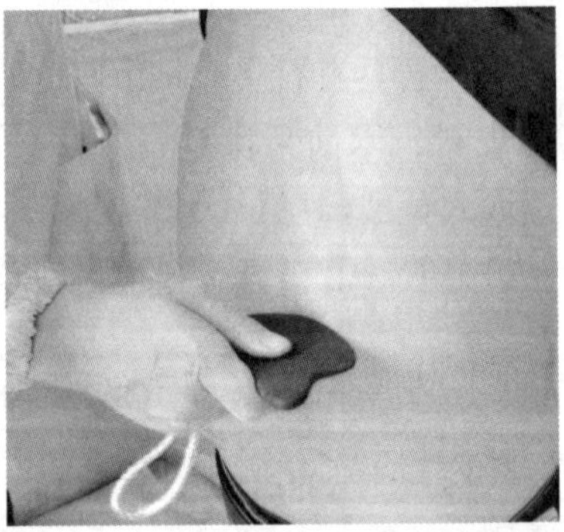

图 5–7–2　足三里、丰隆点压治疗

（李锋　于泳浩　舒宽勇）

参考文献

［1］郭长青，郭妍，尹孟庭. 中医砭石疗法［M］. 北京：中国医药科技出版社，2021.

［2］程丽琼，何桂娟，梁艳．砭石温灸联合经穴推拿对开颅术后便秘的干预效果观察［J］．浙江中医杂志，2022，57（1）：38.

［3］汤颖，谢宏琼，邹飞萍．砭石穴位按摩联合穴位贴敷在下肢骨折术后便秘中的应用［J］．中国中医药现代远程教育，2021，19（14）：159–161.

［4］侯中伟，杨轶，刘媛，等．“砭贴”大椎太阳穴对56名大学生焦虑抑郁状态的调控效应研究［J］．中华中医药杂志，2015，30（3）：702–704.

［5］杨丽温．刮痧疗法联合生姜泡脚在治疗术后恶心呕吐中的疗效观察［J］．现代实用医学，2016，28（12）：1656–1657.

第八节　穴位贴敷技术

穴位贴敷技术亦称穴位贴敷疗法，是临床中常用的一种中医外治疗法，它以中医的经络腧穴学为理论依据，根据需要将药物制成膏、丹、丸、散、糊、饼等剂型，外敷于人体特定穴位，通过药物和腧穴的共同作用从而达到治疗疾病的目的。

穴位贴敷技术也被西医学称为经皮给药系统，其应用医用无菌敷贴等材料将药物固定于皮肤的特定部位处，形成密闭环境，使局部温度升高，真皮层血管舒张，皮肤血流增加利于吸收，且汗液难以蒸发，皮肤含水量增加，角质层细胞膨胀，屏障变薄，药物易于通过，很快在局部达到较高的血药浓度，对局部病变进行治疗。贴敷方中的芳香类药物具有较强的穿透性和走窜性，也可以起到引药入经的作用。穴位贴敷通过贴敷药物的药效作用和贴敷所在穴位对机体产生的刺激与调节作用，具有超越一般给药系统的独特优点，可以绕过肝脏的首过效应及胃肠道消化酶的破坏，提供可预定且较长的作用时间，维持稳定持久的血药浓度，降低药物不良反应，提高疗效。相对于内服药物来说，穴位贴敷技术对于手术原因需要禁饮食、小儿等配合度较差以及畏针畏药的患者群体尤为适合，且方法简单、操作方便、无胃肠道负担、患者依从性高、不良反应轻微可控、适用范围广泛。

一、穴位贴敷技术的基本操作方法

（一）选穴及配穴原则

1. 选穴原则　分为近部选穴、远部选穴、辨证选穴、对症选穴4类。

（1）近部选穴：是指选取疾病所在部位或邻近部位的腧穴。如眼病取睛明，耳病取听宫，鼻病取迎香，胃痛取中脘等。适用于大多数病证，尤以经筋病和筋骨病最为常用。

（2）远部选穴：是指选取距离病痛较远处部位的腧穴。如胃痛取足三里、久痢脱肛取百会、急性腰痛取水沟等。远部取穴在临床上应用十分广泛，尤其在四肢肘膝关节以下选穴，治疗头面、五官、躯干、脏腑病证。

（3）辨证选穴：是指根据疾病的证候特点，分析病因病机而辨证取穴的方法。

（4）对症选穴：是指根据疾病的特殊症状而选取穴位，也称经验选穴。如哮喘选定喘穴、腰痛选腰痛点、落枕选外劳宫、发热取大椎等。

2. 配穴原则　分为按部配穴及按经配穴两类。

（1）按部配穴：是指结合身体上腧穴分布的部位进行穴位配伍的方法。

1）上下配穴法：是指将腰部以上或上肢腧穴和腰部以下或下肢腧穴配合应用的方法。

2）前后配穴法：是指将人体前部和后部的腧穴配合应用的方法，主要是指将胸腹部和腰背部的腧穴配合应用。

3）左右配穴法：是指将人体左侧和右侧的腧穴配合应用的方法。

（2）按经配穴：是指按照经脉理论和经脉之间的联系进行配穴。

1）本经配穴法：是指某一脏腑、经脉发生病变时，即选某一脏腑经脉的腧穴配成处方。

2）表里经配穴法：是指以脏腑、经脉的阴阳表里配合关系，作为配穴依据。

3）同名经配穴法：是指以手足同名经腧穴相配。

（二）常见的剂型及赋形剂

1. 常见的剂型

（1）贴剂：将中药粉末与适宜赋形剂混合，制成薄片状贴于腧穴。

（2）散剂：将中药按要求炮制并粉碎，直接把粉末敷于穴位或和水、白酒、醋、油等调拌成黏稠状再进行贴敷。

（3）糊剂：一般将25%以上中药粉末与酒、醋、鸡蛋清等制成半固体外用制剂，也可将鲜药直接捣成糊状后贴于穴位。

（4）膏剂：将中药材煎煮浓缩成膏，后调和药粉与赋形剂，或经油炸处理，并结合油浸、油炸、熬膏、下丹及摊膏等工艺制成。常温下为固体、半固体或半流体制品。

（5）饼剂：将药粉与面粉、水混合制成饼状，还可将中药浓煎液或新鲜药汁与面粉等混合制成饼状。

（6）丸剂：将中药与赋形剂均匀混合后，制成绿豆状的药丸。

（7）锭剂：将药粉与水或面糊等赋形剂，制成锭形，晾干，穴位贴敷时用水、醋、麻油等磨成粉末涂于穴位。

2. 赋形剂

（1）蜂蜜：保湿且有一定还原性，可防止某些中药氧化；缓急止痛、收敛生肌。

（2）鸡蛋清：含蛋白质、凝胶，可加快中药释放。

（3）凡士林：黏附性适宜、穿透性好。

（4）植物油：如麻油、花生油，用于调和药粉。

（5）大蒜汁：有一定刺激性，可增加黏附性。

（6）酒、醋、姜汁：可增强活血化瘀、散寒驱邪的功效。

（7）水、药汁、盐水等。

（三）操作方法

（1）用药前评估：根据疾病类型、发病程度、患者情况决定是否适宜穴位贴敷疗法。选择贴敷的药物组成、剂型及贴敷的穴位，询问过敏史，包括中药过敏史、胶布过敏史、乙醇过敏史等。

（2）选择清洁卫生的环境，根据所选穴位，采取患者舒适、医者便于操作的治疗体位（仰坐位、俯坐位、俯卧位、侧卧位、仰卧位等），医者清洁双手，准确定位穴位，用 75% 乙醇或 0.5%～1% 碘伏棉球或棉签在穴位局部进行消毒。

（3）用药前处理：将中药粉碎为细末（或散剂备用），过 100 目筛，用赋形剂（蜂蜜、水、姜汁、醋、油、大蒜汁、凡士林等）共调为一定的剂型；或经提取浓缩后制备成相应剂型。

（4）将已制备好的药物直接贴压于穴位上，然后外覆医用胶布固定，或先将药物置于医用胶布粘面正中，再对准穴位粘贴；硬膏剂可直接或温化后将硬膏剂中心对准穴位贴牢；使用膜剂者可将膜剂固定于穴位上或直接涂于穴位上成膜；使用水（酒）浸渍剂时，可用棉垫或纱布浸蘸，然后敷于穴位上，外覆医用防渗水敷料贴，再以医用胶布固定；使用熨帖法时，将熨帖剂加热，趁热外敷于穴位或先将熨帖剂贴敷穴位上，再用艾火或其他热源在药物上温熨。

（5）穴位贴敷饼剂面积多为（1～2）cm×（1～2）cm，厚度一般为 2 mm；搓成扁豆大小药丸或用纸卷成直径 2～3 cm 的粗艾条。贴剂固定面积多为（1.5～2）cm×（1.5～2）cm，厚度一般为 2～5 mm。

（6）贴敷时间根据疾病的类型、发病的程度、患者的症状、选用的中药，考虑个体差异决定穴位贴敷时间，一般贴敷 4～8 h；含有强刺激性中药的，一般贴敷 1～2 h；为减少过敏反应，一般贴敷时间不超过 12 h；特殊需要不应超过 20 h，以保证皮肤呼吸。对于婴幼儿或体弱多病患者应减少敷药时间。若治疗疗程较长，连续贴敷 7 天后应停药 1 天，再继续贴敷；特别是同一部位贴敷时，更应注意，以确保皮肤得到休息及恢复。敷脐疗法每次贴敷 3～24 h，隔日 1 次，所选药物不应为刺激性大及发疱之品。

（7）更换贴敷药物时，贴敷部位无水疱、破溃者，可用消毒干棉球或棉签蘸温水、植物油或石蜡油清洁皮肤上的药物，擦干并消毒后再贴敷；贴敷部位起水疱或破溃者，应待皮肤愈后再贴敷。

（8）对于贴敷部位出现水疱者，小的水疱一般不需做特殊处理，待其自然吸收即可；大的水疱应以消毒针具挑破其底部，排尽液体，消毒预防感染，破溃的水疱应在消毒之后，外用无菌纱布覆盖，以防感染。

（四）注意事项

（1）严格按照《中医敷熨熏浴类技术相关性感染预防与控制指南（试行）》对环境、器具、操作等事项的要求执行，如穴位贴敷使用的胶布、纱布应一人一用一丢弃，一次性使用。

（2）由于手术前禁食时间过长，加之穴位刺激可能会引起低血糖反应，在施治过程中注意观察患者的一般情况，如患者出现面色苍白、表情淡漠等表现时应停止操作，查快速血糖，并静脉滴注葡萄糖。

（3）贴敷期间注意观察局部皮肤情况，如出现难以耐受的瘙痒、疼痛等情况应立即终止贴敷。贴敷后皮肤出现色素沉着、潮红、微痒、烧灼感、疼痛、轻微红肿、轻度出水疱属于正常皮肤反应。

（4）久病、体弱、消瘦及有严重心肝肾功能障碍者慎用，如需贴敷用药量不宜过大，时间不易过长，贴敷期间严密观察患者病情变化，及时发现和处理不良反应。婴幼儿皮肤娇嫩，贴敷时间不宜较长，一般 1～2 h，皮肤敏感者应在 1 h 以内。局部皮肤损伤或炎症者不宜贴敷。

（5）对于所贴敷之药，应将其固定牢稳，以免移位或脱落。

（6）凡用溶剂调敷药物时，需随调配随敷用，以防挥发。

（7）若用黑膏药贴敷，膏剂温度不应超过 45℃，以免烫伤。

（8）贴敷药物中若含有刺激性强、毒性较大的成分时，贴敷选区的穴位不宜过多，贴敷面积不宜过大，时间不宜过长，以免发生药物中毒和局部皮肤损伤。有毒中药应严格按照 2020 年版《中国药典》规定炮制减毒；可经皮直接吸收的有毒药物禁止用于制备贴敷原料。

（9）不宜在头部、面部、关节、心脏及大血管附近的穴位用刺激性较强的药物发疱。对胶布过敏者，可选用低过敏胶布或用绷带固定贴敷药物。

（10）对于残留在皮肤上的药膏，不宜用刺激性物质擦洗。

（11）贴敷药物后注意局部防水。

（12）贴敷后若出现范围较大、程度较重的皮肤红斑、水疱、瘆痒现象，应立即停药，进行对症处理。出现全身性皮肤过敏症状者，应及时到医院就诊。

（五）禁忌证

（1）贴敷部位有创伤、溃疡、感染者禁用。

（2）孕妇腹部、腰骶部及某些可促进子宫收缩的穴位，如合谷、三阴交等禁止贴敷。贴敷药物中禁用麝香、桃仁等药物，以免引起流产。

（3）对药物或敷料成分过敏者禁用。

二、穴位贴敷技术在围手术期的临床应用

（一）防治术后胃肠功能紊乱

1. 常用中药　穴位贴敷治疗术后胃肠功能紊乱的常用中药多以通里攻下、活血化瘀、行气疏肝药为主，主要包括芒硝、大黄、厚朴、吴茱萸、木香、枳实、丁香、小茴香等。

2. 常用穴位　有神阙、足三里、天枢、上巨虚、下巨虚、关元、大肠俞、气海、三阴交、内关等。

3. 贴敷验方

（1）通气散（《中华脐疗大成》）

【组成】莱菔子 60 g、石菖蒲 60 g、鲜橘叶 100 g、葱白 30 g。

【取穴】神阙。

【制法】将莱菔子研末，其他三味药捣烂，备用。将上面药物一起放入锅内，加适量白酒炒热，装入纱布袋。

【用法】趁热熨敷脐中（神阙穴）及脐周。

（2）通阻膏（《腧穴敷药疗法》）

【组成】生大蒜 120 g、芒硝 30 g、生大黄 60 g、醋 60 ml。

【取穴】神阙、阿是穴。

【制法】大蒜、芒硝共捣为糊膏，大黄研成粉，用醋调成糊状。

【用法】先将大蒜、芒硝制成的糊膏外敷神阙与阿是穴，敷前先垫 2～4 层油纱布，1 h 后去掉，并用温水洗净贴敷处，后用大黄醋糊敷 6 h。

（3）子午流注择时大黄穴位贴敷膏药

【组成】大黄 1 g。

【取穴】神阙。

【制法】大黄研末，混合蜂蜜调成膏状，制成每贴 3 cm × 3 cm 大小，厚度约 0.3 cm 的药饼。

【用法】患者肚脐用 75% 乙醇消毒，取神阙穴，将药饼贴敷于穴位上并用医用通气胶带固定，每日 1 贴，术后连续贴敷 3 天，首次为术后 6 h，之后择辰时至巳时予以贴敷。

（4）理气通腑散

【组成】大黄 300 g、厚朴 300 g、枳实 300 g、丁香 200 g、莪术 200 g、巴豆霜 50 g、白芥子 100 g。

【取穴】神阙、天枢、足三里。

【制法】上述药物充分混合后研磨成粉，取 30 g 黄酒与适量蜡油调成糊，而后取适量平摊贴于穴位中央。

【用法】取平卧位，同时避开手术切口，在确保上述穴位周围皮肤完整的情况下粘贴理气通腑散穴位贴敷，而后分别应用油砂、无菌纱布对其进行覆盖，每隔 12 h 更换一次贴敷药物，至排气（一般至术后 72 h）。

（5）气汤化裁穴位贴敷

【组成】大黄 20 g、川厚朴 10 g、芒硝 30 g、蒲公英 15 g、马鞭草 10 g、刘寄奴 9 g、枳实 10 g、丹参 20 g、黄芪 10 g、延胡索 20 g。

【取穴】上巨虚、气海、天枢、内关、足三里。

【制法】将上述药物研磨成末，以白醋调成糊状。

【用法】取适量贴敷于穴位，用纱布盖，胶布固定，保留时间 4 h，每天 1 次，连续治疗 1 周。

（6）胃舒贴

【组成】吴茱萸 750 g，丁香、花椒、半夏各 50 g，盐小茴香 25 g。

【取穴】神阙、中脘、足三里。

【制法】将上述药物研成粉末，以水调成糊状，制成 1.5 cm × 1.5 cm × 0.5 cm 大小的药饼。

【用法】将药芯分别对准神阙、中脘、足三里，用医用胶布固定，连续贴敷 1 周。

（7）乌枳通气散

【组成】大黄、白及各 15 g，乌贼骨、枳壳各 30 g。

【取穴】神阙、天枢。

【制法】将上述药物均匀研磨成细末，过 100 目筛，与 90 g 醋混匀后均匀地涂抹于穴位贴敷料上（1∶1 调配）。

【用法】贴敷于患者相应穴位，贴敷 4 h，每天 2 次，5 天为 1 个疗程。

（8）四逆散合半夏厚朴方加减

【组成】柴胡 12 g、枳壳 9 g、白芍 6 g、厚朴 9 g、紫苏 12 g、半夏 9 g、茯苓 15 g、生姜 9 g、甘草 12 g。

【取穴】足三里穴。

【制法】将上述药物研磨成药粉熬制成膏状。

【用法】置于双侧足三里进行穴位贴敷，1 次 / 天，每次持续 2 h。

（9）益气通腑散

【组成】党参、黄芪、白花蛇舌草各 20 g，大黄、芒硝各 15 g，枳实、厚朴各 12 g，肉豆蔻、丁香各 10 g。

【取穴】神阙、建里、大横、关元、脾俞、肾俞、大肠俞。

【制法】诸药粉碎为细末，过 100 目筛，以生姜汁调和成糊状后置于无菌敷贴上。

【用法】术后 6 h 即开始应用，外敷于神阙、建里、大横、关元、脾俞、肾俞、大肠俞等穴位，每天更换，连续治疗 7 天。

（二）术后恶心呕吐

1. 常用中药　穴位贴敷治疗术后恶心呕吐的常用中药多以和胃降逆止呕为主，主要包括吴茱萸、肉桂、丁香、生姜、半夏等。常选取的穴位有内关、合谷、手三里、天枢、足三里、公孙、三阴交、阳陵泉、太冲、气海、中脘、上脘等。中国中西医结合学会麻醉专业委员会编写的《穴位刺激防治术后恶心呕吐专家指导意见》中提出根据不同手术部位进行穴位配伍。

2. 常用穴位

（1）心脏手术多选取内关、合谷、足三里等。

（2）肺部手术多选取合谷、足三里、曲池和肺俞等。

（3）脑部手术多选取内关、足三里等。

（4）肾脏手术多选取合谷、足三里、三阴交及曲池等。

（5）眼部手术多选取天柱、大杼及阳陵泉等。

（6）肝胆手术多选取内关、合谷、曲池、太冲及阳陵泉等。

（7）妇科手术多选取内关、合谷、足三里和三阴交等。

（8）胃肠手术多选取内关、合谷、足三里、三阴交、曲池、上巨虚、中脘、上脘、太冲、气海、天枢等。

（9）基本穴位：足三里联合内关，然后根据手术部位的不同、获得效果的强弱另加相应穴位。

3. 贴敷验方

（1）吴茱萸膏

【组成】吴茱萸 15 g、干姜 5 g。

【取穴】内关、足三里、中脘。

【制法】吴茱萸粉、干姜粉用蜂蜜调成糊状，制成膏状。

【用法】分别将 2～3 g 胃肠调理贴药膏置于专用穴位贴中，术后即时及次日早上 7～9 时贴敷于双侧内关、足三里及中脘穴，并对每个穴位进行适度按揉 2～3 min，贴敷时间为 4 h。

（2）吴茱萸姜汁穴位贴剂（《中华脐疗大成》）

【组成】吴茱萸 10 g，姜汁、姜粉适量。

【取穴】神阙、三阴交、中脘、足三里。

【制法】将 10 g 吴茱萸碾成粉末，采用姜汁与姜粉末调成糊状，取黄豆粒大小的药糊涂于直径为 5 cm 的医用胶布中间。

【用法】术后回到病房即可开始贴敷，患者取卧位，贴敷前清洁皮肤，贴敷每次 4～6 h，每天 1 次，贴敷 3 天。

（3）萸香散

【组成】吴茱萸 4 g、丁香 4 g、生姜汁 2 g。

【取穴】足三里、内关。

【制法】吴茱萸 4 g、丁香 4 g，研磨打粉，生姜汁 2 g，再加水，搅拌混合调制成糊状，每份 3 g 备用。

【用法】术后将萸香散贴于健侧足三里、双侧内关 24 h。

（4）丁香柿蒂膏

【组成】丁香 20 g、生姜 30 g、柿蒂各 30 g、人参 10 g。

【取穴】内关、足三里。

【制法】诸药研磨成微粉，加适量凡士林制成膏状，均匀涂抹于穴位贴上，制成中药硬膏贴。

【用法】将硬膏贴贴敷于穴位上，每次 4～6 h，每天 1 次，连续 3 天。

（5）丁香胡椒膏（《中华脐疗大成》）

【组成】丁香 5 g，胡椒 5 g，酒曲 3 个，生姜汁适量。

【取穴】神阙穴。

【用法】诸药混合捣烂制成膏状备用，用时取膏药加黄酒适量炒热，贴敷于神阙穴，覆以纱布，以胶布固定，每日 1 换。

（6）小半夏汤加味贴剂

【组成】党参 18 g、半夏 9 g、生姜 9 g、黄芩 6 g、甘草 3 g 等。

【取穴】神阙、双侧足三里。

【制法】使用蒸馏法提取生姜油，按比例取其他药材和生姜渣加 10 倍量乙醇提取并浓缩成稠膏，后加工成水凝巴布剂，喷洒适量生姜油，室温放置 24 h 即得。

【用法】根据需要，术前 3 天、手术当天（术后 3 h）、术后 3 天分别在神阙和双侧足三里穴贴敷自制巴布剂，每天 2 次，每次 4～8 h，间隔 1 h。

（三）术后便秘

1. 常用中药　穴位贴敷治疗术后便秘常用的中药有大黄、冰片、芒硝、枳实、厚朴、当归、黄芪、附子、白术、木香、细辛、槟榔、莱菔子、红花等。

2. 常用穴位　目前对于术后便秘治疗、预防的选穴方案并无统一的规范，包括如神阙、天枢、足三里、大肠俞、中脘、下脘、石门、大横、上巨虚、肾俞、支沟、照海、合谷、气海、曲池、太冲等众多穴位，其中以神阙、天枢、中脘最为多见，但选穴的组合方法各不相同，多以单一神阙穴用药贴敷治疗。

3. 贴敷验方

（1）大承气汤穴位贴剂

【组成】大黄、枳实、厚朴、芒硝。

【取穴】神阙、双侧足三里。

【制法】上述药物按照 3∶2∶2∶1 研磨成粉，用白醋调成糊状。

【用法】患者采取仰卧位，选穴，消毒皮肤，穴位按摩至局部发热，贴上药贴，外用敷贴固定。连续贴敷直至患者排便。

（2）增液承气方加减

【组成】玄参、生地、麦冬、当归、黄芪、大黄、芒硝。

【取穴】神阙、天枢、足三里。

【制法】上述诸药按 6∶5∶5∶3∶3∶2∶1 的比例打研碎成粉末，取 10 g 加适量蜂蜜调制成糊剂，制作成直径约 2.0 cm 的药饼，置于 4.0 cm × 4.0 cm 大小的敷贴中心。

【用法】患者取仰卧位，准确定位神阙、天枢（双侧）、足三里（双侧），消毒皮肤后将增液承气方贴敷于所选穴位上。每日一次，贴敷 3～4 h，连续贴敷 5 天。

（3）桃红化瘀方

【组成】桃仁、红花、川芎、当归、丹参、益母草、苦参、五倍子、防己、乌梅。

【取穴】神阙。

【制法】上述药材按重量10∶10∶10∶3∶10∶5∶5∶4∶3∶3的比例配好并制成药粉。药粉与茶油、凡士林按重量8∶4∶3的比例调配成膏状。

【用法】取桃红化瘀药膏2 g置于敷贴中央抹匀，贴在神阙穴上。贴敷4 h，每日1次，持续进行5天。

（四）围手术期疼痛

贴敷验方

（1）芍甘止痛方药饼

【适应证】痔疮术后疼痛。

【组成】芍药30 g、炙甘草30 g、秦艽15 g、黄柏15 g、苍术15 g、川牛膝10 g、桃仁10 g、乳香15 g、没药15 g、延胡索15 g。

【取穴】承山、二白、神阙。

【制法】取以上10味药制成的全成分颗粒，将颗粒粉碎成细粉，备用。取冰片3 g粉碎成细粉，将粉碎后的冰片细粉加入上述药粉中，混匀。混匀后的药粉加入蜂蜜及氮酮各5 ml调成半固态状，分成7等份，分别制成2.0 cm×2.0 cm大小、厚0.5 cm的药饼。将制备好的芍甘止痛方药饼固定于无菌敷贴中央。

【用法】选择在手术结束后6 h开始贴敷。取穴定位后，用温水清理皮肤，用75%乙醇消毒穴位，待干，按压固定，贴敷时间为8 h，取下后将皮肤残余药物擦拭干净，每日更换1次，一个疗程为7天。

（2）胸科止痛方

【适应证】肋骨骨折引起的疼痛。

【组成】白附子2 g、炒芥子4 g、延胡索6 g、白胡椒2 g、细辛3 g。

【取穴】涌泉、三阴交、气海、中脘、足三里、期门。

【制法】将诸药研成粉末后用姜汁调和成药泥状。将调和药泥捏成硬币大小并置于穴位专用透气敷贴中央凹槽。

【用法】选取涌泉（双侧）、双三阴交（双侧）、气海、中脘、足三里（双侧）、期门（双侧）等穴位贴敷，每天1次，每次保留4～6 h，连续贴敷7天。

（3）白芷止痛贴

【适应证】骨折术后疼痛。

【组成】白芷、白术、丁香、冰片、干姜、肉桂、川芎各100 g。

【取穴】太溪、照海、水泉、三阴交。

【制法】将中药混合打细成粉，过200目筛后，制作成粉包，每包约10 g，治疗时取出一粉包，将粉包加 75%酒精浸湿，调制成膏状备用。使用时装入专用的空心敷贴内，清洁消毒皮肤后，固定在选取好的穴位处。

【用法】术后第一天开始，贴敷 4～6 h，每天 1 次，直至患者疼痛消失。

（五）气管插管后咽痛

贴敷验方

（1）润喉止痛膏

【组成】薄荷粉、茱萸粉。

【取穴】涌泉、内关、天突。

【制法】按照 1∶1 比例混合，再用醋调制成膏，然后将其放在 5 cm×5 cm 大小的一次性无菌输液贴中间。

【用法】术后待患者清醒后，贴敷在相应穴位。每次 4～6 h，每日 1 次，连续贴敷 3 天。

（2）咽喉散

【组成】薄荷、冰片各 15 g；肉桂、桔梗、玄参、紫苏梗、苦杏仁各 4 g；麻黄、射干各 6 g。

【取穴】人迎、天突、大椎、廉泉、定喘。

【制法】上述中药用蜂蜜和水将中药粉调成膏状置于无纺布贴上。

【用法】取双侧人迎、天突、大椎、廉泉、定喘穴位，每天 1 次，每次 2 h，共治疗 3 天。

（六）术后尿潴留

贴敷验方

（1）三伏灸（天灸）

三伏天灸是根据中医“冬病夏治”“春夏养阳”等理论，在三伏天采用对皮肤有刺激性的药物贴敷于穴位或患处，使其局部皮肤自然充血、潮红或起疱的治疗方法。

【组成】延胡索、白芥子、细辛、甘遂、麻黄。

【取穴】关元、气海、中极、排尿点、足三里。

注：排尿点是治疗尿潴留的经验取穴，该穴位于任脉上，在关元穴稍上一点。用拇指和示指量取患者本人自鼻尖至两眉间连线中点的距离，为取点标尺；然后示指端置入脐中心，沿下腹部正中线垂直向下与拇指指尖相交界点即为排尿点。

【制法】将上述中药按照 4∶2∶2∶2∶2 的比例配制后粉碎成粉末状，用新鲜生姜汁调药，药饼大小 2 cm × 3 cm，厚约 5 cm。

【用法】用微孔通气型医用胶带将药饼分别贴敷于相应穴位，贴敷 6 h。

（2）五苓散

【组成】猪苓、泽泄、白术、茯苓、桂枝。

【取穴】关元、中极、气海。

【制法】将上述中药研末调成糊状，做成药饼。

【用法】患者取仰卧位，暴露小腹部脐周至耻骨联合，将药饼置于穴位贴敷料上，分别贴于关元、中极、气海穴，于术前 1 天开始，每天 1 次，用至术后 1 周。

（3）淋闭通膏

【组成】厚朴 12 g、枳壳 12 g、丁香 6 g、桂皮 6 g、胡椒 6 g、冰片 0.4 g、青皮 5 g、薄荷 3 g。

【取穴】气海、关元。

【制法】将上述药材制成散剂，用蜂蜜和水按 1∶1 比例制成液体辅料，使用时取散剂及液体辅料各 5 g 搅拌均匀呈糊状，并均匀涂抹于艾灸贴上制成贴膏。

【用法】治疗时，患者取仰卧位，将淋闭通膏药贴敷于气海及关元，贴敷时间为 4～6 h，每日 1 次，胃肠道术后 1～2 h 即可进行穴位贴敷治疗。10 天为 1 个疗程，共贴敷 1 个疗程。

（七）围手术期下肢深静脉血栓

（1）通经散

【组成】吴茱萸 3 g，三七 3 g，冰片 1 g。

【取穴】三阴交、委中、涌泉、足三里、承山、血海。

【制法】将上述药材研磨成粉、调配、过筛、混匀后加入麻油适量调和成黏稠状，封入盒子备用。并选用规格为 60 mm × 60 mm 无纺布穴位贴片，储药池直径 20 mm，深度 2 mm。每次贴敷前将制备好的药物填入贴片储药池中，置于对应穴位即可。

【用法】操作者准确取穴后，首先清洁消毒双手，并用 75% 乙醇在施术穴位上消毒 2 遍。再用拇指指腹对穴位进行按、揉，以患者感局部酸、麻、胀为宜。按、揉时需根据患者体质施以适合的力量，揉动时指腹不离开皮肤，由慢及快、由弱到强，并注意观察患者表情以判断按揉力度是否合适。最后将填入药物的无纺布穴位贴片平整地贴于对应穴位上即可。贴敷 6～8 h 后观察贴敷处皮肤，若无水疱、破溃等不良反应，可揭下无纺布贴片，皮肤上残留的药物用消毒干棉球蘸温水清洁即可。术后每日贴敷 1 次，贴剂保留 6～8 h，7 天为 1 个疗程，连续贴敷两个疗程。

（2）化瘀通脉膏

【组成】三七粉、血竭粉、制乳香、制没药、大黄、黄柏、车前子、苍术、冰片。

【取穴】三阴交、阳陵泉、环跳、伏兔、髀关、委中。

【制法】上述药材按 10∶10∶10∶10∶5∶5∶5∶5∶1 比例制成。

【用法】穴位贴敷每次 6 h，每天 1 次，疗程为 7 天。

（3）消栓饮

【组成】黄芪 50 g、白芍 30 g、丹参 30 g、茯苓 10 g、桂枝 6 g、当归尾 10 g、川牛膝 15 g，陈皮 10 g、枳壳 10 g、大腹皮 15 g、泽泻 10 g、猪苓 10 g、甘草 6 g。

【取穴】足三里、三阴交、地机、委中、血海。

【制法】将消栓饮组方药材分别干燥、粉碎、过筛成药粉，按组方比例搭配，搅拌均匀，取 100 g 混合药粉为一剂药量，装袋密封保存备用。取一剂药量，加入生姜汁适量，充分搅拌制成糊剂备用。选用 3M 纺粘无纺布穴位贴片，规格为 55 mm × 50 mm。取一次性 10 ml 注射器，将注射器的针头去掉，把注射器的活塞推杆拔出，用刀将注射器针筒前端沿“0”刻度线水平锯断，使针筒前端呈开放式，切面要求光滑整齐；再将活塞推杆插入开放式针筒内，推药器便可使用。将调制好的消栓饮糊剂放入穴位贴片上，每一个贴片推出 1 ml 的量即可。

【用法】于术后第 1 天开始贴于患者足三里、三阴交、地机、委中及血海穴，时间为 6 h，每天 1 次，连续 7 天。

三、穴位贴敷技术在围手术期应用的案例分析

（一）穴位贴敷治疗术后腹胀

患者，女性，57 岁。车祸致左足肿痛、活动受限，诊断为：左足内侧楔骨骨折，在硬脊联合麻醉下行楔骨骨折内固定术。术后第 2 天出现呃逆、腹胀，为缓解症状经患者同意行穴位贴敷疗法。

【诊断】术后腹胀。

【选穴】中脘、神阙、气海、关元。

【组方】木香 60 g，砂仁 60 g，半夏 75 g，陈皮 75 g，党参 75 g，枳实 60 g，厚朴 45 g，甘草 45 g（《古今名医方论》香砂六君子汤加减）。

【操作方法】将上述中药制成膏剂，分别贴敷于中脘、神阙、气海、关元等穴位，每贴 4～8 h，间隔 1 h，连续贴敷 3 天（图 5-8-1）。

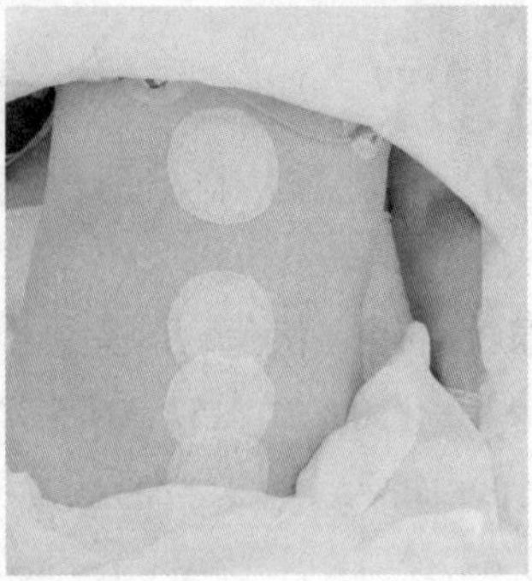

图 5-8-1　贴敷中脘、神阙、气海、关元（从上至下）

（二）穴位贴敷治疗术后肠麻痹

患者，男性，67 岁。因直肠癌行全身麻醉下腹腔镜下直肠癌根治术。术后精神差，夜休差，腹胀，大便未解，经患者同意行穴位贴敷疗法。

【诊断】术后肠麻痹。

【选穴】足三里、中脘。

【组方】大黄 12 g，枳实 12 g，厚朴 12 g，芒硝 9 g，肉桂 9 g，丁香 9 g。

【操作方法】将中药研末封包，每包 15 g，加水混匀，分摊至医用防过敏胶布（5 cm × 5 cm）中央，制成厚度约 0.3 cm、直径 1.5 cm 的药饼，直接贴敷于穴位上。每日 1 贴，连续贴敷至患者排气排便（图 5-8-2、图 5-8-3）。

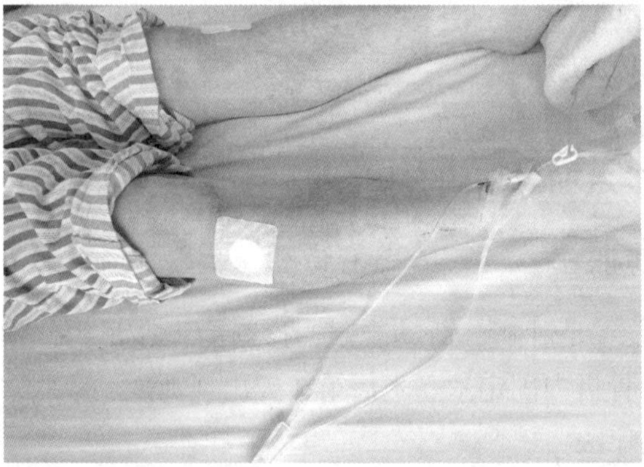

图 5-8-2　贴敷足三里

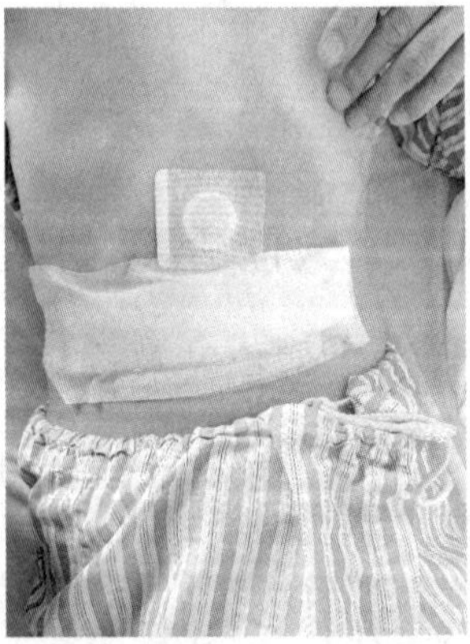

图 5-8-3　贴敷中脘

（三）穴位贴敷治疗术后恶心呕吐

患者，女性，53 岁。因多发子宫肌瘤行全身麻醉下腹腔镜全子宫、双附件切除术。术后第一天出现恶心呕吐，不能进食，且未排气排便，经患者同意行穴位贴敷疗法。

【诊断】术后恶心呕吐。

【选穴】天突、内关、足三里。

【组方】制吴茱萸 15 g，砂仁 15 g。

【操作方法】将上述药物混合后研磨，用姜汁调成糊状，制成大小约 1 cm×1 cm×0.5 cm 的圆柱状药饼，分摊至医用防过敏胶布（5 cm×5 cm）中央，直接贴敷于穴位上。每日 1 贴，贴敷 12 h，连续贴敷 3 天（图 5-8-4～图 5-8-6）。

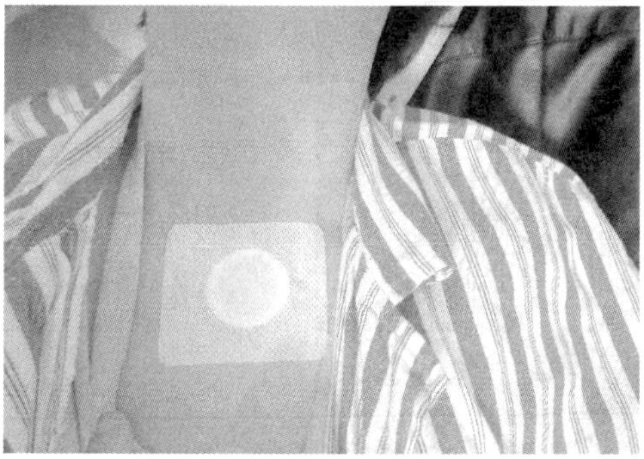

图 5-8-4　贴敷天突

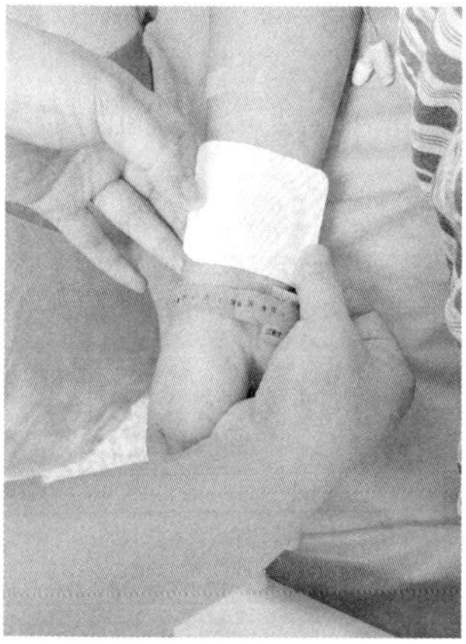

图 5-8-5　贴敷内关

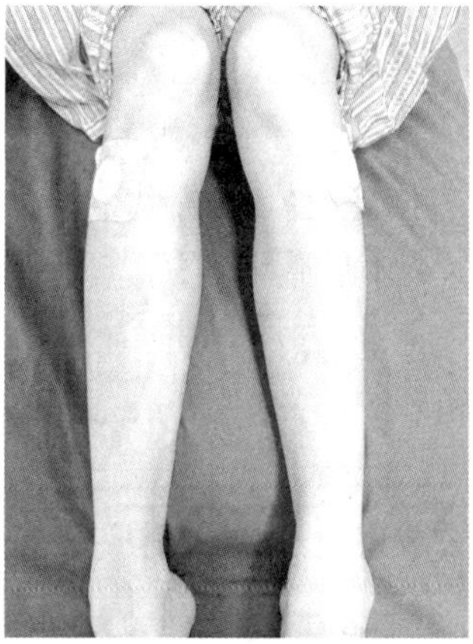

图 5-8-6　贴敷足三里

（四）穴位贴敷治疗术后咽痛

患者，男性，9 岁。双耳瘙痒伴疼痛 1 周入院，诊断为双侧分泌性中耳炎、慢性扁桃体炎、腺样体肥大，气管插管全身麻醉下行耳内镜下双耳鼓室探查及鼓膜切开置管术、双侧扁桃体摘除术、腭咽成型术及鼻内镜下腺样体切除术，术后第一天患者自诉咽部疼痛，经患者家属同意行穴位贴敷疗法。

【诊断】术后咽痛。

【选穴】肺俞、大椎、足三里。

【组方】山栀 10 g，大黄 10 g，芒硝 10 g，白芷 10 g，薄荷 10 g，蒲黄粉 20 g，冰片 1 g。

【操作方法】将上述中药制成膏剂分别贴敷于相应穴位处，每日 1 贴，术后第 3 天疼痛缓解，不适感减轻（图 5-8-7、图 5-8-8）。

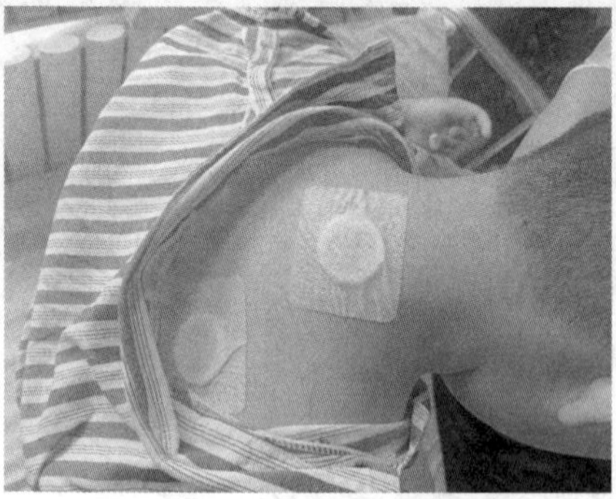

图 5-8-7　贴敷大椎、肺俞（从上至下）

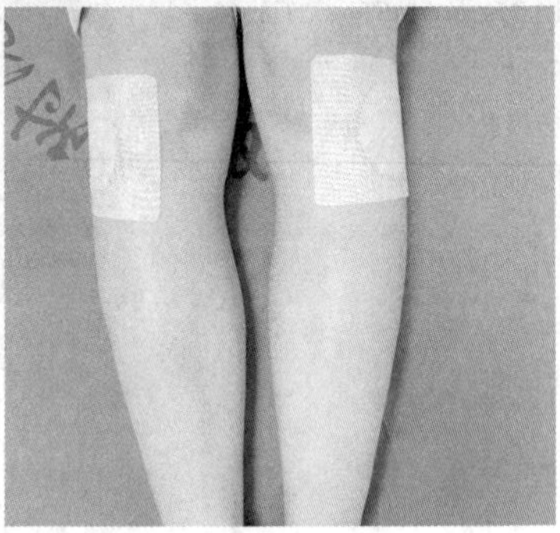

图 5-8-8　贴敷足三里

（五）穴位贴敷治疗术后胸闷气短

患者，男性，63 岁。因左下叶肺癌行全身麻醉胸腔镜下肺癌根治术，术后放置左胸胸导管引流，术后第 1 天患者自述胸闷气短，不能平卧，给予持续低流量吸氧，经患者同意行穴位贴敷疗法。

【诊断】肺癌术后胸闷气短。

【选穴】肺俞、膻中、大椎、天突。

【组方】硼砂 5 g，冰片 5 g，大戟 2 g，莪术 15 g，薏仁 30 g，没药 12 g，桃仁 10 g，桂枝 12 g。

【操作方法】将上述中药制成膏剂分别贴敷于相应穴位处，每日 1 贴，连续贴敷 3 天。

（六）穴位贴敷治疗术后腹痛

患者，女性，30 岁。因宫腔息肉行不插气管导管全身麻醉下宫腔镜息肉摘除术，术后小腹疼痛，经患者同意行穴位贴敷疗法。

【诊断】术后腹痛。

【选穴】神阙、中脘。

【组方】益母草、当归、白芍、白术、黄芪、鸡血藤、郁金、吴茱萸、大枣各 30 g。

【操作方法】将上述中药制成膏剂分别贴敷于相应穴位处，每日 1 贴，贴敷 12 h，腹痛有所缓解（图 5-8-9）。

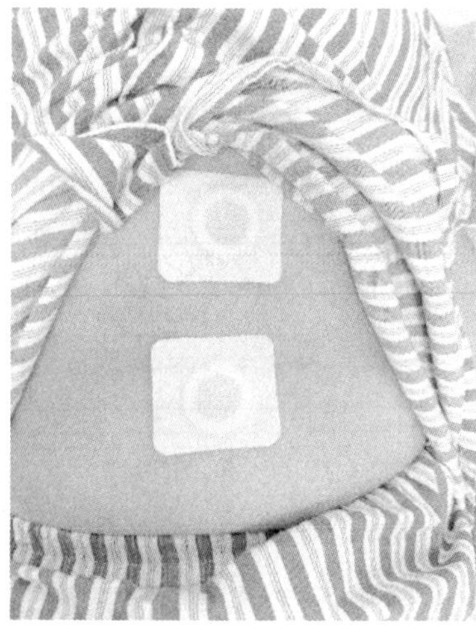

图 5-8-9　贴敷中脘、神阙（从上至下）

（七）穴位贴敷促进产后子宫复旧

患者，女性，28 岁。椎管内麻醉下行剖宫产术，术后为促进子宫复旧，经患者同意行穴位贴敷疗法。

【诊断】促进产后子宫复旧。

【选穴】神阙、三阴交。

【组方】当归 12 g，红花 10 g，川牛膝 12 g，丹参 10 g，姜半夏 10 g，制吴茱萸 10 g，研细末以陈醋调制。出自《傅青主女科》。

【操作方法】将上述中药制成膏剂分别贴敷于相应穴位处，每日 1 贴，贴敷 12 h，连续贴敷 3 天。

（八）穴位贴敷治疗痔疮术后疼痛

患者，男性，43 岁。椎管内麻醉下混合痔外切内扎术，术后第一天自述疼痛难忍，VAS 评分为 7 分，经患者同意行穴位贴敷疗法。

【诊断】痔疮术后疼痛。

【选穴】承山、腰俞、大肠俞、涌泉。

【组方】制半夏、延胡索、乳香、没药、肉桂各 30 g。

【操作方法】将上述药物等比例研成粉末，用色拉油调和制成膏药，取约 3 g

药膏涂于穴位贴内侧面。术后 12 h 进行穴位贴敷治疗。嘱患者俯卧位，暴露腰部及双下肢，选取承山、腰俞、大肠俞及涌泉，将制作完成的穴位贴敷膏药依次贴于所取腧穴处。每日贴敷 1 次，贴敷 12 h 后揭除，局部清洁处理，总疗程 7 天。

（张夏青　荀世宁　陈贵平）

参考文献

［1］苗明三，许二平，高婷，等. 中药穴位敷贴疗法临床外用技术规范（草案）［J］. 中国实验方剂学杂志，2020，26（9）：102–105.

［2］田从豁，彭冬青. 中国贴敷治疗学［M］. 北京：中国中医药出版社，2010.

［3］吴建南，张兰金. 理气通腑散穴位贴敷对肠道术后患者胃肠功能恢复的影响［J］. 中外医学研究，2021，19（29）：156–159.

［4］刘壹. 通经散穴位贴敷预防骨科大手术后静脉血栓栓塞症的临床研究［D］. 山东中医药大学，2021.

第九节　中药热敷技术

中药热敷技术是选用一定的药方将其加工、加热后，以布包热熨体表或腧穴，或将药物粗末、泥糊、药饼、药膏直接放置患处或腧穴，用器具在药上加热，借助药性及热力作用，达到治疗目的的一种方法。

中药热敷技术综合发挥了热力、药物的协同作用，一方面温热效应作用于皮肤表面，可使局部血管扩张，改善局部血液循环、淋巴循环；使毛细血管通透性增高，促进局部炎症及水肿的吸收；促进代谢、镇痛、缓解组织粘连及肌肉痉挛。另一方面辨证选取的药物多具有温热、辛香、开窍、透肌的特性，可深达经脉直至脏腑，如姜、葱、花椒、艾叶、附子、小茴香等。热敷所用的药物经透皮吸收后，会迅速提高局部血药浓度，不仅可消除局部病灶，还可由循环、辐射等途径进入机体，改善内环境，达到标本同治的目的。根据所选用的药物和热敷部位的不同，可发挥通经活络、温里散寒、祛风除湿、疏利气机、活血化瘀、消肿镇痛的作用。

一、中药热敷疗法的分类和热敷前准备

（一）中药热敷疗法的分类

1. 中药干热熨法　将60～70℃的热水灌满热水袋容量的2/3，排出气体，旋紧袋口（注意不要漏水）。将热水袋装入布套或用布包好敷于中药袋上，放置患处，一般每次热敷20～30 min，每日3～4次。如无热水袋，亦可用金属水壶（注意用毛巾包好），或用炒热的食盐或米或沙子装入布袋来代替。

2. 中药湿热熨法　根据病情选择适当的方剂，将中草药置于布袋内，放入锅中加热煮沸或蒸20余分钟。把两块小毛巾、纱布趁热浸在药液内，轮流取出并拧半干，用自己的手腕掌侧测试其温度是否适当（必须不烫时才能敷于患部），上面再盖以棉垫，以免热气散失，大约每5 min更换一次，总计20～30 min。每日可敷3～4次。亦可将药袋从锅中取出，滤水片刻，然后将药袋放在治疗的部位上。

3. 药包热散法　将选好的药物在沙锅内或锅内煮热，用布包裹，敷于患病部位或穴位。每次热敷时间不宜超过30 min，每日2次。

4. 药饼热敷法　将药物研极细末，加入适量面粉做成饼状，或蒸或烙，或者用面粉蒸饼，将药物细末散于热饼上，再将药饼敷于患病部位或穴位，凉后即换。

5. 药末热敷法　将选定的药物共研细末或将所选用的药物捣烂，用布包好蒸热，直接敷在患病的部位或穴位上。

6. 药液热敷法　将药物煎熬后，用纱布蘸取药液，直接敷于患病部位。

7. 药渣热敷法　将选好的药物煎煮，去汁存渣，用其药渣热敷于患部。并施盖纱布等物或用热药汁淋洒，以防散热太快。

8. 药酒热敷法　将所用的药酒蒸热，用纱布或棉花蘸取药酒，直接敷于患病部位。

9. 其他热敷法　可用陈醋、生姜、粗盐、谷糠等加热后放置阿是穴进行热敷。

（二）常用敷袋的制作方法

（1）将中草药打成粉状，用布袋（大小根据治疗部位定）装入1/2～2/3容量，封口，直接放入蒸锅内蒸2 h以上，将包内中药完全蒸透，温度冷却至60～70℃备用。

（2）将中草药（药方加工过），直接装入布袋（大小根据治疗部位定）内，

装入 1/3～1/2 容量，封口；用前先用冷水浸泡 2 h 以上，使包内所有中药全部浸透，再将浸透的中药包放入蒸锅内蒸，让蒸包蒸透，冷却到 60～70℃备用。

（三）热敷前的准备

1. 物品准备　治疗盘、棉签、生理盐水、医用酒精、碘伏、4～6 层或 6～8 层医用无菌纱布、制作好的热敷包、干净的毛巾或包布、热水袋等。

2. 医师　用药前后应对双手进行严格的清洗或消毒操作。

3. 患者　一般选用生理盐水、温开水，必要时选择碘伏或医用酒精清洗用药部位。

二、中药热敷技术的基本操作方法

（一）基本操作步骤

（1）操作前应咨询患者的既往史、药物过敏史等，注意观察热敷部位情况。向患者说明热敷的目的与配合要点。

（2）根据患者病情，选取合理的体位，可采取坐位、仰卧位、俯卧位、侧卧位等；暴露热敷部位，如胃肠病证主要热敷上腹部、脐周和背部，肾膀胱病证主要热敷下腹部、腰骶部，妇科病证主要热敷脐部、下腹部等。

（3）采用炒热、蒸热、煎煮或微波加热法加热热敷包。将加热后的热敷包用布包裹，置于治疗部位的皮肤上，覆盖橡胶单和大毛巾以保暖，热敷时间为 20～30 min，其间注意患者保暖。

（4）热敷操作结束后，用干毛巾擦拭热敷部位，保证局部干燥，然后覆盖衣物，注意保暖。观察接受热敷疗法患者相关临床症状是否减轻，记录减轻或消除症状所用时间；是否有不良反应发生，以及不良反应的程度；应用过程是否影响其他治疗；停药后患者病情发展情况，等等。

（二）注意事项

（1）干热敷法中包裹热敷药品的布宜使用纯棉布，避免使用有孔或容易破损的材料，如纱布、无纺布、茶袋纸等，包扎时要扎紧，以免热敷时内容物漏出。

（2）药包应准备 2 个及以上，以便热敷时轮流交替使用。

（3）干热敷法使用的布套或毛巾应一人一用一更换，使用后清洗和消毒。湿热敷法使用的毛巾、纱布应一人一用一更换，使用后清洗和消毒，若患处皮肤有破损，上述用品应一人一用一丢弃，如复用应达到灭菌水平；盛装药液的容器一人一用一清洁一消毒。

（4）药包温度以患者能耐受而又觉温热舒适且不烫伤皮肤为度，为了避免过热烫伤皮肤，操作者应先用自己手腕内侧部测试药包的热度，温度合适再进行热敷。

（5）用中药液体湿热敷时，纱布或毛巾垫的更换时间要注意保持一定的湿度、清洁度与温度，特别是用于有渗出液的皮肤疾病时，通常将中药液体分次倒出进行热敷，避免药液中含有渗出液而造成感染，部分疾病湿热敷的次数应根据症状的轻重而适当增减。

（6）中药液体湿热敷的药垫必须与患处密切贴附，方能达到治疗目的。颜面、耳后、肛周、外阴，以及指、趾间等部位，因形态不规则，应特别注意要贴敷紧密。

（7）热敷的面积不可过大，应随着季节、室温而定，一般不超过全身面积的1/3，以免过度的体表蒸发造成脱水，对老人、幼儿及病在颈、胸等部位的患者应特别注意。

（8）热敷过程中应密切观察患者情况，若在热敷过程中出现头晕、头痛、恶心、心悸等不适反应，应立即停止治疗，使患者平卧休息；使用生姜、葱白一类的鲜药要密切观察皮肤情况，一旦出现皮肤过敏现象应及时中止。

（9）热敷时应注意室内温度，宜保持在20～25℃，敷后注意避风保暖，以防风寒邪气内侵。热敷结束后，不要让患者立即离开室内，待汗消失、腠理闭合后再行离开。

（10）热敷药袋可反复使用2～5次，使用之后，宜及时晾干，潮湿地区可将药袋放凉后装入塑料袋，放入冰箱保存，以防霉变；药液湿热敷的液体应新鲜配制，用后的纱布或毛巾垫应洗净消毒后再行使用，各患者之间不可交叉使用，如用于有渗出液的皮肤疾病，布垫应煮沸消毒。

（三）禁忌证

（1）局部皮肤有大面积创伤、溃疡、感染或有较严重的皮肤病者禁用。

（2）孕妇腹部、腰骶部及某些可促进子宫收缩的穴位，如合谷、三阴交等，应禁止中药热敷，含麝香等药物孕妇禁用，含桃仁、水蛭、虻虫、冰片等药物孕妇慎用。

（3）高热、神昏、谵语、神经分裂症患者禁用。

（4）患有出血性疾病，如血小板减少性紫癜、过敏性血小板减少性紫癜、月经过多、崩漏等，不宜用热敷法。

（5）艾滋病、结核病或其他传染病者慎用。

（6）肢体感觉障碍者（如严重糖尿病患者）慎用，如果使用应严格按照操作技术规程进行，以免烫伤。

（7）颜面五官部位慎用，如果使用温度不宜过高，时间不宜过长。

（8）急腹症未明确诊断前禁用，以免延误诊断、影响治疗。

三、中药热敷异常情况的预防与处理

（一）皮肤过敏反应

治疗中时刻监测患者情况，以免局部或全身出现过敏现象，如湿疹、水疱、瘙痒等，如有异常即刻停用。热敷过程可能会出现皮肤瘙痒、微热、刺痛感、烧灼感等，挠抓瘙痒处易使皮肤破损，产生交叉感染，一般轻者可自行恢复，重者需在医师指导下口服抗过敏药或外涂抗过敏药膏。

（二）烧烫伤

若患者出现灼痛、瘙痒难忍等状况，严禁抓挠，可在周围涂抹复方醋酸地塞米松乳膏；如果患者局部呈暗紫色或伴有小水疱，应及时涂抹烫伤膏或凡士林，改穿质地柔软的衣服，避免水疱破损。若水疱较大，可采用工具（如消毒针）刺破水疱，清除渗出液并涂抹甲紫溶液。

（三）轻中度疼痛

患处皮肤在治疗过程中出现局部发热、冰凉、麻、痒或伴随轻中度疼痛等现象，属于正常现象，待治疗结束后清除药物即可，但若出现剧烈疼痛如灼烧或针刺样以致患者难以忍受时，应及时清除药物。

（四）皮肤干燥

采用中药热敷治疗后，患者皮肤极易干燥，还会出现皮屑或角质等脱落现象，因此对新生皮肤的护理保护至关重要，可在治疗结束后在患处皮肤涂抹凡士林或擦拭适量的含油脂的护肤膏，以维持皮肤湿度。

四、中药热敷技术在围手术期的临床应用

（一）促进术后胃肠功能恢复

热敷验方一

【组方】吴茱萸、白介子、海盐各 230 g。

【适应证】剖宫产手术。

【热敷部位】神阙。

【操作步骤】首先，取吴茱萸、白介子、海盐各 230 g，混合均匀；其次，将混合物放于布袋中，在微波炉中加热 3 min 左右，以温度达到 65℃左右为宜；最后，将中药放入专用治疗袋内，即制备完成。术后 5 h 于患者腹部正中的神阙穴给予中药热敷，注意不要烫伤患者，使中药包沿着结肠的方向不停挪动，每次半小时，每天 2 次 / 天。

热敷验方二

【组方】大腹皮 15 g、大黄 12 g、莱菔子 12 g、木香 9 g、桃仁 9 g。

【适应证】腹部手术。

【热敷部位】脐部（包含神阙、天枢）。

【操作步骤】将中药装入纱布缝制的敷包中煎煮，煮好后以热敷包热力熏蒸患者脐部（包含神阙、天枢），待热敷包冷却至适宜温度后敷于脐部，持续 30 min，每天 1 次，期间注意脐腹部保暖。术后第 2 天开始，连续 7 天。

热敷验方三

【组方】小茴香 30 g、大腹皮 30 g、吴茱萸 30 g、枳实 30 g、姜厚朴 30 g。

【适应证】腹部手术。

【热敷部位】脐周、神阙、中脘。

【操作步骤】将上述中药装在布质药袋内，制成药包，将药包放置在微波炉内加热 1 min（温度 60～70℃），患者术后 6 h 开始使用，热敷于患者脐周、神阙和中脘，每天 3 次，每次 20 min，疗程为术后 6 h 开始至术后第 5 天。

热敷验方四

【组方】黄柏 70 g、黄连 15 g、大黄 70 g、佛手 15 g、郁金 70 g。

【适应证】腹腔镜阑尾切除术。

【热敷部位】脐周。

【操作步骤】将药物磨成粉后，装入纯棉布袋，加入温水打湿，在奄包炉中蒸热，使其温度达到 50℃，根据患者耐受程度等待温度适宜后，敷于肚脐周边，每次 30 min，每天 2 次 / 天。

热敷验方五

【组方】厚朴、枳实、大黄、玄明粉、小茴香各 20 g，炒莱菔子、吴茱萸各 50 g，青皮 30 g，大颗粒粗盐 250 g。

【适应证】妇科手术。

【热敷部位】中脘、神阙、天枢（双侧）、气海。

【操作步骤】将上述药物中加入 10 ml 清水混合，将其置于 30 cm × 20 cm 消毒布袋中，患者使用前将药袋置于微波炉中，中高火加热 3 min，保持温度在

50℃左右。患者取仰卧位，取中脘穴、神阙穴、双侧天枢穴、气海穴，将药袋放置于上述穴位，覆盖热敷30 min，每天2次。治疗过程中，应注意避免烫伤，当过热时可于药袋下垫一层衣服，随着药袋热力逐渐减弱，可用神灯照射药袋减缓散热，若热力消失，则将其再一次加热，两组热敷治疗7天。

热敷验方六

【组方】莱菔子、厚朴、枳壳、吴茱萸、小茴香各150 g。

【适应证】妇科手术。

【热敷部位】天枢（双侧）。

【操作步骤】将加热后的中药装入布袋加热至60～70℃，布袋规格为10 cm×10 cm。术后第1天选取天枢穴，采用干毛巾平铺于腹部，使用掌心测试中药热奄包温度，待温度适宜后，顺时针绕肚脐进行热熨10 min；后将中药热敷包覆盖于脐部天枢穴（双侧），热敷20 min。每天进行2次热敷，连续热敷3天。

热敷验方七

【组方】莱菔子、小茴香、大腹皮、吴茱萸各20 g。

【适应证】妇科手术。

【热敷部位】中脘。

【操作步骤】将上述药物装入20 cm×15 cm大小左右的纱布袋中。操作前，将药熨袋放入微波炉中加热2 min，温度为45～50℃，熨于患者中脘穴，药熨时，用力要均匀，开始时用力轻、速度快；随着药熨袋内温度的下降，用力可增大，速度减慢，药熨过程中要观察局部皮肤情况，时间一般为15～20 min。

热敷验方八

【组方】莱菔子、吴茱萸各20 g。

【适应证】内镜下结肠息肉切除术。

【热敷部位】中脘。

【操作步骤】将中药均匀混合后，置于10 cm×8 cm的纱布袋中，放在微波炉中加热2 min，直至温度升至45～50℃。采用热熨操作手法，将药袋置于中脘穴，均匀用力，开始时速度快、用力轻，待药物温度逐渐下降，可增加力度，放慢速度，每次10 min，上下午各1次，共治疗5天。

热敷验方九

【组方】吴荣萸、王不留行子、补骨脂、白芥子、决明子各100 g。

【适应证】妇科腹腔镜手术。

【热敷部位】天枢、中脘、神阙。

【操作步骤】将上述中药饮片用少量水浸湿后，装入一棉布袋中，然后置于微波炉加热2 min，以开始溢出少量中药味道为宜，温度45～50℃。将热敷袋置于患者腹部，覆盖天枢、中脘、神阙，若中药包温度下降，则继续加热后外敷。每次外敷 30 min，每天 2 次。连续治疗 3 天。

热敷验方十

【组方】黄芪 30 g、当归 15 g、生艾叶 15 g、陈皮 15 g、丁香 15 g、川椒 30 g、厚朴 15 g、木香 15 g、炮姜 15 g、砂仁 15 g、香附 15 g、海盐 200 g。

【适应证】剖宫产手术。

【热敷部位】中脘。

【操作步骤】将大小约 15 cm × 10 cm 的热敷包置于微波炉加热 2 min 后取出，温度不宜过高，达到 50～60℃为宜，置于患者上腹部中脘穴，每日 1 剂，上下午加热后各敷 1 次，每次 15 min，连续使用至排气为止。

（二）缓解术后疼痛

热敷验方一

【组方】川芎、制没药、制乳香、苏木各 20 g，伸筋草、海藻、昆布、透骨草、鸡血藤各 30 g，生川乌、路路通、苍术、生草乌、黄柏各 10 g。

【适应证】腰椎术后疼痛。

【热敷部位】腰背部。

【操作步骤】将所有中药装入纱布袋，放入锅中加水煎煮 0.5 h 后，加入 250 ml 食醋和 100 ml 黄酒，文火煎煮 5 min 后，取出药袋，将残留药汁挤干。使用毛巾均匀包裹药袋后置于患者腰背部进行热敷，温度以患者舒服为宜，切勿让药液浸湿伤口敷料。术后 6 h 待患者可以翻身后即可进行热敷干预，每次热敷 0.5 h，2 次 / 天，连续 4 周。

热敷验方二

【组方】小茴香、厚朴、莱菔子、吴茱萸、白芥子、食盐、青皮、木香、枳壳。

【适应证】肛肠手术术后疼痛。

【热敷部位】腰骶部或下腹部。

【操作步骤】将所有中药装入纯棉的布袋。首先使热敷包的温度升高到 55℃（可采用微波炉加热），加热后轻微抖动热敷包使其热量散开，当热敷包的温度达到患者可以接受的程度（避免出现烫伤的情况），将其紧贴于腰骶部或下腹部皮肤进行热敷，切勿让药液浸湿伤口敷料。术后 6 h 待患者可以翻身后即可进行干预，每次热敷 2 h，每天进行 2 次。

热敷验方三

【组方】吴茱萸、白芥子各 100 g。

【适应证】腰硬联合麻醉术后腰痛。

【热敷部位】腰骶部。

【操作步骤】术后 6 h 待患者可以翻身后即可进行干预，协助患者平卧，将吴茱萸 100 g、白芥子 100 g 用纱布包装成袋，将热敷袋放置恒温煲中加热至 45℃并置于患者腰骶部，与腰部紧密接触，切勿让药液浸湿伤口敷料，每次敷 20～30 min，早、晚各 1 次，3 天为 1 个疗程。

热敷验方四

【组方】海盐 500 g，艾叶粉、小茴香、延胡索粉各 20 g，花椒 10 g。

【适应证】人流术后疼痛。

【热敷部位】气海、关元。

【操作步骤】将中药放入双层布袋中，用时以微波炉加热 10 min。每天 1 次，每次 30 min，敷于气海、关元，连续 7 天。

热敷验方五

【组方】黄芪 300 g、刘寄奴 150 g、当归 200 g、熟地黄 100 g、伸筋草 300 g、牛膝 200 g、土茯苓 200 g、透骨草 150 g、红花 100 g、没药 120 g、千年健 150 g、骨碎补 150 g、细辛 30 g、地龙 100 g、花椒 50 g、桑寄生 200 g、海风藤 100 g、甘草 100 g。

【适应证】膝关节单髁置换术术后。

【热敷部位】膝关节处。

【操作步骤】配好上述中药后，打成粗粉混合均匀，每剂分装 100 g。术后第 3 天开始中药热敷，将上述中药粗粉用蜂蜜姜汁（1∶4）调成糊状，外敷于手术疼痛处（外敷前用无菌敷贴保护创口），药糊厚度 3 mm 左右，无菌纱布覆盖后以保鲜膜包严，外加医用控温热敷机加热，调节温度 50℃左右（依据个人舒适度调节），避免皮肤烫伤，每次 1 h，每天 1 次，连续治疗 30 天。

（三）缓解腹腔镜术后非切口疼痛

热敷验方

【组方】小茴香、莱菔子、姜厚朴、枳壳、吴茱萸各 30 g。

【热敷部位】双侧胃经循行路线，自气户至膺窗、不容至天枢。

【操作步骤】将中药放入微波内，用中火加热 3～5 min，使药物温度达 60～70℃后置于双层布袋中，抖动布袋使热量分布均匀。于患者胸腹部皮肤涂少量凡士林，将热熨袋沿双侧胃经循行路线，自气户至膺窗、不容至天枢，从上往下推熨。于术后第 1 天开始，按照子午流注理论，择辰时（07:00～09:00），每天 1 次，每次 30 min，共 3 天。

注：腹腔镜术后患者由于腹腔内残余 CO_2 气体壅滞于中焦，不能下降而逆于上，使脾失健运、胃失通降。中医理论认为脾主升清，胃主通降，通过中药热熨梳理胃经，调理胃气以缓解疼痛。同时，胃为“水谷气血之海”，通过中药热熨胃经，可促进水谷受纳，化生机体精气血津液，弥补手术过程的气血消耗，促进术后恢复。

（四）治疗术后尿潴留

热敷验方一

【组方】萹蓄、木通、肉桂、白芷、细辛、羌活各 30 g。

【热敷部位】小腹部膀胱区（关元、中极）。

【操作步骤】以上诸药均纳入一纱布袋内、扎紧待用。将装有中药的纱布袋置于锅内，加水 2000 ml，煮沸 15 min。将煮好的药汁倒入水盆中，再将普通棉质毛巾放在中药药液中充分浸湿，拧毛巾至不滴水为度。使用手腕部内侧的皮肤进行试温，以不烫手为宜，然后将浸入药汁的热湿毛巾折叠后平敷于小腹部膀胱区，再将其上放置热水袋（袋中水温在 40～50℃），以保持热敷时湿热毛巾的温度，以患者不感觉到烫、皮肤可以耐受为原则。术后 6 h 待患者可以翻身后即可进行干预，持续热敷 30 min。

热敷验方二

【组方】泽泻 60 g，车前草、木通、石苇、萹蓄、瞿麦各 30 g，山栀、桂枝、葱白各 15 g。

【热敷部位】上腹部手术敷关元、中极，下腹部手术敷膀胱俞，慢性前列腺炎、前列腺肥大、膀胱尿道挫伤敷耻骨联合处。

【操作步骤】将上述诸药加入 2000 ml 水中，文火煎熬 30 min，滤汁后留以备用。在热敷部位涂抹凡士林，以防烫伤皮肤。将温热的药液用毛巾浸湿（以不滴水为宜）进行局部热敷，切勿让药液浸湿伤口敷料。每天 2～3 次，每次 30 min。腹部手术、盆腔手术热敷时在术后 4～8 h 进行。

热敷验方三

【组方】艾叶 100 g、小茴香 100 g、桂枝 50 g、吴茱萸 50 g、郁金 50 g。

【热敷部位】小腹部膀胱区（关元、中极）。

【操作步骤】将上述药材装于中药包内，两面浸湿，在微波炉中加热 3 min，待温度适宜后，敷于患者腹部 15～20 min，期间观察患者皮肤有无烫伤。手术后当天给予腹部中药热敷 2 次，其后连续热敷 3 天，每天 1 次。

热敷验方四

【组方】吴茱萸、苏子、莱菔子、白芥子各 50 g、粗盐 200 g。

【热敷部位】膀胱经三焦俞至膀胱俞。

【操作步骤】将上述药物和粗盐充分混合放置在 18 cm × 25 cm 的纯棉热敷袋中，注意封口。在热熨袋表面喷洒少许水，至布袋表面微潮，使用微波炉高火加热 2～3 min。将加热后的热熨袋充分抖动摇匀，使布包两侧温度接近，用数字显示测温仪测温，控制在 60～70℃备用。术毕 1 h，术后第 1 天、第 2 天清晨循膀胱经三焦俞至膀胱俞热熨 20 min。

热敷验方五

【组方】薤白 10 g、小茴香 12 g、肉桂 6 g、川芎 6 g、冰片 6 g、高粱酒 50 ml。

【热敷部位】小腹部膀胱区（关元、中极）。

【操作步骤】上述药物打粉，装纱布包内，用酒浸透约 3 min 后，置于微波炉中加热 2 min，触其温热不烫手为宜，置于患者小腹部膀胱区（关元、中极）。热敷期间热敷包可反复加热，维持温热感，每次热敷 15 min，每天 2 次。

（五）用手术后低体温

热敷验方一

【组方】艾叶、干姜、苏叶。

【热敷部位】涌泉穴。

【操作步骤】将艾叶、干姜、苏叶磨粉以 1∶1∶1 比例装入长 8 cm、宽 6 cm 的一次性玉米纤维茶包袋内，均匀平铺成 0.2 cm 的中药袋；选择采用相变储能材料制作成的热熨袋，将中药袋放入热熨袋内，恒温箱加热至 60℃；将热熨袋装入设计的治疗巾，形成治疗袋。将治疗袋置于患者涌泉穴，用附带的绳子将治疗袋绑于足前部，松紧以能融入一示指为宜，热熨 30 min。

热敷验方二

【组方】吴茱萸、粗盐各 250 g。

【热敷部位】大椎。

【操作步骤】将上述药物混合均匀装入 20 cm × 15 cm 的棉布袋内，外罩一次性无纺布布套。微波炉中加热 2 min，温度以患者耐受为宜。一般不超过 70℃放置患者大椎穴处。

（六）预防下肢深静脉血栓

热敷验方

【组方】透骨草 200 g、鸡血藤 15 g、蒲公英 15 g、生大黄 15 g、没药 15 g、赤芍 15 g、败酱草 15 g、姜黄 15 g、红藤 15 g、桂枝 15 g、肉桂 15 g、京三棱 15 g。

【热敷部位】双下肢。

【操作步骤】将中药放入一个特制的布制大药袋，用冷水 5 L 浸泡 4～5 h 后，煮沸 30 min，每天 1 剂。将毛巾以 2～3 块的规格缝成一叠，制成毛巾垫，浸入其中，每次可使用 2～3 叠，煮沸 30 min 后留置备用。将一次性蓝色中单垫置于双下肢部位，待浸有药液的毛巾垫温度适宜后（第一叠与皮肤贴近的毛巾垫温度要根据患者对热度的耐受程度而定），用一次性蓝色中单包裹，放置在双下肢部位，治疗 10 min 后将贴近皮肤的毛巾调换到上层，促使热力均匀扩散。术后当天开始使用，每天 2 次，每次 30 min，疗程 5 天。

五、中药热敷技术在围手术期应用的案例分析

（一）中药热敷治疗双侧膝关节疼痛

患者，女性，44 岁。因双膝关节间断性疼痛伴活动受限 1 个月余入院，诊断：双膝退行性病变。中医治疗措施：中药热敷包治疗。

【组方】红花 9 g、生艾叶 15 g、五加皮 15 g、独活 12 g、防风 12 g、赤芍 15 g、秦艽 12 g、制川乌 9 g、制草乌 9 g、白矾 9 g、花椒 12 g、透骨草 15 g、伸筋草 30 g、桑枝 30 g。

【热敷部位】双侧膝关节。

【操作步骤】将上述中药倒入无菌煎药锅，翻炒发热后，装入无菌袋，得到中药热敷包。将中药热敷包加热，使包内中药温度达到 64～70℃，外裹一层毛巾贴放于膝关节处，热敷 15 min，每天热敷 2 次，连续热敷 5 天（图 5-9-1）。

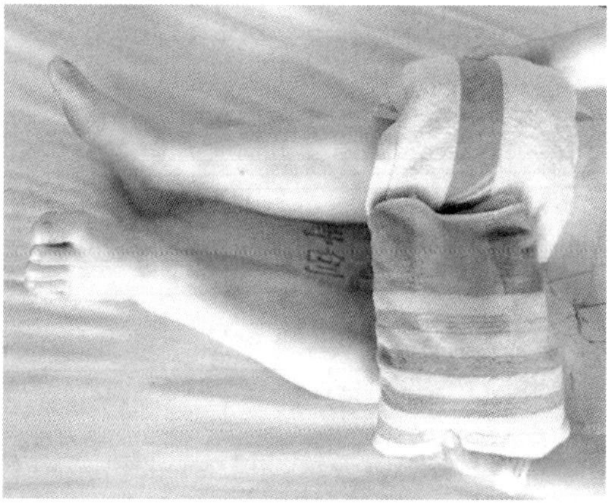

图 5-9-1　热敷双侧膝关节

（二）中药热敷治疗颈部疼痛伴眩晕

患者，女性，53 岁。以“颈项部疼痛伴眩晕 1 个月余”为主诉入院，诊断：颈椎病。中医治疗措施：中药热敷包治疗。

【组方】红花 9 g、生艾叶 15 g、五加皮 15 g、独活 12 g、防风 12 g、赤芍 15 g、秦艽 12 g、制川乌 9 g、制草乌 9 g、白矾 9 g、花椒 12 g、透骨草 15 g、伸筋草 30 g、桑枝 30 g。

【热敷部位】颈部（大椎穴）。

【操作步骤】将上述中药倒入无菌煎药锅，翻炒发热后，装入无菌袋，得到中药热敷包。将中药热敷包加热，使包内中药温度达到 64～70℃，外裹一层毛巾贴放于患者颈部，热敷 15 min，每天热敷 2 次，连续热敷 5 天（图 5-9-2）。

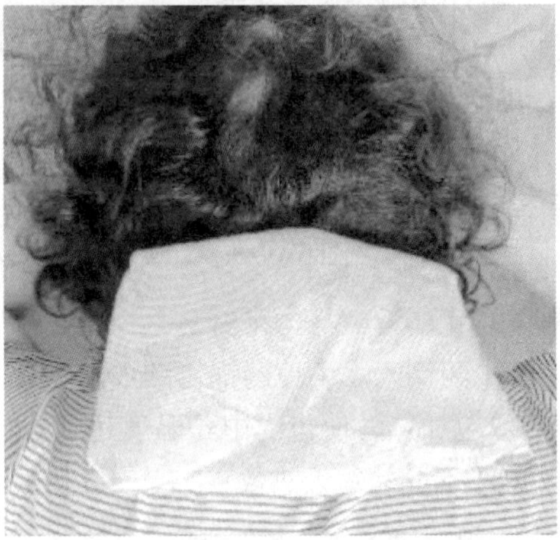

图 5-9-2　热敷颈部（大椎穴）

（三）中药热敷促进术后排气排便

患者，女性，56 岁。诊断：异常子宫出血、中度贫血，择期全身麻醉下行腹腔镜全子宫和双附件切除术，术后为促进排气排便。中医治疗措施：中药热敷包治疗。

【组方】吴茱萸、粗盐各 250 g。

【热敷部位】腹部（胃经、脾经循行经脉）。

【操作步骤】将药物混合均匀后装入布袋内备用。使用时将热敷包加热至 60～70℃，患者取仰卧位，以神阙为中心，平放于腹部，持续热敷 15 min，每天 1 次，术后第 1 天开始，连续热敷 5 天。可配合子午流注理论在胃经对应的辰时（07:00～09:00）或脾经对应的巳时（09:00～11:00）进行热敷（图 5-9-3）。

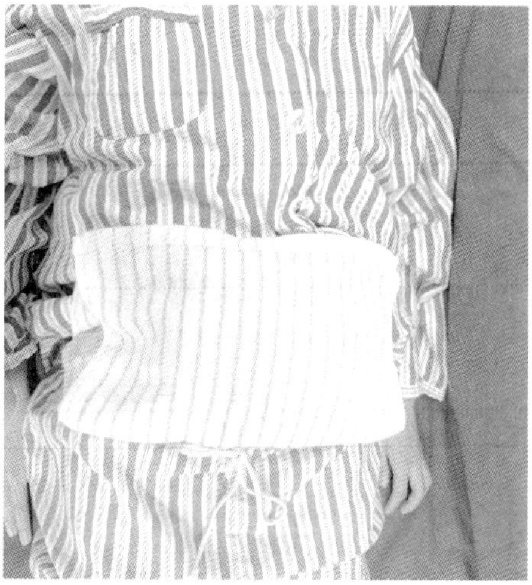

图 5-9-3 热敷腹部（胃经、脾经循行经脉）

（四）中药热敷促进术后排气排便

患者，男性，52 岁。诊断：结肠癌，于择期全身麻醉下行结肠癌根治术，术后为促进排气排便。中医治疗措施：中药热敷包治疗。

【组方】小茴香 300 g、粗盐适量。

【热敷部位】腹部（胃经、脾经循行经脉）。

【操作步骤】将上述中药装入布袋，用毛巾包裹，洒少量水，微波炉加热，温度以使患者局部无灼痛感为度，放在患者腹部，紧贴皮肤按压滚动，反复使用至排气。术后 6 h 即开始，每天 6～8 次，每次 30 min（图 5-9-4）。

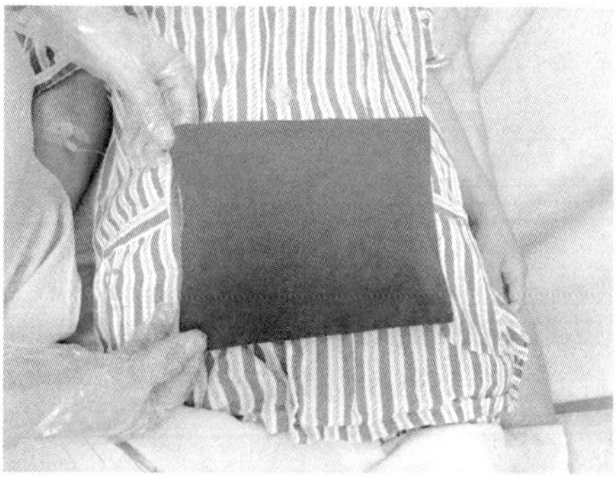

图 5-9-4 热敷腹部（胃经、脾经循行经脉）

（五）中药热敷治疗术后排尿困难

患者，男性，52 岁。诊断：胆囊结石，于择期全身麻醉下行腹腔镜胆囊切除术，术后自述排尿困难。中医治疗措施：中药热敷包治疗。

【组方】小茴香 300 g、粗盐适量。

【热敷部位】腰骶部。

【操作步骤】将上述中药装入布袋，使用时将热敷包加热至 60～70℃，用毛巾包裹，患者取俯卧位，将热敷包至于患者腰骶部，术后第一天开始，每次热敷 10～15 min，每天 2 次，连续热敷 5 天（图 5-9-5）。热敷期间热敷包可配合热疗灯使用，维持温热感。

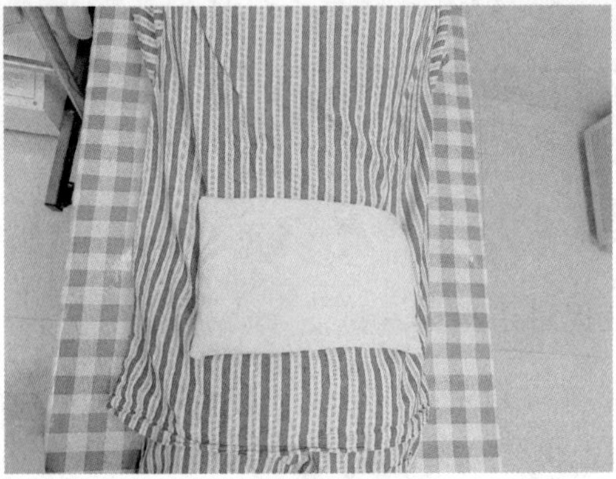

图 5-9-5　热敷腰骶部

（张夏青　荀世宁　陈贵平）

参考文献

［1］李媛媛．中药热敷对剖宫产患者术后排气的疗效观察［J］．临床医药文献电子杂志，2016，3（5）：953-956.

［2］郭素云，杨毅华，高新源，等．中药热敷联合子午流注低频疗法对腹部术后患者胃肠功能恢复的影响［J］．中医外治杂志，2020，29（3）：20-21.

［3］王芳，廖健敏，温伟忠，等．腹腔镜阑尾切除术后配合中药热腌包快速康复治疗的临床疗效观察［J］．内蒙古中医药，2018，37（8）：64-65.

［4］刘金虎，顾景辉．中药热敷治疗腰 - 硬联合麻醉术后疼痛的疗效观察［J］．中国预防医学杂志，2017，18（5）：397-398.

［5］蒋鲁燕，沈鸣雁，万鹏夏．加速康复理念下中药热熨法在肝胆外科术后低体温患者中的应用研究［J］．中华危重症医学杂志（电子版），2021，14（4）：294-296.

［6］周晓娜，彭强丽，杨丽娟，等．中药热奄包预防妇科术后下肢深静脉血栓的治疗探讨［J］．内蒙古中医药，2016，35（5）：105.

第六章
其他中医适宜技术在围手术期的应用

第一节　穴位注射技术

穴位注射技术，又称穴位注射疗法，是根据中医辨证施治理论，用注射器的针头代替针具刺入穴位，在得气后注入药液来治疗疾病的一种方法。该治疗技术把针刺效应、药物功效及药液等对穴位的渗透刺激作用结合在一起发挥综合效能，是适合基层医疗单位推广的中医适宜技术之一。

一、常用器具和药物

穴位注射疗法的常用器具为肌肉注射所用的注射器具。根据针刺部位、深度和注射剂量的不同可分别选用 1 ml、2 ml、5 ml、10 ml、20 ml 注射器及 5～7 号普通注射针头。注射器以 2 ml 和 5 ml 最为常用。针头以眼科、牙科用的 5 号注射针头最为适宜。穴位注射的药物分以下几类。

1. 中草药制剂　如当归、川芎、丹参、鱼腥草等注射液。

2. 非特异性药物　如生理盐水，5%～10% 葡萄糖液、胎盘组织液、多种维生素注射液。

3. 特异性药物　如抗胆碱药物（阿托品、山莨菪碱）、抗过敏药物（异丙嗪）、拟胆碱药（新斯的明）、激素等。

二、操作方法

（一）注射部位

穴位注射部位一般应选择肌肉丰满处。有以下几个原则。

（1）直接在病变部位注射，软组织损伤选择最明显的压痛点或肌肉起止点两端，脊椎病变多选择督脉和夹脊穴，将药液注入神经根附近。

（2）按常见病证的针灸配穴方法有局部选穴、循经选穴或辨证选穴，一般选

3～5 穴为宜。

（3）结合经络腧穴压诊，在病变部位寻找压痛点或其他阳性反应点（如皮下松软凹陷处、隆起、结节、条索状物等）作为注射目标。这些阳性反应点多出现在特定穴处，如原穴、背俞、腹募、郄穴、下合穴等。

（4）耳穴注射同耳针疗法选穴。

（二）操作方法

穴位注射疗法的操作方法同一般肌肉注射无异，从消毒、进针、回抽到推药、出针这 5 个环节与肌肉注射完全相同。不同之处有两点：一是要求选取一定的腧穴或相应的病变部位，二是进针后要求有得气感。

1. 一般操作程序

（1）根据注射部位和注射药量选择不同规格的注射器和针头。

（2）根据病情选择不同的药物。药物既可以单用，也可以在没有配伍禁忌的情况下混合应用（如中药制剂加中药制剂，西药制剂加西药制剂，或中药制剂加西药制剂）。抽好药液，排出空气，保护好针头。

（3）注射部位常规消毒后，手持注射器将针头按照毫针刺法所要求的角度和方向，快速刺入皮下或肌层的一定深度，当出现酸、麻、胀、重等“得气”感后将注射器的内芯回抽一下，若无回血即可将药物注入，若有回血出现，则将针头上提，改变进针的角度、方向或深度，直至无回血出现时再将药物注入。

（4）刺激强度和推药速度视病情而定，一般情况下采用中等刺激和中等速度推药；身强体壮者和实热病证刺激可增强，推药宜快；体质虚弱者和虚寒病证刺激宜轻，推药宜慢。

（5）当一个穴位注入药物较多时，可将针头由深部慢慢提至浅层。边退针边推药（有误伤血管之弊，故仅适于无大、中血管分布的部位）。也可将针头朝几个不同的方向注射，但与所选穴位偏差不宜太大。

（6）拔出针头，用棉球按压针孔，防止出血。

2. 注射剂量

至于注射剂量的多少，须因人、因病、因药物种类和部位而异。成年人可多，婴幼儿宜少；新病、急性病可多，久病、慢性病宜少；中草药和非特异性药物可多（每穴少则 2 ml 左右，多则 4～6 ml），特异性药物宜少（抗生素一般只宜作小剂量注射，以该药物常规剂量的 1/5～1/2 为宜）；刺激性小的药物注射量可多，刺激性大的药物（如无水乙醇、肾上腺素等）注射量宜少（肾上腺素须稀释到 1‰）；四肢和腰部肌肉丰厚处可多，头面及手足部宜少。例如，5%～10% 葡萄糖溶液在四肢和腰部一个穴位可多达 10～20 ml，而在头面部只能注入

0.2～0.5 ml，耳郭部只注入 0.1 ml。

3. 疗次与疗程

急性病证每天可注射 2 次，一般病证或慢性病证每天或隔天 1 次，反应强烈者宜每 2～3 天 1 次。10 次左右为 1 个疗程。1 个疗程结束，应适当休息 5～7 天，然后再进行第 2 个疗程。

（三）注意事项

（1）检查注射器有无破裂、松漏或堵塞情况；针头有无堵塞、弯曲和毛糙带钩现象。

（2）严格无菌操作，防止感染。如因消毒不严格而引起局部红肿或全身发热时，应及时予以抗菌消炎处理。

（3）注意药物的性能、药理作用、浓度、常用剂量、有效期、不良反应、过敏反应和配伍禁忌。对不良反应大的药物应慎用，并告之患者注射后的正常反应和可能会出现的不良反应，有沉淀的变质药物及配伍后出现浑浊的药物不能使用。穴位注射治疗后应至少观察 30 min 左右再离开。注入冬眠灵等镇静剂的患者应由家人陪同回家，或休息 24 h 后再从事有关活动（如学习、开车、工作等），防止出错或发生意外事故。

（4）避开血管注射，特别是那些不能作静脉注射的药物更应谨慎。

（5）胸背部及上腹部穴位注射时，应严格遵守毫刺法的操作规程，掌握好进针的角度、方向或深度，以防伤及内脏，引发不良后果。

（6）关节腔内不宜进行穴位注射，否则，会因药物难以吸收引起关节红肿疼痛等不良反应。

（7）后颈部注射时，应严格掌握好进针的角度、方向或深度，以防刺伤延髓；脊髓腔内不宜进行穴位注射，以免对脊髓造成损害，因为严重者可导致肢体瘫痪。

（8）在有神经干通过的部位进针时，应避开神经。当进针过程中针尖触及神经干时，患者会出现强烈触电感，此时应立即退针行浅部注射，或改变方向注射，切不可将这种强烈触电感视为好的针感而盲目地反复提插。万一出现轻微损伤，可在局部进行热敷、理疗，或穴位注射维生素 B_1、B_{12} 等营养神经的药物。

（9）孕妇的下腹部、腰骶部及容易引起子宫收缩的腧穴如合谷、肩井、昆仑、三阴交等不宜进行穴位注射，可能导致流产或早产；哺乳妇女不宜在光明、足临泣进行穴位针注射，会降低泌乳作用。

（10）肌肉浅薄处如头面部穴位注射后应及时用热毛巾热敷，以减轻注药后的疼痛，以促进药物的吸收和肿胀的消散。

（11）因穴位注射要求有得气感，所以针感比一般肌肉注射要强。有时注射后局部出现的酸胀感会持续一段时间，称之为“后遗感”，属于正常现象，有助于增强疗效。倘若在注射局部出现轻微不适，可适当热敷或轻柔地按摩，但不可拔罐。

（12）初次接受穴位注射治疗而心情紧张者，以及老人、小儿、体质虚弱者，注射部位不宜过多，针刺不宜深，刺激不要过强，药物剂量也应酌情减少，以防出现晕针现象。如在注射过程中患者出现头晕、心慌、恶心、出冷汗、面色苍白等晕针现象时应立即出针，并按毫针晕针现象予以及时处理。

三、围手术期临床应用

穴位注射疗法属于针灸疗法的一个分支，它不但具备针灸疗法的作用，还能借助适量的中、西药物产生化学刺激和发挥药理作用。药液滞留于穴内，可使针刺感应得以更强的发挥和延续。药物在作用于经络系统和神经系统的同时，还在局部以弥散、渗透等方式进入血液和淋巴组织等细胞外液。药物分解可影响机体组织细胞膜的通透性，并直接进入细胞内促进组织器官的功能活动，强化针刺效能及药液对机体的作用。因此，穴位注射疗法的作用是综合性的，其临床适应范围比单纯针灸疗法更广，疗效也更佳。

（一）止痛作用

穴位注射与针刺一样，可以兴奋多种化学感受器，产生针感信号，并通过不同的途径到达脊髓和脑，产生诱发电位。局部刺激信号进入中枢后，可以激发众多神经元活动，释放出多种神经介质，包括有止痛作用的5-羟色胺、内源性吗啡等物质，从而起到止痛作用。

（二）防御作用

穴位注射可以增强体质，预防疾病，关键在于针刺能够激发体内的防御机制。它通过激发体内免疫应答，让机体得以识别和清除外来抗原物质及自身变形物质，以此维持机体外环境相对稳定，从而产生的一系列保护性反应。

（三）调整作用

穴位注射对人体的消化、呼吸、循环及泌尿等系统等均有不同程度的调节作用。就消化系统而言，穴位注射可解除胃肠平滑肌痉挛、调整消化液分泌、调整胃肠蠕动。这种调节具有双向的“减毒增效”作用，当功能亢进时，穴位注射可使其功能缓解；当功能低下时，穴位注射可使其功能增强。穴位注射疗法由于用药量较肌肉注射少，也相应降低了用药的不良反应。例如，哌替啶常规肌肉注射量一般为 25～50 mg，有的患者就会出现头痛、头晕、恶心等不良反应，而穴位注射一般用量仅为 10 mg，疗效不减而不良反应却很小。

四、围手术期应用案例分析

（一）足三里穴注射治疗肠麻痹

患者，男性，59 岁。因肝脓肿破裂休克合并有糖尿病，急诊于全身麻醉下行剖腹探查术，术后并发重症感染，多脏器功能不全，腹胀进行性加重。胃肠减压治疗后，无肠鸣音，排除机械肠梗阻后，为缓解腹胀促进肠功能恢复，麻醉医师为患者实施穴位注射治疗。

【选穴原则】

（1）上病下治，下病上治。因腹部病变，选下肢足阳明胃经的五腧穴合穴，合穴主逆气而泻。泻腹部胀气消腹胀，促进胃肠蠕动，恢复胃肠功能。

（2）左病右治，右病左治，交经缪刺，阴阳平衡。病在左选右，病在右选左；如病中间双侧选。因病在腹部，故选双侧足三里穴。

【操作方法】患者取仰卧位，穴位局部以碘酒酒精消毒后，采用 5 ml 的注射器，抽取新斯的明注射液 1 mg，于足三里穴垂直进针，进针深度为 1.0～1.5 寸（患者大拇指中节宽度为 1 寸），回抽无血，即可注射。首日每穴注射 0.25 mg 新斯的明，双穴 0.5 mg，第二日每穴 0.5 mg，双穴 1.0 mg，可以一天穴位注射 2 次，定期听诊患者腹部肠鸣音，判断肠功能恢复情况。一般重症患者经过 2～3 天穴位注射新斯的明，肠功能可以逐渐恢复（图 6-1-1）。

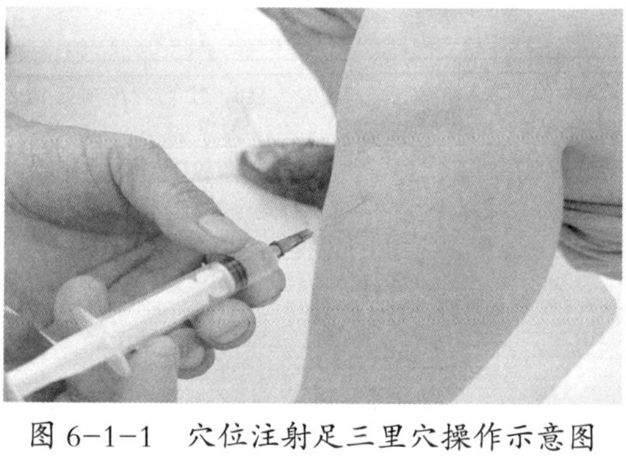

图 6-1-1　穴位注射足三里穴操作示意图

（二）曲池、血海穴位注射治疗全身过敏

患者，女性，61岁。直肠癌行腹腔镜直肠癌根治手术治疗。术前一天晚上，服用洗肠液后出现全身性皮疹，瘙痒难忍。手术当天早上查房发现全身大面积呈丛集样皮疹，局部皮肤搔抓呈散在性出血及渗出，给予“葡萄糖酸钙及激素”治疗，临床症状及体征未见有缓解。术前麻醉医师协助处理，予双侧曲池、血海穴注射共25 mg异丙嗪，病房观察30 min，后皮疹明显减轻、瘙痒缓解。手术得以顺利进行。穴位注射2 h后，全身皮疹大部分消失，皮肤渗出停止。

【选穴原则】

（1）上病下治，下病上治。因上下肢全身皮疹，选择上肢阳明经曲池穴，下肢脾经血海穴。曲池清血热，以达到中医“治风先治血，血行风自灭”理念；血海为脾经穴位，脾统血以统摄血液在静脉内循行，防止血液外溢脉外，减少渗出出血。

（2）左病右治，右病左治，交经缪刺。全身病情严重者取双侧穴位，以快速缓解病情，争取手术治疗时间。

【操作方法】曲池穴注射：手肘屈曲成90°，于肘横纹外侧，局部消毒，垂直皮肤进针0.8～1.0寸，回抽无血后，注射异丙嗪6.0 mg；血海穴注射：曲膝于股内侧，髌底上2寸，消毒后垂直皮肤进针1～1.5寸，回抽无血后，注射异丙嗪6.0 mg，注射后卧床观察（图6-2-2）。

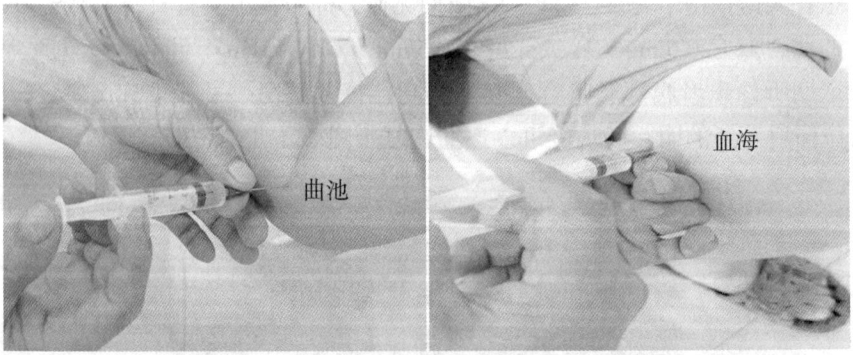

图6-2-2 穴位注射曲池、血海

（郑晓春 王东信 王强）

参考文献

［1］毋桂花．穴位注射［M］．北京：科学出版社，2014.

[2] 常小荣，刘迈兰. 穴位注射疗法 [M]. 北京：中国医药科技出版社，2019.

[3] 杨真海，刘力红. 黄帝内针：和平的使者 [M]. 北京：中国中医药出版社，2016.

[4] 李飞，姜杰，骆艳萍. 新斯的明足三里穴注射治疗重症胰腺炎并麻痹性肠梗阻的临床研究 [J]. 中国医药科学，2016，6 (7)：115-117.

第二节　穴位埋线技术

穴位埋线技术是在传统针灸理论基础上发展而来的一种创新疗法，通过将可吸收的外科缝线（如羊肠线）植入特定穴位，利用线体对穴位的持续性刺激，调节脏腑阴阳、疏通经络气血，达到防治疾病的目的。其治疗原理结合了针刺效应、组织疗法及异体蛋白刺激，兼具短期强刺激与长期缓释效果。穴位埋线技术在围手术期具有广泛的应用价值，如术后镇痛、改善胃肠功能、降低恶心呕吐发生率、预防尿潴留等，尤其在加速康复外科中发挥了重要作用。其为患者提供了安全、持久的治疗选择，值得临床推广和应用。

一、穴位埋线技术的常用器具

（一）手术刀

为外科医师使用的手术刀，分刀片和刀柄。埋线用的刀具为 10 号或 11 号。主要用于割埋法。

（二）埋线针

为一种特制的专用于埋线的坚韧的金属钩针，长 12～15 cm，针尖呈三角棱形，三角棱形底部有一缺口用以钩挂羊肠线，主要用于植线法。埋线针针尖要端正，没有钩刺，锐利适度，针身无折痕，无锈蚀，光滑挺直，坚韧而有弹性。埋线针缺口处要坚韧，无锈迹和剥蚀。

（三）三角缝合针

为外科医师使用的第二代三角缝合针，尾部开槽，用于针线连接，主要用于穿线法。三角针弯曲要自然，无折痕。

（四）穿刺针

穿刺针针身应无弯曲，针芯凸出于针管 1 mm 左右，针身与针柄结合处不可有剥蚀、伤痕、锈迹及松动，主要用于注线法。可选用 9 号、12 号腰椎穿刺针，穿刺针用前将针芯尖端磨平，将针管磨短，使针芯稍长于针管尖端 1 mm，以保证将肠线顺利推出针管。同时将针的套管尖端斜度磨大、磨锐，使之更易进针，且减轻疼痛，也可使用 9 号、12 号一次性埋线针，免去复杂的制作工序。

（五）羊肠线

埋线用羊肠线分多种型号，包括 0000 号、000 号、00 号、0 号、1 号、2 号、3 号、4 号，可根据不同的埋线针具选用。如手术刀割埋、埋线针植埋，以上羊肠线均可选用，12 号穿刺针或一次性埋线针多选用 0000 号、000 号、00 号、0 号羊肠线，而 9 号穿刺针或一次性埋线针多选用 0000 号、000 号羊肠线。

（六）其他器材

1. 皮肤消毒用品 碘伏、75% 乙醇、棉签。

2. 局麻用品 2%～4% 利多卡因，生理盐水，5～10 ml 一次性注射器。

3. 辅助器材 洞巾、持针钳、手术剪、血管钳、短无齿镊、腰盘、医用手套、钝性探针等均消毒备用，此外还要准备镘针或龙胆紫 1 小瓶作标记用。

4. 敷料用品 棉球（压迫止血用）、纱布块（均消毒）、胶布、绷带。

二、穴位埋线技术分类及操作方法

（一）分类

根据埋线采用的针具类型及操作特点，可分为植线法、注线法、穿线法和割埋法。

1. 植线法 即埋线针埋线法，因其用埋线针送入肠线，将其“种植”在穴位而得名。左手持镊子夹住所需要的羊肠线，将线的中心置于施术部位上。右手持埋线针，缺口向下压线，同时用左手中指绷紧穴位消毒区下方的皮肤，左手的示指夹住镊子随时准备去夹移动的羊肠线，左手的小指协助夹棉球或纱布方块。左手的拇指指腹抵住埋线针的针尾部，配合右手（不用力，只掌握进针角度和深浅度）进针。直至将羊肠线或生物蛋白线埋入穴位部位为止。松左手，右手快速出针。不要转动针，左手用棉球或纱布块按压针眼后，再进行消毒处理。

2. 注线法（包括一次性埋线针埋线法） 即穿刺针埋线法，因其操作像注射一样注入羊肠线而得名。用镊子夹取一段已消毒备用的羊肠线（长短粗细根据病情和埋线部位确定），从针突孔放置在腰椎穿刺针套管的前端，从套管尾孔插入一段针芯，医师用右手拇、示指捏住针柄，左手用棉球夹住套管中下段，在皮丘处快速刺入皮下，按患者胖瘦及部位情况及补泻要求选择直刺、斜刺或平刺手法，以及针刺深度，当出现针感后施行补泻及行针手法，然后边推针芯边退针管，将羊肠线推注进穴位皮下或肌层，同时左手用棉球按压针眼。

3. 穿线法　即三角针埋线法，因其用三角针从此处穿过皮下，从彼处穿出而得名。用持针器夹住带羊肠线的皮肤缝合针，从一侧局麻点刺入，穿过穴位下方的皮下组织或肌层，从对侧局麻点穿出，捏起两针孔之间的皮紧贴皮肤剪断两端线头，放松皮肤，轻轻揉按局部，使肠线完全埋入皮下组织内。

4. 割埋法　因其先在穴位进行割治治疗后再埋入羊肠线而得名。用手术刀尖刺开皮肤（0.5～1.0 cm），先将血管钳探到穴位深处，经过浅筋膜达肌层探找敏感点按摩数秒钟，休息 1～2 min；然后用 0.5～2.0 cm 长的羊肠线 4～5 根埋于肌层内。羊肠线不能埋在脂肪层或过浅，以防止影响吸收或引发感染。切口处用丝线缝合，盖上消毒纱布，5～7 天后拆去丝线。

（二）操作方法

（1）选好穴位，用 2%的龙胆紫做好标志，穴位局部皮肤常规消毒。

（2）用无齿镊取一段剪断的肠线置入注射针头的尖端内（不使外露），针芯从注射针头尾部插入，注意不使肠线被推出或露出针尖部。

（3）手握针头根部，快速刺入穴位的皮下，然后缓缓送针到一定深度，待患者有针感后，轻推针芯，将肠线推入穴位，拔出针头，压迫局部片刻。

（4）如在两个附近穴位同时埋线时，可在埋完第一根肠线后，将针头退至皮下，再刺向另一穴位，有针感后，拔出针芯，钳取另一段肠线，从注射针头尾部放入，再用针芯把肠线送入穴位。

三、穴位埋线技术在围手术期的临床应用

中医局部与整体的相关性为穴位埋线疗法的临床应用提供了完整的理论依据。通过相应穴位的埋线，给予该穴位持续的刺激，以调节脏腑阴阳。穴位埋线是在传统针刺技术基础上建立和发展起来的，在临床上有较为广泛的应用。穴位埋线疗法通过不同的方式对围手术期患者穴位进行刺激，实现疏通经脉、平衡脏腑、调和气血和扶正祛邪的目的，有助于患者术后的快速康复。

（一）痔手术术后镇痛

痔的外剥内扎术目前仍是临床上最常用的手术方式。术后疼痛是混合痔外剥内扎术较为常见的并发症之一，疼痛通常要持续至术后数天，对患者术后的日常生活及心理均影响较大，干扰了患者的康复，延长了住院时间及增加了费用。尽管目前有多种镇痛方法，但都不能彻底解决痔手术的术后镇痛问题。

穴位埋线技术是在针灸留针的理念基础上发展起来的，因此也具备了留针所具有的作用。临床研究表明，穴位埋线疗法镇痛可广泛应用于多种肛门疾病手术引起的术后疼痛。穴位埋线过程中，穴位局麻、皮肤切割及羊肠线的刺激作用都能对相应的穴位、神经及中枢产生一种综合作用，使相关组织器官的功能加强，血液循环及淋巴回流加快，局部代谢增强，减少了疼痛信号的产生。穴位埋线产生的刺激信号传导至相应的脊髓背角后，可以引起脊髓水平的抑制反应，从而提高其所支配内脏器官的痛阈。

（二）腹腔镜手术术后镇痛

腹腔镜手术具有创伤小、恢复快的优点，但术后常伴有较强的内脏痛，影响患者的康复。阿片类药物广泛应用于术后镇痛，镇痛效果好，但常引起恶心恶吐、尿潴留、瘙痒等不良反应，不利于术后快速康复。穴位埋线是将可吸收性外科缝线置入穴位内，利用线对穴位产生的持续刺激作用以防治疾病的方法，具有操作简便、创伤小、不良反应小、患者易接受等特点。腹腔镜手术患者术前穴位埋线双侧足三里、内关、三阴交和血海穴可明显增强阿片类药物的镇痛效果，降低术后恶心呕吐的发生，缩短术后排气时间，且穴位埋线操作简单、作用持久。其中，足三里是足阳明胃经合穴，取该穴可通经络、调气血、健脾胃；内关穴为手厥之络，有宣通上、中二焦气机作用，历来作为止呕要穴；三阴交穴为足太阴脾经、足少阴肾经、足厥阴肝经交汇之处，具有健脾和胃、滋阴润肠的功效；血海穴属足太阴脾经，具有活血通络、祛风止痒、养血调经、健脾除湿之功能，对瘙痒症也有一定疗效。

（三）髋关节置换术后镇痛

髋关节置换术后因手术部位局部经脉受损，血瘀气滞，常伴有疼痛。选取通过该部位经络的穴位如足三里、阳陵泉、太冲等穴行埋线治疗，可充分发挥经气的作用，平衡全身气血，从而达到通络止痛的效用。羊肠线埋入机体后，逐渐液化、吸收，这一过程的本质为异体蛋白刺激，类似组织疗法，有增强免疫功能的效应。埋线时针眼处少量出血或渗血，又进一步增加了穴位的刺激，激发经气，辅助羊肠线发挥长效作用。穴位埋线治疗产生的综合作用，经脊髓背角上传大脑皮层，加强对病理刺激传入兴奋的干扰、抑制和替代，在某种程度上可提高痛阈，从而达到镇痛的目的。

（四）改善术后胃肠功能

腹部手术后由手术或麻醉等因素导致的胃肠功能紊乱常造成术后胃肠蠕动减慢、排气延迟，出现腹胀不适等症状，影响患者术后康复，延长住院时间，加重了患者的经济负担。尽快恢复胃肠功能是患者术后康复中非常重要的问题，也是减少术后并发症、促进机体功能恢复的一个重要环节。穴位埋线促进术后胃肠功能恢复临床应用比较广泛。通过埋在皮下的羊肠线持续刺激足三里等穴位，可以更强、更持久地促进术后胃肠蠕动和肠道功能的恢复，且操作简便，无不良反应。

（五）降低术后恶心呕吐的发生率

术后恶心呕吐的中医病理机制为胃失和降，气逆于上。首先，中医认为手术属于金创，中焦病位手术，术后淤血残留，会导致患者经络血脉和脾胃气机的运行紊乱，胃气上逆冲击胃部，导致术后恶心呕吐。其次，患者术前的焦虑和麻醉手术的实施等因素可能导致患者气血不足、肝郁气滞，加剧患者胃部功能的失调，气机升降失常，引发术后恶心呕吐。研究发现，穴位埋线可减少患者术后恶心呕吐的发生。穴位选择足三里和内关穴，前者是强壮之要穴，有健脾益胃、升清降浊之效功效；后者为手厥阴心包经之络穴，有调理三焦、畅达气机、降逆止呕的功能。穴位埋线后，肠线在体内软化、分解、液化和吸收时，对穴位产生长时间的物理及化学等刺激，从而对穴位产生持续、柔和、良性的刺激效应，发挥疏通经络作用，达到降逆止吐的效果。穴位埋线还可以通过影响神经内分泌系统，如促进内源性吗啡样物质的释放和激活肾上腺素能和去甲肾上腺素能神经纤维来改变 5-HT 的传递，从而进一步降低术后恶心呕吐的发生率。

（六）预防术后尿潴留

尿潴留是术后较为常见的一种并发症，表现为不能自主排尿，或排尿不尽及排尿困难，易于引起尿路感染等并发症，增加患者的痛苦，延长康复时间，加重患者的负担。

手术创伤、麻醉和术中膀胱牵拉等因素导致的术后短期膀胱麻痹，以及术后切口疼痛、尿道水肿导致盆底肌反射性痉挛而引起排尿恐惧，均是术后早期尿潴留发生的主要因素。尿潴留属中医学“癃闭”范畴，多由术后气血亏损，膀胱经脉受阻，导致气机受阻，膀胱气化不利所致。研究表明，穴位埋线刺激足三里、三阴交、阴陵泉可调节大脑皮层及内脏神经功能，提高急性尿潴留后膀胱的内压，缓解膀胱内括约肌及尿道外括约肌痉挛；刺激关元穴可使受损的具有传导排尿反射冲动的中枢神经细胞及其神经通路得到修复；刺激肾俞、次髎穴可使逼尿肌和膀胱内括约肌有节律地收缩和舒张，促进排尿反射的形成。临床上诸穴合用埋线刺激，可以有效地使膀胱逼尿肌收缩，尿道括约肌松弛，会阴部肌肉松弛，从而改善膀胱的排尿功能。

（七）降低椎管内吗啡术后镇痛引起的皮肤瘙痒

椎管内单次注射小剂量吗啡可发挥良好的术后镇痛效果，镇痛时长可达24～48 h，但椎管内吗啡镇痛常伴有皮肤瘙痒等不良反应。椎管内注射吗啡所致瘙痒常分布在注射水平的躯干和面部，称为中枢性瘙痒，其对传统的抗组胺等止痒药物反应不佳。穴位埋线预处理双侧曲池、血海穴能够减轻椎管内吗啡术后镇痛引起的皮肤瘙痒，降低术后恶心呕吐的发生，增强吗啡的镇痛效果，曲池、血海二穴为治疗皮肤瘙痒的要穴。

（八）在加速康复外科中的应用

近年来，加速康复外科的理念逐渐深入临床实践，其主要是指在围手术期应用各种有效的方法以减少围手术期应激及并发症，加速患者的术后康复，缩短住院时间。而术后疼痛、睡眠质量差及切口愈合不佳均为影响患者术后快速康复的常见因素。穴位埋线可长期而缓慢刺激中脘、关元、天枢、手三里、血海等穴位，达到术后镇痛、调理脾胃和改善睡眠的目的，从而实现加速康复。

四、穴位埋线技术在围手术期应用的案例分析

（一）穴位埋线在混合痔术后镇痛中的应用

患者，男性，42 岁。患混合痔多年，近一周来疼痛加剧，难以忍受，入院就诊后，拟行混合痔外剥内扎术。围手术期常规处理，麻醉方式为蛛网膜下腔神经阻滞麻醉，手术顺利完成。为减轻术后疼痛，决定采用穴位埋线镇痛。手术结束后，采用 2 号羊肠线，选取 0.9 mm × 38 mm 的一次性针头作为针套，0.3 mm × 50 mm 一次性针灸针作为针芯。患者取侧卧位，暴露肛门，于长强穴常规消毒后，操作者用无菌镊子摄取一段待用的羊肠线，放入针头的前端，后接针灸针。左手示指插入肛门做引导，防止埋线针刺破肠管，右手执持针器，于长强穴垂直进针，快速刺入皮下，通过左手示指的引导将针尖沿肌肉层缓慢推入约

2 cm，边推针芯边退针管，将羊肠线埋入穴位内。术后镇痛效果满意，未使用其他镇痛药物，埋线部位无不良反应。

【分析讨论】混合痔术后创口为开放性伤口，肛周神经丰富，对各种疼痛刺激敏感，术后排便刺激、局部炎症、肛缘水肿等反复刺激创面神经末梢，同时肛周括约肌痉挛、术后创面瘢痕压迫神经等使疼痛持续时间长，对患者精神和机体造成明显的伤害，因此选择安全有效、持久的镇痛方法尤为重要。

穴位埋线疗法通过羊肠线在穴位内液化、吸收过程中产生刺激信息和能量，并通过经络传入体内，把穴位的封闭效应、针刺效应及穴位局部组织损伤的后作用效应和组织疗法等多种刺激方式融为一体，形成一种复杂、持久而柔和的非特异性的刺激冲动，从而调整脏腑机能状态，产生镇痛作用。长强穴为督脉络穴，同时为督脉、足少阳胆经、足少阴肾经交会穴，位于尾骨端下，尾骨与肛门连线的中点处，靠近肛门，可行气散瘀止痛，通便消痔，是治疗肛周疾病的要穴。穴位埋线刺激长强穴，可起到通经络调气血的作用，改善手术区局部血供，减轻炎症反应，从而减少疼痛信号的传导，进而达到止痛的效果。

（二）穴位埋线疗法预防甲状腺全麻术后恶心呕吐

患者，女性，38 岁。因甲状腺肿大就诊。查体：甲状腺左右叶内见大小不等、回声不均的结节，左叶较大的位于中部，大约 16 mm × 7.5 mm，右叶较大的位于中下部背侧，大约 18 mm × 12 mm，结节边界清，形状规则，部分内见液化、均未见明显钙化回声，诊断为双侧甲状腺腺瘤，拟在全麻下行双侧甲状腺腺瘤切除术。为预防术后恶心呕吐，决定采用术前穴位埋线治疗。

术前 30 min，在内关和足三里穴埋线。将双“00”羊肠线用消毒镊子插 9 号针头的斜面，将针灸针从针孔插入针头内，消毒同侧内关和足三里穴后，将放有羊肠线的针头垂直刺入穴位，用针灸针将羊肠线快速注入穴位，用创可贴粘住针眼。术后患者未发生恶心呕吐，埋线部位无不良反应。

【分析讨论】甲状腺手术术中颈部过度后仰导致椎动脉扭曲、受压及痉挛，使流经椎动脉入脑的血流受阻，因此甲状腺手术患者容易出现术后恶心呕吐。此外，患者术前的焦虑和麻醉手术的实施等因素可能导致患者气血不足，肝郁气滞，加剧患者胃部功能的失调，气机升降失常，也增加了术后恶心呕吐的发生。

研究发现，刺激足三里和内关穴可减少患者术后恶心呕吐的发生，前者有健脾益胃、升清降浊之功效；后者为手厥阴心包经之络穴，有调理三焦、畅达气机、降逆止呕的功能。穴位埋线后，肠线在体内软化、分解、液化和吸收时，对穴位产生的物理及化学等刺激可长达数天，从而对穴位产生一种长效针感效应，较长时间发挥疏通经络、降逆止吐的作用。

甲状腺术后患者常规使用地塞米松和5-HT_3受体拮抗剂预防恶心呕吐，再辅以内关和足三里穴位埋线能有效降低术后恶心呕吐的发生率，提高患者围手术期的康复质量，值得临床推广应用。

（田伟千　苏殿三　王强）

参考文献

［1］李丹，陈琦，栾国会，等. 穴位埋线对妇科开腹手术后硬膜外吗啡镇痛引起瘙痒的影响［J］. 中外医疗，2020，39（17）：9-12.

［2］安辰岐，屈原明，刘锡铨. 穴位埋线对肛肠术后疼痛的影响［J］. 内蒙古中医药，2020，39（9）：110-111.

［3］宋世兵，涂红敏. 穴位埋线对预防肛肠术后尿潴留的临床疗效［J］. 健康必读，2018（36）：215，217.

［4］林江海，徐韶怡，倪剑武，等. 穴位埋线疗法预防甲状腺全麻术后恶心呕吐的临床研究［J］. 中国医药导报，2018，15（2）：104-107.

［5］周艳，马重兵，刘安国，等. 穴位埋线临床操作技术的分类与进展［J］. 上海针灸杂志，2019，38（8）：948-952.

第三节　经皮穴位电刺激技术

经皮穴位电刺激是通过皮肤穴位将脉冲电流输入人体以达到治疗目的的一种新型穴位刺激疗法。该技术作为针灸治疗的一种改良方法，是将传统的中医学针灸理论和现代电子技术进行结合而产生的一种新型治疗手段。其融合了经皮神经电刺激疗法与针灸穴位疗法两种方法的原理，通过皮肤将特定的脉冲电流输入人体，以达到防治疾病的目标。该技术改善了直接针刺穴位的有创操作，具有操作简单、无创、患者易接受的特点。研究表明，该项技术对急慢性疼痛、神经病理性疼痛等都具有较好的治疗效果，主要适应证包括头痛、偏头痛、神经痛、灼性神经痛、幻肢痛、关节痛、腹痛、术后痛、产痛、癌痛等。禁忌证包括置入心脏起搏器的患者、怀孕妇女腰部和下腹部治疗、局部感觉缺失和对电过敏患者及刺激颈动脉窦区域等。

经皮穴位电刺激治疗仪主要是为刺激感觉纤维而设计的。其频率多在2～160 Hz，属低频范围。脉冲宽度多在9～350 μs。如果脉冲波宽太大，容易激活疼痛传导纤维，导致镇痛效果下降。但皮下脂肪组织较多者，脉冲可适当增宽。刺激强度应采用患者自我感觉舒适，且不出现肌肉收缩的阈下强度，这种强度在治疗中可选择性地激发感觉传入神经纤维的反应，因此强度多选择30～80 mA。常用的电流形态有单向方波、被单向方波调制的中或高频电流、对称的双向方波、对称的双向脉冲、不对称的双向脉冲等。经皮穴位电刺激波形有瞬间通电和断电的特点，不易造成极化状态且机体适应很慢。

穴位选择依据传统针灸理论，循经选穴、辨证施治，也可用阿是穴作为电刺激点，或结合神经的分布选取有神经干通过的穴位及肌肉神经运动点。例如，头面部的听会、翳风（面神经），下关、阳白、四白、侠承浆（三叉神经）；颈部附近的颈夹脊6～7、天鼎（臂丛神经）；上肢部的青灵、小海（尺神经），手五里、曲池（桡神经），曲泽、郄门（正中神经）；下肢部的环跳、殷门（坐骨神经），委中（胫神经），阳陵泉（腓总神经），冲门（股神经）；腰骶部的气海俞（腰神经），八髎（骶神经）。在选穴时要注意电流回路要求，做到邻近配对取穴，如胃痛在选足阳明胃经的足三里穴时，应取同侧足太阴脾经的公孙穴与之配对。

一、操作前准备

（一）治疗仪准备

检查外接变压电源及电源开关。如使用干电池的主机需备好电池；查看输出旋钮是否停在零位，以免在开机时由于输出的即时电压太大而击伤患者；检查输出电极线和电极板，并保证导电性能良好，确保治疗仪工作正常；并准备沙袋、电极固定带等辅助工具。

（二）患者评估

首先需评估是否存在治疗的禁忌证如心脏起搏器等特殊情况，其次评估患者的病情、体质、耐受能力，患者当前的心理状态，以及对操作的认知程度等。向患者说明治疗目的、方法和注意事项，以取得患者足够的配合。准确选取腧穴，检查局部皮肤情况，避开皮肤感染、溃疡、瘢痕和肿瘤部位。

二、经皮穴位电刺激技术的基本操作方法

（1）患者取舒适体位，暴露治疗部位，确认电极位置。注意正负极的使用，负极的刺激量大于正极，即作用极，因此负极应放在主要的穴位上，正极则放在配穴上。

（2）治疗前向患者说明治疗经过及治疗作用，尽可能消除顾虑，告知患者在通电后电极下会有舒适的麻颤感或肌肉抽动感，若出现严重不适时及时告知。

（3）检查并确认治疗仪输出在零位，根据治疗需要确定治疗通道数量，选择及调节各治疗通道波形（密波、疏波、疏密波、断续波、锯齿波等）和治疗时间。

（4）核对医嘱，选好穴位，先用拇指按压穴位，检查是否有酸、胀感觉，以核准穴位。选择规格适当的电极，通常电极面积4～6 cm^2，重复使用电极应涂导电胶，一次性电极可直接固定在预定治疗穴位，电极可对置、并置、交叉放置，但应避免电极片之间直接接触。

（5）启动电源，逐渐增大输出电流至患者可耐受峰值，若通电时间较长，患者会产生适应性，即感到刺激渐渐变弱，此时可适当增加刺激强度，或采用间歇通电法，以保证最佳治疗效果。

（6）每次治疗时间多选择20～30 min，也有数小时者，对灼性神经痛治疗时间一般为2～3 min。

（7）治疗结束时，将治疗通道输出电流调至零位，关闭设备电源，从患者身上取下电极，协助患者穿好衣着，安排舒适体位，整理床位，并清理用物，归还至原处，记录穴位、通电参数、患者反应、治疗效果并签名。

（8）每日1～3次，15～20次为1个疗程，可连续数个疗程。

三、异常情况的预防与处理

（一）治疗过程中异常情况的预防与处理

（1）此治疗方法不能用于携带心脏起搏器、外科植入物的患者，对于妊娠期、无自主意识患者不适用。对心脏疾病患者的治疗必须经专科医师检查允许方可进行。不得与高频手术设备、短波、微波设备同时使用。延髓区、心前区、眼区、颈前区穴位电刺激需慎重，避免强电流刺激。

（2）对外用导电片过敏者应停止使用。

（3）对不同心理状态的患者，应及时与患者沟通，尽量消除患者焦虑、紧张、恐惧等心理。治疗中出现严重抵抗情绪时应及时停止治疗。

（4）治疗中发生晕电现象，要即时停止治疗，然后令患者平卧片刻，即可恢复正常。晕电的现象主要表现为头昏、出汗、面色苍白，甚至昏迷不醒。

（5）电极下出现皮肤红肿反应时，需减小电流强度或暂停治疗。待好转后经评估再行治疗。

（二）设备常见故障的处理

（1）开机后无电流输出：常见原因包括电源插头未插好，输出调节未归零，输出线与输出插口接触不良，使用内置电池时电池无电等。解决方法包括重新插好电源插头，将输出调节归零，检查输出线、输出插口、电极插口，更换电池等。

（2）输出不稳定：多由电极与皮肤之间未贴紧所致，可在电极涂上导电膏或生理盐水后重新贴紧皮肤。

（3）其他复杂设备故障需经专业人员检测维修。

四、经皮穴位电刺激技术在围手术期的临床应用

（一）改善术中和术后镇痛镇静效果

研究证实，使用2/100 Hz的疏密波经皮穴位电刺激合谷、内关、足三里、太冲、膻中、巨阙、中脘等穴，可引起大脑和脊髓释放脑啡肽、内啡肽、强啡肽、5-羟色胺、去甲肾上腺素、乙酰胆碱、P物质、γ-氨基丁酸等物质释放，通过抑制应激反应，发挥镇痛镇静作用，从而有效改善患者术中和术后镇静与镇痛效果，减少麻醉药物使用量。

（二）改善术后认知功能

文献报道，围手术期使用经皮穴位电刺激百会、神门、神庭、大椎、内关、印堂、合谷、曲池、劳宫、大陵、承浆、风府、人中等穴位，有助于改善患者术后认知功能，提高患者睡眠质量，缓解术后疲劳状态，减少术后躁动谵妄的发生率。此原理可能与抑制炎性反应有关。

（三）经皮穴位电刺激预防术后恶心呕吐

研究发现，经皮穴位电刺激可预防恶心呕吐。术前、术中、术后经皮穴位电刺激合谷、内关、足三里、中脘、三阴交、印堂、后溪、支沟等穴位，均有助于降低术后恶心呕吐的发生率。其中内关穴是最常用来预防和治疗术后恶心呕吐的穴位，可以起到与止吐药如氟哌利多、昂丹司琼、胃复安等相同的止吐效果。其原理可能与降低血浆胃动素，激活去甲肾上腺素能纤维，使血清内源性阿片类物质和5-羟色胺的传递受到影响有关。

（四）提升围手术期血流动力学稳定性

有文献报道，经皮电刺激内关、足三里、三阴交、大椎、阴陵泉、间使、百会、太冲、鸠尾等穴位有助于维持全身麻醉和椎管内麻醉后循环的稳定性。术后经皮穴位电刺激双侧足三里、太冲、血海、期门、三阴交、阴陵泉等穴位可显著改善老年患者全血和血浆黏度，对下肢深静脉血栓具有一定的预防作用。

（五）肠保护作用

有研究对急诊胃肠道手术后患者双侧足三里及双侧内关穴以 4～6 Hz 疏密波电刺激治疗，每次 30 min，每天 3 次，持续 3 天。3 天后肠屏障指标肠脂肪酸结合蛋白及 D- 乳酸明显下降，表明经皮穴位电刺激可减轻脓毒症患者肠屏障损伤。原理可能与肠黏膜细胞内 SlgA 含量增加，提高机体肠黏膜内 T 细胞百分比使黏膜免疫功能增强有关。此外经皮穴位电刺激可改善胃动力、胃黏膜血流量和胃肠激素的分泌，增加肠鸣音次数，同时降低腹内压，可以对患者更早地实施肠内营养。其原理可能与增加迷走神经活性，激活胆碱能抗炎途径，减轻炎症因子释放相关。研究发现，以 2/100 Hz 疏密波经皮刺激合谷、内关、足三里、三阴交等穴位有助于增强消化道肿瘤患者围手术期低下的免疫功能。

（六）肺保护作用

经皮电刺激双侧内关、合谷、足三里等穴位，可通过减少麻醉药用量，抑制炎性反应，增加手术中气道顺应性，改善肺泡氧合，达到加快术后呼吸功能恢复的作用，因为缩短了机械通气的时间，所以术后肺部并发症的发生率明显减低。

（七）分娩镇痛

经皮穴位电刺激对分娩过程有一定的镇痛效果。研究证实，经皮穴位电刺激可作为一个非药物的辅助疗法手段用于减轻第一产程分娩疼痛。大部分经皮穴位电刺激分娩镇痛仪的工作原理大同小异，都是将低频脉冲电流通过特定的穴位传入人体，通过对穴位的刺激引起神经冲动、释放内啡肽并且阻止疼痛信号上传，从而减轻或者解除分娩疼痛。刺激穴位常选择合谷、三阴交、夹脊等穴位，电流强度范围为 10～18 mA，2/100 Hz 的疏密波，脉冲宽度化 25 ms，在产妇需要镇痛时持续使用 30 min，直到宫口开全。

五、围手术期应用案例分析

（一）经皮穴位电刺激改善膝关节置换术患者术后运动疼痛评分

择期 ASA Ⅱ或Ⅲ级，在椎管内麻醉下行单侧全膝关节置换术的患者 90 例，性别不限，年龄 65～80 岁，BMI 18～30 kg/m^2。采用随机数字表法分为经皮穴位电刺激组（T 组）和对照组（C 组），每组 45 例。T 组采用经皮穴位电刺激联合传统多模式镇痛方案，C 组仅单纯采用传统多模式镇痛方案。T 组选取双侧内关、合谷及非手术侧足三里行 TEAS。于麻醉前 30 min 在相应穴位贴放电极片，并与相关仪器连接。设置刺激波形为 2/100 Hz 的疏密波，强度为不引起患者刺痛、麻木等不适感的最大电流强度，8～16 mA，持续至手术缝皮结束；C 组不予电刺激。

与 C 组比较，T 组首次下地活动时间及 VAS 评分明显低于 C 组（$P < 0.05$）；T 组 48 h 内手动按压镇痛泵的总人数，按压总次数及术后恶心、呕吐不良反应的发生率低于 C 组（$P < 0.05$），且术后 48 h T 组术后 QoR-15 评分（中文版恢复质量评分 -15 问卷评分）高于 C 组，较术前降低程度更少（$P < 0.05$）。

（二）经皮穴位电刺激对胆囊切除术老年患者的肺保护作用

择期 ASA Ⅰ～Ⅲ级全麻下行腹腔镜胆囊切除术的老年患者 40 例，分为经皮穴位电刺激组（T 组）和对照组（C 组），每组 20 例。T 组选取双侧内关、合谷、足三里穴位于麻醉前 30 min 通过电极片进行经皮穴位电刺激，疏密频率首先采用 20 Hz，以渐进法逐步增加刺激强度，直到患者出现酸、麻、胀、重感并轻微疼痛时为最适宜强度，维持该刺激直至手术结束。C 组患者不予电刺激。

研究结果显示，T 组患者术中麻醉药物用量明显少于 C 组，且拔管时间明显缩短（$P < 0.05$）；术中给予经皮穴位电刺激可有效减轻患者气腹期间肺通气的气道峰压、平均气道压及驱动压，增加了患者气道顺应性。T 组患者在手术过程中，氧合指数随着手术时间的推移而明显改善，说明老年患者复合全身麻醉和经皮穴位电刺激不仅减少麻醉药物用量，同时能够使患者肺泡功能残气量得到改善，肺泡毛细血管的气血交换效率得到提升，从而改善手术和麻醉对患者肺功能的影响。

（田毅　吴安石　王强）

参考文献

［1］袁娟，李明，张珏．经皮穴位电刺激联合全身麻醉在微创肺癌手术术中镇静及术后镇痛分析［J］．中华肺部疾病杂志（电子版），2021，14（5）：644-646.

［2］常明智，隆巧玉，林瞬艳，等．经皮穴位电刺激对睡眠障碍老年患者全髋关节置换术后疲劳及谵妄的影响［J］．临床麻醉学杂志，2021，37（10）：1013-1017.

［3］李晓曦，陈冀衡，范志毅，等．经皮多穴位电刺激对预防胸腔镜下肺叶切除术患者术后恶心呕吐的影响［J］．临床麻醉学杂志，2016，32（4）：333-336.

［4］王麒，柯海，丁玲玲，等．经皮穴位电刺激对骨科全麻手术后患者血流动力学的影响［J］．上海针灸杂志，2022，41（2）：139-144.

［5］周淑敏，孙越勋，索建芳，等．经皮穴位电刺激对胆囊切除术老年患者的肺保护作用［J］．中医药导报，2022，28（5）：92-95，100.

［6］王丛蕊，杨建新，程子健，等．经皮穴位电刺激辅助多模式镇痛对老年全膝关节置换患者术后康复的影响［J］．中国药物与临床，2021，21（21）：3507-3510.

第四节　八段锦

八段锦是一套独立而完整的健身功法，是在中医传统养生康复功法和中医基础理论指导下产生的一种锻炼身心的导引功法。其起源于北宋，距今有 800 多年的历史。由于本套功法“贵养、尚气、法柔”，习练之时动作让人感觉如丝锦般柔和秀美，古人将这套功法比喻为“锦”。此功法分为八段，每段一个动作，故名为“八段锦”。

一、八段锦的中医理论基础

中医学理论认为，人体是五脏一体、形神皆具的有机整体，并且人与自然环境是“天人合一”的统一体。《黄帝内经》曰：“阴阳者，天地之道也，万物之纲纪，变化之父母，生杀之本始，神明之府也。”人的生长发育离不开阴阳，若阴阳的一方出现偏亢或偏衰，人体的正常机能就会出现紊乱。八段锦传统功法，不仅强调锻炼身体某部分系统或器官的功能，同时从整体出发，通过肢体运动与呼吸吐纳，实现调身、调息、调心的统一，亦是在阴阳平衡思想的指导下，既重视壮益阳气，也注意对阴精的补养，强调外练身法、步法，内练精气神，一张一弛、起承转合间使阳得阴助而生化无穷，阴得阳化而泉源不竭，阴生阳长，阳生阴长，阴平阳秘，精神乃治。八段锦的健身功效符合中医系统理论的整体观念、脏腑经络学说、阴阳学说、五行理论和治未病思想。

（一）整体观念

中医的整体观念将人体看作以五脏为中心，通过经络将全身组织器官联系成有机整体的统一体，同时还强调人与自然环境、社会环境的整体性。八段锦不是单纯针对某一脏腑、某一疾病进行专门治疗，它的保健作用具有全身性、整体性。通过“调身”“调息”和“调心”，在生理上疏通人体经络，保证人体气血畅通，具有保精、养气、存神的作用；在心理上还可改善人们的不良心理状态。八段锦追求人与自然的和谐，功法口诀首句即为“闭目冥心坐，握固静思神”，实际上就是通过入静，与自然环境融为一体，达到天人合一的境界。

（二）脏腑经络学说

八段锦歌诀每一句都对应着相应的脏腑，既相互独立又相互联系。如“两手托天理三焦”，三焦分指上焦、中焦、下焦三者，位于胸腹，为六腑之一，其中以胸膈为界，膈以上为上焦，膈以下至脐为中焦，脐以下为下焦，归属手少阳三焦经。练习时既能调理三焦、脾胃、肝肺等脏腑，同时对四肢、头颈、躯干等全身部位也进行锻炼。脾胃为人体的后天之本，气血生化的源泉，脾胃健运，则水谷精微得以化生、转运至全身，发挥濡养人体的功能。经络是体内联系脏腑、沟通上下内外、运行气血的通路。经络通则疾病去，舒筋活络是中医治疗中的重要手段之一，八段锦每式动作的设计编排均对应某个脏腑或某种病证的治疗需要，使相应的经络能够得到缓慢拉伸，穴位得到摩运，达到疏通经络、畅通气血的作用。手臂的屈伸动作可以有效刺激肘部，从而起到通调心肺两经络的作用。躯干的拉伸可以有效刺激大椎、命门等穴位及任督二脉，下肢运动则可达到刺激足三阴、足三阳经的目的。

（三）阴阳学说

阴阳学说既是中国古代哲学的基础思想，也是中医基础理论的重要组成部分，人体阴阳平衡是健康的表现，一旦阴阳失衡就会导致疾病发生。八段锦上部为阳，下部为阴；左侧为阳，右侧为阴；以动为阳，以静为阴，阳中有阴，阴中有阳。从功法上讲，起势和收势动作较为缓和，相对而言可以起到养阴的效果，而其他的动作是以养阳为主；调息的过程中，吸气为阳，呼气为阴。通过习练八段锦，可以调整体内阴阳平衡。

（四）五行理论

五行指木火土金水五种物质特性及其“相生”“相克”运动规律。五行生克规律可指导脏腑功能保健。八段锦助人体阳气升发，适宜在草木生发、万物复苏之春季锻炼，或朝阳初升的早晨习练，有利于肝血充盈，肝气疏泄，七情之怒平复，筋脉得养而强健，即顺应五行“木”之特性。此外，五行应五脏五季，夏季多习练“摇头摆尾去心火”，秋季多练习“左右开弓似射雕”，四季均可多习练“调理脾胃需单举”等。

（五）“治未病”思想

中医“治未病”思想有3层，包括未病先防、既病防变、愈后防复。长期习练八段锦，可以起到调和气血、疏通经络、补益元气的作用。正所谓“正气存内，邪不可干”，通过习练八段锦，可以提高人体正气抗邪的能力，起到“未病先防”的作用。八段锦作为中医古典健身功法，长期习练能够改善心功能、降低血压、降低血糖、改善脂肪代谢、提升慢性阻塞性肺疾病患者的运动耐量和生活质量，还可以提高骨密度，对防治骨质疏松也有很好的疗效。

二、八段锦的操作方法

八段锦，按流派分类可为南派八段锦和北派八段锦，按功能分类可分为健身养生八段锦和祛病八段锦，按习练的体势可分为坐式八段锦和立式八段锦。

南派八段锦以方法简单、容易练、容易记为特点，代表者如王怀琪整理的清代梁世昌八段锦；北派八段锦以动作多为骑马式、比较难练为特点，代表者如岳武穆八段锦。

健身养生八段锦主要适用于日常的练习，以求体健安康；祛病八段锦针对特定的脏腑或特定的身体部位，以相应动作祛其积聚之邪气。

坐式八段锦，在功法上采取坐势，主静，动作幅度小，力度温和，基本内容包括“叩齿集神”“摇天柱”“舌搅漱咽”“单关辘轳”“摩肾堂”“双关辘轳”“托天按顶”“钩攀”八段动作；立式八段锦，在功法上采取立势，主动，动作幅度大，与西方体育文化更相适应，加之口诀易记，虽为后起之秀，更受人民群众喜爱，日常生活中更多见。

三、八段锦的注意事项

（1）八段锦能舒展筋骨，缓解疲劳，活血通气，同时对神经和心血管疾病有很好的预防作用，适宜于肠胃功能差的人群练习，但患有严重心、脑、肺部疾病、脊柱、脊髓损害的人群不宜练习八段锦，会加重各个器官的负担，盲目练习甚至会诱发疾病。

（2）肥胖人群适宜练习八段锦，可强身健体，有效缓解高血脂、高血压、动脉硬化等疾病，但体质异常虚弱者，易出现头晕眼花等不适，不宜练习八段锦。

（3）骨骼病者及骨质疏松者不宜练习八段锦，盲目练习会加重骨骼损伤。

（4）练习八段锦之后，①不能吸烟喝酒：八段锦与呼吸相结合运动，能够加速血液循环和经络疏通，如果此时抽烟喝酒，烟酒中的有害成分吸收更快，损害人体肝脏功能；②不能立刻进食：运动后血液多汇聚肌肉和呼吸系统等处，消化系统的血液减少，此刻进食会加重消化系统负担；③不能立刻洗澡：运动后身体毛孔张开，立刻洗澡易着凉。

四、八段锦在围手术期的临床应用

迄今为止，基于大量的临床实践和科学研究的结果，围手术期应用与中医药相关的手段促进手术患者的术后康复，已经越来越多被医学工作者和患者接受。从缓解手术患者的术前焦虑紧张的情绪、改善患者的基本状态，到围手术期维持器官功能稳定、减少应激、辅助镇痛，到术后减少恶心呕吐、加速患者术后康复的各个方面，与中医相关的各种治疗手段均取得了令人瞩目的成绩。在这些可采用的方式中，八段锦作为一个有着广泛群众基础且简单有效、方便易行的健身功法，在围手术期促进患者康复上也能够发挥积极的作用。

有研究表明，坐式八段锦可有效帮助患者理顺呼吸，平缓情绪，进一步降低患者内心压力，并增强抵抗力。给予坐式八段锦养生操联合穴位贴敷的试验组，在情绪状态变化与护理满意度中均优于对照组。在围手术期焦虑患者中应用坐式八段锦养生操联合穴位贴敷方式护理，可有效缓解患者消极情绪，建立良好心态，同时提高临床护理质量与患者满意度，值得临床应用推广。

头颈癌术后患者都有不同程度的功能障碍，自我形象消极，很可能丧失了对生活的信心，有研究结果显示，头颈癌术后患者，采用养生功法路氏八段锦疗法的研究组出院后 3 个月的 HAMA 评分明显低于对照组，生活质量评分明显高于对照组，明显减轻了焦虑、抑郁状态，提高生活质量。

又有研究发现，冠心病患者搭桥术后，采用八段锦运动、个体化康复运动训练联合干预可促进心功能、生活质量和心境状态改善，同时还可减少心血管不良事件发生，是促进冠心病 PCI 术后康复的良好干预方法，具有一定临床应用价值。

同样，呼吸八段锦应用于膀胱癌手术患者，在术前 1 天练习可有效减少患者负面情绪，缓解手术应激反应。此外，术后 7 天尿瘘及肠瘘、皮下气肿、切口脂肪化发生率降低，证明呼吸八段锦通过“调身”“调心”“调息”3 方面，在一定程度上减少并发症的发生率。

五、八段锦在围手术期应用的案例分析

呼吸八段锦功法训练缓解膀胱癌手术患者术前负面情绪

患者，男性，50 岁。因排尿困难，血尿 2 个月余，诊断为“膀胱癌”，在全身麻醉下行膀胱全切除术及原位回肠新膀胱术。患者术前进行为期 1 周的呼吸八段锦训练。在术前 7 天和术前 1 天采用焦虑自评量表（SAS）和抑郁自评量表（SDS）评价患者抑郁和焦虑程度。

【选入标准】患者符合膀胱癌临床诊断标准，无原发和继发性高血压，无精神障碍、认知障碍，无严重的急慢性疾病，无肝肾功损害或骨髓抑制。

【操作方法】

（1）“攥拳叹气松筋骨”。患者双腿盘坐于床上，双手置于膝盖，用鼻子缓慢深吸气，双拳握紧，闭气 5 s 左右，再缓慢叹气松拳，反复 5 次。

（2）“双手托天气纳海”。患者双手同步上举，似托物上举的样子，然后气沉丹田，腹部缓慢鼓起，闭气 5 s 左右，再缓慢吐气，并放下双手，反复 10 次。

（3）“左右开弓气自如”。患者双手置于腹前，将分别转向两侧，再分别做左右拉弓状，并配合呼吸，反复 10 次。

（4）“凝韵静神吐故息”。患者双手置于腹前，缓慢做抬掌上提和翻掌下压的动作，并配合呼吸，反复 5 次。

（5）“单足上抬缓吐纳”。患者站立，单足慢慢抬起，闭气 5 s 左右，噘嘴缓缓吹气，下肢归位，反复 10 次。

（6）“平举下蹲气归一”。患者呈站立位，双腿稍稍下蹲，闭气 5 s 左右，噘嘴缓缓吹气，下肢归位，反复 10 次。

（7）“穴位拍打咳喘停”。患者站立位，双手后伸，轻轻拍打按摩腰背部，并用拇指按压膀胱俞（第 2 骶椎棘突下，旁开 1.5 寸），反复 10 次。

（8）“背后七颠百病消”。患者站立位，足尖用力足跟悬，同时身体上顶手下

按，闭气 5 s 左右，身体下颠，反复 10 次。

练习时注意把“身”“神”“息”有机统一，由医务人员监督每日完成情况。在口令音乐的背景下进行训练，每天早晚各练习 2 次，每次练习 10 min。最终呼吸八段锦减少了膀胱癌手术患者的焦虑和抑郁情绪。

（方洁　安立新　王强）

参考文献

[1] 晏显妮，陈瑞芳．浅谈健身气功八段锦与中医养生治未病的关系 [J]．湖南中医杂志，2017，33（9）：135–136.

[2] 余裕昌，万信，郑晓丽．健身气功八段锦的中医基础理论分析 [J]．中医外治杂志，2021，30（3）：94–95.

[3] 阳旭芳，熊明洁．坐式八段锦养生操联合穴位敷贴在围手术焦虑患者中的应用 [J]．光明中医，2020，35（11）：1683–1685.

[4] 孙美蓉，金艾香．养生功法路氏八段锦疗法对头颈癌术后患者焦虑、抑郁及生活质量的影响 [J]．全科医学临床与教育，2022，20（6）：574–576.

[5] 张雪庆．呼吸八段锦功法训练对膀胱癌手术患者的术前负性情绪、手术应激反应的影响 [J]．医学理论与实践，2022，35（15）：2684–2686.

第七章

围手术期中医适宜技术的培训和推广

第一节 围手术期中医适宜技术的培训与推广现状分析

2006年，国家中医药管理局制订了第一批中医临床适宜技术推广计划项目（国中医药通〔2006〕1号）。近年来，我国相继出台一系列文件，如《医药卫生中长期人才发展规划（2011—2020年）》，文件要求各省市区域加快对中医药适宜技术的推广应用，为广大患者的健康提供保障，同时为弘扬中医文化做宣传。《国务院办公厅关于印发深化医药卫生体制改革2021年重点工作任务的通知》《关于加快中医药特色发展的若干政策措施》等，均明确提出积极推广应用中医药适宜技术，为城乡居民提供安全有效和成本低廉的中医药服务。随着国家政策的积极引导和推动，经过麻醉学科的努力探索，中医适宜技术在围手术期的应用培训、推广也有了一定的发展。

一、目前围手术期中医适宜技术培训和推广的现状

1. 具备基本的培训和推广体系，能基本落实培训方案

目前以全国三级医院为主的麻醉学科基本均有开展或参与围手术期中医适宜技术培训和推广等相关工作，可以科学制定中医适宜技术培训推广实施方案，逐步建立中医适宜技术推广的有效机制，确保中医适宜技术培训工作实施有序、有效推进。

2. 培训内容较为丰富 各地开展的培训班等培训内容较为丰富，包括药物和非药物应用。围手术期采用非药物治疗的比率高于药物治疗，原因可能在于麻醉前需要常规禁饮禁食，导致术前内服药物治疗的实施相对受限。因此，开展培训主要以非药物技术项目为主，包括针灸、电针、穴位按摩、耳穴压豆、拔罐刮痧、艾灸、经皮穴位电刺激、腕踝针等。培训内容多依据常见病、多发病及当地实际情况，选择具有确切疗效、易于操作的项目为主。

3. 培训和推广形式多样 通过举办学习班、培训班、现场演示、线上培训及

继续教育班等，运用新知识、新技术、新方法，并与临床实践相结合，提高理论水平和业务技术水平。课程设置既有固定技能项目的统一培训，又有以专题病历讨论的形式对涉及的中医适宜技术进行培训。同时，还有效利用网络远程教育资源，实现培训资源共享，更利于推广。

4. 培训人员分布较广　据调查显示，全国参与各种围手术期中医适宜技术培训的人员分布较广。从社区医院至三级甲等医院均有相关人员参与过至少一次围手术期中医适宜技术培训，参加培训人员既有初级职称医师，也有高级职称医师；既有中医背景的麻醉医师，也有临床医学的医师。其中中医医院参与培训人员的积极性和数量更为突出，中西医结合医院和西医医院开展培训人员相对不足。相对于三级医院，基层医院参与培训的麻醉相关人员数量仍有待提高。

5. 各地开展围手术期中医适宜技术及培训推广参差不齐

（1）不同省份的医院围手术期中医适宜技术的应用及推广情况有显著差异。受到经济水平、地方文化、民族等影响，各地开展围手术期中医适宜技术有较大差异，导致各地相关培训及推广也有很大差异。调查显示，广东省的中医医院应用率最高，原因可能在于广东省政府重视中医药的发展，2006 年在全国率先提出建设中医药强省，根据自身实际，先后出台《广东省推进中医药强省建设行动纲要（2014—2018 年）》《广东省中医药健康服务发展规划（2016—2020 年）》及《广东省中医药发展“十三五”规划》等系列文件，持续推进中医药发展改革。

（2）不同级别的医院参加围手术期中医适宜技术的培训也有较大差异。三级医院围麻醉期中医适宜技术的应用率高于其他医院，原因可能在于三级医院医疗资源丰富、中医相关设备较为齐全，加之诊疗人数较多，开展的手术类型较为丰富，具备中医适宜技术推广的良好基础。同时，三级医院人员人才配置较高，在临床中开展科研项目较多，麻醉医师可以通过多渠道、多平台进行中医相关理论技术的学习。

二、围手术期中医适宜技术的培训与推广中存在的问题

尽管目前中医适宜技术在围手术期的临床推广取得了一定的成绩，但由于受到各地医保政策、经济水平、文化差异等影响，在培训和推广过程中在也存在很多问题。因此，如何解决目前存在的问题，对充分发挥围手术期中医适宜技术的优势和作用、更好地为广大人民群众健康服务至关重要。

1. 缺少规范化中医适宜技术培训平台　围手术期中医适宜技术的培训开展缺少较好的培训平台，使用中医适宜技术的医疗机构培训比较混乱。如何选拔一批具有相应资质和一定优势的医疗机构或科室，规范开展中医适宜技术的培训和推

广，使其培训效果、宣传平台、健康教育、医患沟通都位居主导地位非常重要。

2. 中医适宜技术人才缺乏 中医临床适宜技术中专业性强，如针灸、推拿等技术，需要“针推”专科医师进行操作，从事麻醉专业的医师经过简单的培训往往难以准确掌握，操作者的技术水平有限，中医适宜技术专科医师严重不足直接影响相关技术的推广及应用。

3. 宣传力度不大，患者对围手术期中医适宜技术的认识程度不够 从中医适宜技术的使用率和中医适宜技术患者认知度调研结果可以看出，医院宣传力度大的中医适宜技术排在第一位，但仍有患者对中医药文化宣传认知度不高。在对中医药及其相关治疗方法的信任度上，存在地区差别，部分患者对于使用围手术期中医适宜技术持怀疑态度。

4. 尽管围麻醉期应用中医适宜技术的疗效确切，但是实施现状尚不理想 目前外科医师及患者对中医适宜技术的接受度相对较低。部分中医适宜技术缺少规范化的技术指导和临床实践指南，导致在实施过程中难以取得外科医师的认可。较多患者对于针灸、艾灸等相关适宜技术不了解，接触到的信息比较少，或者在短视频、互联网了解的信息也较有限，大部分患者不了解围手术期中医适宜技术。

5. 部分地方医保政策未覆盖中医适宜技术项目 目前，由于麻醉医师大部分为西医临床专业，在麻醉和围手术期临床过程不具备开立相关中医医嘱的资质，导致项目收费困难。此外，中医相关收费政策缺乏、医保收费项目不全等也限制了技术项目的开展。

6. 未从临床实际需求出发，导致围手术期中医适宜技术不“适宜” 医疗机构的医疗服务技术随着技术发展与需求的变化不断提高，但是关于围手术期中医适宜技术的宣传与推广非常少，基本没有组织开展系统化和大型的讲座，也没有更多的患者需求调查，双向沟通方面存在缺失。加之中医传统技术在西医综合医院临床应用少，中医相关设备及仪器较为欠缺，西医综合医院普遍应用西医政策规范和标准来评判中医，限制了中医适宜技术的培训、实施与推广。

（朱旭　高巨　迟永良）

参考文献

［1］国务院. 国务院关于印发中医药发展战略规划纲要（2016—2030年）的通知［国发（2016）15号］［EB/OL］.（2016-02-22）［2021-12-15］. https：//m. mofcom. gov. cn/article/b/g/201604/20160401305173.sht ml.

［2］林钟宇，陈楚杰，叶晓宪，等. 广州市中心城区示范社区中医药适宜技术服务满意度及影响因素分析［J］. 中国社会医学杂志，2018，35（5）：446-449.

[3] 马献中等. 三级综合医院中医适宜技术推广应用存在的问题与对策研究[J]. 中国社会医学杂志，2017，34（5）：435-437.

[4] 李立明. 基层社区开展中医适宜技术存在的困难和问题解析[J]. 中国乡村医药，2020，27（1）：60-61.

[5] 余信国，周育瑾，赵鹏，等. 中医适宜技术社区应用模式的探讨[J]. 中国中医药现代远程教育，2010，8（5）：154.

第二节　加强围手术期中医适宜技术培训与推广的对策与措施

一、围手术期中医适宜技术推广的对策与措施

1. 加强政策的完善和实施　围手术期中医适宜技术推广的发展，需要建立政府引导、市场主导、医院鼓励等多方面参与的服务运行机制。中医适宜技术的推广，离不开国家、地方及医院相关政策的支持，加强政策保障，扩大报销比例，进一步完善麻醉科中医适宜技术相关收费项目和收费标准，制定医保优惠报销的政策，政策的扶持是推广中医适宜技术项目的助推器。

2. 建立围手术期中医适宜技术推广的监督管理机制　筛选符合围麻醉期应用的中医适宜技术项目，不断优化相关的共识指南，使围麻醉期中医适宜技术的临床应用趋于规范化。同时为进一步确保围手术期中医适宜技术推广工作取得实效，可以由相关学会、学科等联合建立监督管理机制，对于围手术期中医适宜技术的推广给予监督指导。

3. 多形式多渠道推广，提升围手术期中医适宜技术人才业务水平　针对从事麻醉专业为主的医师，推广的主要内容是如何指导西医人员合理应用中医药适宜技术。采取“滚雪球”教育模式，通过省级培训基地—地市级培训基地—市（县、区）培训基地，制定了“三级培训体系”，逐步将医院最优质的中医适宜技术下沉到基层。

4. 培训形式多样化　首先可以选择一批具有一定优势和先进经验的省、市级医院培训基地，以集中培训为主，专家巡回指导为辅进行培训；也可以举办学习班、专题讲座等多种形式，接受协作医院进修学习。在各级中医适宜技术推广基地举办中医适宜技术技能大赛，以赛促练、以赛促能，激励医师进一步提高中医

适宜技术理论水平和操作技能。还应借助互联网信息平台，构建中医适宜技术推广与应用数据库，开发中医适宜技术技能应用培训考试软件，借助网络优势实施培训及分级管理，节省师资，可以弥补单纯集训的不足。

5. 强化文化宣传，增强患者对围手术期中医适宜技术的认识程度 根据居民不同的知识层次、地域、年龄、收入制定有针对性地进行文化普及，并通过网络、电视、视频、报刊、杂志、书籍等手段进行宣传。针对不同的宣传对象，还应该构建形式多样的适宜技术的推广平台。麻醉医师可在术前访视环节进行患者宣教或在麻醉科宣传栏科普，从而提高患者对中医适宜技术的认知。

6. 结合具体医院手术情况，筛选、研究及开展适宜的中医适宜技术 结合当地疾病谱，筛选及开展适宜的中医适宜技术，并对该技术的实际应用情况进行分阶段分析评价，及时发现问题、分析原因。以成果项目形式鼓励医务人员参与到中医适宜技术的创新中来。要提高麻醉医师学习的主动性，鼓励其通过多渠道、多平台进行中医相关理论技术的学习。

7. 定期培训与学习，理论与实践相结合 中医适宜技术对理论知识与实践性操作要求较高，既需要具备理论知识，还要达到实践操作要求，由于培训涉及多种技术，同时要考虑参加培训人员的年龄、工龄、学历、职称等对培训效果的影响，因而常规的定期的学习培训是重要的推广路径。通过“西学中”专项培训，提高培训人员应用中医适宜技术的能力。此外，丰富培训方法，如网络培训、专场培训、远程教育、“老带新”、开发专用的培训考试软件等，多措并举，加大中医相关器具的设备投入，提高培训效果。

二、围手术期中医适宜技术推广的前景

目前我国围手术期中医适宜技术的应用率有待提高，且不同省市、不同级别医院应用率差异较大。因此，围手术期中医适宜技术的推广应用是一项长期而艰巨的工作，不仅需要自上而下重视围手术期中医适宜技术的推广，增加人力和物力投入，还需要运用更多的推广方式来提升业务水平。一方面需要开展多种形式的技术培训，不断优化中医适宜技术的实施方案及指南，加强围手术期中医适宜技术的推广应用；另一方面需要做好基础研究，及时归纳和总结围手术期中医适宜技术，完善专业知识体系的构建，吸纳更多的人才加入围手术期中医适宜技术的推广计划之中。

另外，需要通过多渠道扩大宣传，利用信息化技术，不断丰富和完善围手术期中医适宜技术推广的视频内容、文案和宣传资料，完善系统化管理。还要因地制宜，根据地域的疾病特点，丰富特色围手术期中医适宜技术，有针对性地开展

技术的储备与应用。未来，我们要不断改进，总结经验，开拓思路，充分利用多种手段对中医适宜技术进行宣传，大力培养基层中医适宜技术人才，满足人民群众对健康的需要。

（朱旭　高巨　迟永良）

参考文献

［1］沈凌霞，史金花，冯娜，等. 开展中医适宜技术带动社区卫生服务中心发展的探讨［J］. 中医药管理杂志，2014，22（1）：104–106.

［2］茅静雅，高明，程东英. 基层中医药适宜技术推广策略分析［J］. 中医药管理杂志，2020，28（7）：219–221.

［3］张曙欣，陈校云，侯月洁，等. 中医药适宜技术推广应用现状与对策［J］. 中国医药导报，2017，14（34）：89–93.

［4］陈凯. 基层中医药适宜技术在农村推广的问题与对策［J］. 中国乡村医药，2017，24（15）：28–29.

［5］吴凌燕，熊秀萍. 中医适宜技术培训推广难点与对策［J］. 中医药管理杂志，2016，24（6）：13–15.

［6］胡程程. 中医适宜技术应用中存在的问题与管理措施［J］. 中医药管理杂志，2022，30（5）：237–239.